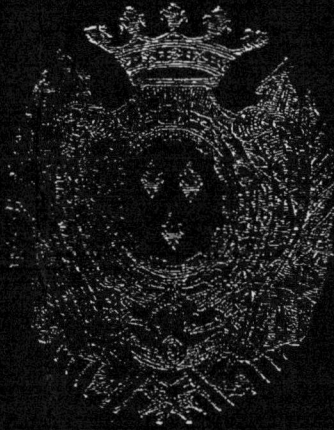

6530 ^a

TRAITÉ
DES MALADIES
DES YEUX
ET
DES OREILLES.

TOME PREMIER.

AVIS AU RELIEUR

pour le placement des Planches gravées

AU TOME I.

L'Explication doit se placer vis-à-vis de chaque Planche.

TRAITÉ
DES MALADIES
DES YEUX
ET
DES OREILLES,

CONSIDÉRÉES fous le rapport des quatre
Parties ou quatre Ages de la vie de l'Homme ;
avec les remédes curatifs , & les moyens
propres à les préferver des accidens ;

Avec Planches gravées en taille-douce :

PAR M. l'Abbé DESMONCEAUX,
Penfionnaire du Roi.

Lux à luce pendet.

TOME PREMIER.

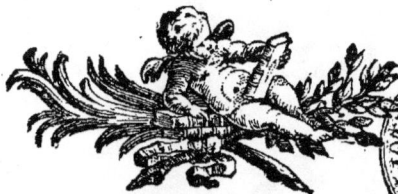 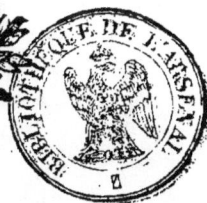

A PARIS,

Chez { L'AUTEUR, rue S.-Antoine, au coin de la rue Royale,
N° 137.
LOTTIN DE S.-GERMAIN , Libraire-Imprimeur
de la Ville , rue S. André-des-Arcs. N° 27.

M. DCC. LXXXVI.

AVEC APPROBATION, ET PRIVILÉGE DU ROI.

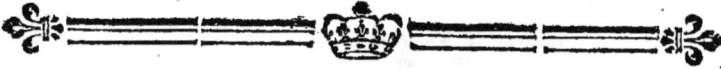

A MADAME,

ADÉLAÏDE DE FRANCE,

MADAME.

MADAME,

L'estime dont MADAME *a daigné honorer mes foibles lumières dans le traitement des
Maladies des Yeux, & la grace qu'il a plu
à* SA MAJESTÉ *de m'acccorder font des titres
bien glorieux, pour un François qui fera
toujours jaloux de mériter la confiance de fes
auguftes Maîtres, & de fe concilier celle
de la Nation.*

TELS font, MADAME, *les principaux
motifs qui ont excité mon zèle, qui ont dirigé
mes travaux dans l'obfervation pratique de ces*

a 3

fortes de maladies ; j'ofe même dire que , fi j'ai facrifié les heures du jour , & fouvent celles de la nuit à la confervation des Victimes souffrantes , j'en fuis bien dédommagé par le peu de bien que j'ai fait , & par l'idée de celui qui me refte à faire. Plaife au ciel feconder mes vues , & MADAME, les proteger, en recevant d'un œil favorable l'hommage refpectueux de fon fidéle Serviteur. Cette grace particulière fera pour l'Auteur la récompenfe la plus flatteufe qu'il puiffe défirer , & dont confervera le fouvenir , tous les jours de fa vie , avec la foumiffion la plus refpectueufe à fes ordres,

DE MADAME,

Le très-humble & très-obéiffant ferviteur,
l'Abbé DESMONCEAUX-DE-VILLENEUVE.

Paris , ce premier
de l'an 1786.

AVANT-PROPOS.

S I j'ai acquis quelques lumières dans les maladies des Yeux & des Oreilles, si j'ai eu quelques succès dans leur traitement, j'en suis redevable à ces Hommes précieux, qui passent une partie des jours à former des Eléves, & qui sacrifient les momens de leur repos, à la conservation de leurs semblables. C'est conformément aux préceptes des anciens, c'est en suivant les documens des modernes, que j'ai cherché à connoître les replis cachés de la Nature, ainsi que les productions qu'elle nous offre. On dira peut-être que, dans un pareil Traité, je me suis écarté de mon sujet, en cherchant à expliquer tout ce qui n'est pas maladies des Yeux & des Oreilles. Mais pouvois-je faire différemment, puisque ces mêmes maladies en sont souvent le principe ; il falloit donc les désigner & en rendre compte ; autrement j'aurois laissé le Malade peu instruit des faits, fort incertain sur la cause première, sur les moyens d'y remédier. Tels sont les motifs qui ont animé mon zèle, & qui ont dirigé ma plume. J'aurois pu, il est vrai, citer un grand nombre d'Auteurs, grossir l'ouvrage d'une infinité de passages, emp!oyer beaucoup de termes de l'Art ; mais j'avoue qu'ayant eu deffein d'écrire pour le Public, c'eft-à-dire pour toutes les claffes des Citoyens, j'ai cru devoir tenir un langage à la portée de tout le monde ; je dois même ajouter que, comme Eccléfiaftique, j'ai été forcé de me rendre aux follicitations d'un grand nombre de perfonnes, qui ont exigé de moi des réflexions morales, & capables de réveiller, s'il eft poffible, l'émulation Chrétienne, en faifant appercevoir les fuites & le danger des vices, ainfi que leur influence fur la fanté ; c'eft pourquoi j'efpère que ce motif juftifiera auprès de toutes les perfonnes qui aiment le bien, les différens préambules qui fe trouvent à la tête des différens Chapitres ou Sections de cet Ouvrage. Je dois dire encore que j'ai préféré de mettre les Ordonnances en françois, pour éviter le danger des méprifes ; enfin je conclus en difant que, fi les Chapitres ne font pas le précis des Sections, ainfi qu'il eft d'ufage en pareille circonftance, c'eft parce que la matière feroit devenue trop abondante, & m'auroit forcé ou de me replier fur moi-même, ou de former un troifiéme Volume.

PRÉFACE.

CHAQUE individu contracte en naiſſant des obligations envers la Société à laquelle il vient d'être admis ; auſſi n'eſt-il pas de rang, n'eſt-il pas de diſtinction qui puiſſent nous éloigner de ce devoir naturel ; on peut même dire que l'entrée de ce nouvel être dans le monde, tel qu'il ſoit, le rend reſponſable aux yeux de Dieu comme à ceux des hommes, de l'uſage de ſes facultés, de l'emploi des talents dont il peut avoir reçu le germe. Plus il a été favoriſé de la Nature, plus ſa dette eſt étendue, plus auſſi les effets en ſont inſéparables. Heureux donc celui qui peut s'en acquitter & ſe dire à lui-même : *Homo ſum, nihil humani à me alienum puto !* Voilà l'homme heureux ; voilà le vrai citoyen.

Porté dès l'enfance à plaindre le ſort des aveugles & ſur-tout des aveugles malheureux, cette pitié naturelle m'a déterminé,

dans un âge plus avancé, à prendre les
moyens réels de leur être de quelque utilité,
fans qu'on puiffe dire que les fonctions de
mon état foient incompatibles avec celles
de la Médecine, ainfi qu'il eft aifé de le
juftifier par l'injonction de Dieu lui-même,
lorfqu'il nous dit: *Ut diligatis invicem, ficut
dilexi vos.*

Qu'on ouvre les annales de l'Eglife, on
y verra que la pratique de la Médecine a
été exercée avec un fuccès diftingué par
tous les ordres de la Cléricature; on y re-
connoîtra que l'étude de la Nature & de
fes productions ne leur eft ni étrangère
ni défendue, puifque des Evêques, des
Pontifes même n'ont pas dédaigné de fe
livrer à l'exercice d'une profeffion qui, par
elle-même, eft un acte de charité chrétienne; on y trouvera que les Chapitres
les plus recommandables avoient & ont
encore des Prébendes affectées à des Médecins; mais je vais plus loin & je dis que,
dans l'origine, l'Hôtel-Dieu de Paris étoit
foigné & médicamenté par MM. les Cha-
noines de Notre-Dame & de S. Victor,

qui ne pouvant plus suffire aux soins qu'exigeoit la quantité prodigieuse des malades, sollicitèrent & obtinrent la fondation d'une Ecole de Médecine rue de la Bucherie; ainsi qu'il est aisé de le voir par les actes de fondation, & les monuments qui existent.

C'est dans cette Ecole d'Humanité bienfaisante que le premier acte de Licence, toujours conféré par l'Eglise, se soutient en habit de Clerc, pour honorer la mémoire de ses instituteurs avec lesquels ils avoient une analogie de caractère; puisqu'avant M. le Cardinal d'Estouteville, MM. les Médecins de la Faculté de Paris gardoient le célibat.

On ne sera donc pas surpris de voir, dans le siécle ou nous vivons, nombre d'Ecclésiastiques se livrer les uns à un genre curatif, les autres à un autre, & concourir avec zèle au soulagement de l'Humanité souffrante. C'est d'après de pareils exemples que je me suis décidé à donner au Public le résultat de mes observations sur les Maladies des Yeux & des Oreilles; c'est, dis-je, d'après une étude de vingt-cinq an-

nées, tant théorique que pratique, que j'ai
cherché à faire connoître que le traitement curatif de ces fortes de maladies,
exige d'une part la prudence confommée
du Médecin le plus intelligent, comme
elle requiert de l'autre la dextérité du
Chirurgien le plus adroit.

D'après cet expofé, il eft naturel de
conclure que la pratique de la Médecine
n'eft pas incompatible avec l'état Eccléfiaftique, fur-tout lorfqu'on a le bonheur
de vouloir le bien, de pouvoir allier la
fageffe avec les opérations de la Nature :
auffi doit-on envier le fort de celui qui, à
la fin du jour, peut fe dire : « J'ai encore éloigné les approches de la mort; j'ai
enfin fait ceffer les douleurs de cette ophtalmie invétérée, parce que j'ai cherché
à faire naître des crifes heureufes, & à profiter de leurs effets ». Cette conviction intime, & qu'on ne peut révoquer en doute, eft
bien faite pour détruire les fauffes affer-
tions de ceux qui prétendent que la Médecine eft un Art de peu d'utilité, parce
que, difent-ils, nos jours font comptés,

parce qu'ils font écrits dans le livre de vie : principe vrai, fuivant les préceptes de la Religion, mais qui cependant mérite quelques modifications, puifque Dieu nous dit pofitivement : *Honora Medicum propter neceffitatem.* C'eft donc d'après cette injonction divine & les loix de la Nature, que tout Obfervateur inftruit, que tout Praticien éclairé fait ce qu'il peut pour tranfmettre à la Poftérité le fruit de fes travaux & l'objet des fes découvertes.

De toutes les parties qui compofent le corps de l'homme, celle des Yeux eft fans contredit la plus délicate & la plus fufceptible d'en recevoir les impreffions ; cependant c'eft l'objet qui paroît avoir le moins occupé l'attention des Médecins ; il femble même qu'on en ait, en général, abandonné le traitement à MM. les Chirurgiens, qui fouvent fe repofent fur les efforts de la Nature, pour attendre le moment d'une opération qui, quelquefois eft fuivie de peu de fuccès, parce qu'on a négligé de combattre, dans le principe, la caufe première & déterminante ; la caufe qui, pour l'ordinaire, tient à l'épaississement ou à l'acrimonie de nos humeurs. Il seroit donc à désirer que généralement en Médecine on pût être convaincu de cette importante vérité, & qu'on prît les moyens de chercher à vaincre la cause de cette ophtalmie rebelle, à diminuer les effets de cette cataracte naissante, à arrêter les progrès de cette goutte sereine commençante : c'est ainsi que, graduellement, on parviendroit peut-être à guérir primitivement ces maladies souvent déclarées incurables ; qu'on y parviendroit en procurant à la Nature les moyens d'atténuer & diviser l'épaississement de ces humeurs qui, de proche en proche, viennent obscurcir & voiler l'organe de la vue.

Pour pouvoir donner un plan de conduite assurée dans les maladies des Yeux & des Oreilles ; pour rendre mes Recherches & mes Observations plus utiles, je partage la vie de l'homme en quatre âges ; j'établis les révolutions de l'enfance depuis le moment de notre existence jusqu'à l'âge de quinze ans ; je suis l'adolescence où l'âge de puberté, depuis quinze jufqu'à trente; j'établis les accidents de l'âge mûr, de l'âge viril, depuis trente jufqu'à cinquante; enfin, je motive les pertes que la Nature éprouve depuis cinquante jufqu'à foixante-quinze, qui eft le terme où la vieilleffe fait fentir le poids de fes chaînes. La vie eft donc un pélerinage que chaque luftre voit changer; c'eft un rofeau flexible à toutes les viciffitudes des faifons; c'eft une végétation tardive pour les uns, précoce pour les autres; & enfin c'eft toujours la mort qui vient mettre fin aux infirmités qui nous accablent. Tel eft l'homme naiffant, tel eft le cours de fa vie fans ceffe expofée aux influences bénignes ou malignes qui font dans le cas de l'affecter.

Le premier volume de cet Ouvrage traite des maladies du globe en général, parce qu'il étoit effentiel de ne les pas confondre avec celles des paupières. Il contient douze Chapitres, & foixante-quatorze Sections; il commence par une preuve de l'exiftence de Dieu, tirée du méchanifme de la vi-

fion; elle eft dirigée contre l'incrédule; enfuite vient un précis anatomique des parties qui fe réuniffent pour former l'organe
de la vue. C'eft d'après cet expofé que je
tâche d'établir le fyftême de la vifion, que
je rapporte, fur ce point de phyfiologie,
le fentiment des Anciens, celui des Modernes; que je tâche de concilier les
opinions diverfes fur ce point, en prou-
vant que la rétine & la choroïde concourent enfemble pour être l'organe immédiat
de la vue; que la première ne peut opérer
un acte parfait fans le fecours de la feconde,
& *vice versâ*. C'eft pour appuyer ce même
fentiment que je rends compte de la progreffion vifuelle des yeux des enfants naif-
fants, & que je profite de toutes les occafions
qui fe préfentent dans le cours de ce Traité,
ainfi que je l'ai fait dans un premier opufcule que j'ai donné en 1772, dans un autre
qui a paru en 1776; & enfin dans un troifiéme que je viens de préfenter en 1785
à nos Seigneurs de l'Affemblée du Clergé
de France, concernant les précautions à
prendre dans l'adminiftration du facrement

de

de Baptême à conférer aux nouveaux nés ;
c'eſt d'après tous ces détails préliminaires
que j'entre en matière ſur les différentes maladies du globe de l'Œil , ſur les cauſes premières qui leur donnent lieu, avec pluſieurs
exemples des effets qui peuvent en réſulter ,
en diſtinguant , autant qu'il eſt poſſible, les
moyens curatifs d'avec les palliatifs.

Le ſecond volume commence par un
Diſcours ſur la néceſſité de l'obſervation ,
ſur les moyens de la rendre utile & néceſſaire ; ce qui ſe trouve ſuivi d'un Précis
Anatomique des parties qui conſtituent l'enſemble des paupières ; c'eſt d'après cet expoſé que je rends compte de la nature des
maladies qui les affectent , de la ſecré-
tion des humeurs , d'où réſulte le fluide lacrymal , qui lubréfie le globe , qui prend ſon
cours par les pores ſecréteurs & excréteurs.
Ces différents articles & ceux qui en dépendent, contiennent, en premier lieu, neuf
Chapitres & cinquante-cinq Sections, dans
leſquels on trouve les remédes propres à
chaque genre de maladies, avec leurs ſignes
diagnoſtics & pronoſtics ; c'eſt ainſi qu'en

Tome I. b

avançant de branche en branche, je parviens à la conclusion des maladies des paupières, dont le résumé consiste dans les précautions qu'on doit prendre d'âge en âge pour en maintenir la sécurité & le bien-être.

Il est un article que je n'ai pas cru devoir confondre avec les maladies du globe, & qui a pour objet les différentes espéces de vues auxquelles l'Humanité est sujette; c'est pourquoi j'en ai fait un objet séparé en distinguant les causes premières d'avec les causes secondes, en ajoutant les avis les plus sages, pour en diminuer les inconvénients & en conserver la jouissance : aussi est-ce toujours d'après les mêmes principes que je reprends les quatre âges de la vie de l'homme pour pouvoir indiquer les moyens de maintenir sa vue jusques dans l'âge le plus avancé; ce qui est un des articles le plus important de l'Ouvrage, & qui mérite la plus grande attention : on pourroit en dire de même de la nécessité où l'on a été de chercher à faire connoître les différents rapports qui se trouvent, les différentes nuances qui existent entre la conformation intérieure de l'Œil de l'homme & celui des animaux, afin de pouvoir réunir le fentiment des Anciens avec celui des Modernes; ce qui eft démontré par un extrait de fix efpéces dans chaque claffe : c'eft enfin par forme de conclufion que je donne une Précis hiftorique de l'origine de l'Hôpital royal des Quinze-Vingts, de fon adminiftration temporelle & fpirituelle, ainfi que des nouveaux avantages que les non-voyants peuvent en tirer; ce qui eft terminé par une Section particulière qui rend compte de la bienfaifance du moment en faveur des enfants aveugles.

Des confidérations particulières m'ayant forcé de réunir aux maladies des Yeux celles des Oreilles, je me fuis retiré dans la folitude, j'ai cherché à fcruter la Nature dans elle-même, à profiter des avis des uns & des autres, à réduire en pratique le réfultat de mes obfervations, de manière que je fuis parvenu à former un Traité particulier, qui, fans être bien étendu, traite de l'ufage & des propriétés des fens dont l'homme eft favorifé. Cet

expofé préliminaire eft fuivi d'une de-
fcription anatomique de l'Oreille, tant interne qu'externe , des fentiments les plus
connus fur l'action des parties qui conftituent l'organe immédiat de l'Ouie : c'eft
à la fuite de chaque Section qu'on trouve
les moyens les plus fimples fur le traitement
curatif de ces fortes de maladies , bien
convaincu que , dans ce genre comme dans
bien d'autres, la multiplicité des remédes
eft fouvent plus nuifible qu'avantageufe ;
c'eft donc ainfi qu'en cherchant à être utile
aux uns & aux autres, je parviens à la conclufion qui eft terminée par les confeils les
plus falutaires pour maintenir la jouiffance,
& conferver long-temps un organe auffi néceffaire.

Inftruire le public des moyens curatifs
qu'on peut employer dans les maladies des
Yeux & des Oreilles, lui en indiquer les
caufes & les effets, fans lui mettre fous les
yeux les parties qui en conftituent l'enfemble, c'eût été, comme en matière grave ,
vouloir juger un procès fans écouter les
témoins ; j'ai donc cru qu'il étoit nécef-

faire de donner quatre planches de figures qui puſſent mettre le lecteur en état
de voir par lui-même la ſituation du ſiége
de la maladie, & les différents progrès, ſoit
en bien, ſoit en mal. La première gravure qui ſert de frontiſpice au premier volume repréſente l'Auteur tenant de la main
gauche un globe nouvellement extrait de
ſon orbite; un peu au-deſſous eſt un crâne
renverſé, qui met à découvert l'origine &
le prolongement des nerfs optiques, pour
venir former ce qu'on peut appeller la *co-*
que interne de l'Œil; ce qui s'exécute avec
le ſecours de ce même nerf qui, dans ſon
inſertion, ſe trouve enveloppé de la pie-
mère & de la dure-mère. La deuxiéme gravure dont les objets ſont ceux qui tiennent
au quatriéme âge de la vie de l'homme, lui
ſert d'ouverture, & donne une juſte idée de
la conſtitution du globe, de ſes muſcles,
de la diſpoſition des membranes, des humeurs internes, de la ſituation du cryſtallin, & de la formation de la cataracte,
qui eſt l'opacité de ce corps lenticulaire.
La troiſiéme gravure qui appartient au

second volume, précéde l'exposé anatomique des paupières ; elle repréfente en grand la pofition & la conformation des glandes de ces mêmes paupières avec les cils dont elles font revêtues, ainfi que les points lacrymaux, le fac lacrymal & le canal nazal ; c'eft même pour en montrer toute l'étendue que les points lacrymaux font armés de deux ftylets & le fac lacrymal d'une fonde qui puiffe en faire connoître les voies conductrices. La quatriéme gravure eft pour le Traité de l'organe de l'Ouie ; la première figure eft tirée du célébre du Verney, à laquelle manquoit la réunion de la deuxiéme figure pour le cartilage de l'Oreille externe, de manière que les mufcles en font vifibles, & la réunion facile au conduit auditif offeux, qui fe trouve à découvert, ainfi que la portion dure du nerf auditif. La troifiéme figure repréfente un cornet auditif (de l'invention de l'Auteur de ce Traité), en lames fpirales tournantes, & la quatriéme de même en lames fpirales courbes, de manière que la vibration des corps fonores n'étant plus émouffée par les

plis cartilagineux de l'Oreille externe, porte
une impreſſion plus ſenſible ſur la membrane du tambour. Je déſire, en finiſſant
cet Ouvrage, pouvoir me dire avec quelque confiance : « J'ai enfin rempli mes inten-
tions, j'ai acquité la dette que j'avois con-
tractée envers la Société, & je vais travailler
de nouveau à y porter toute la perfection :
Hoc opus ; hic labor eſt. »

ERRATA.

page	ligne	aulieu de	lisez
9	6	corps glanduleux.	corps le plus glanduleux.
38	12	foiblesse, au défaut de vue,	foiblesse ou défaut de vue,
56	11	j'aime mieux faire	j'aime mieux taire
141	26	c'est-à-	c'est-à-dire
150	17	dans le corps du	dans l'intérieur du globe,
152	3	ces tumeurs,	des tumeurs,
200	2	la cicatrice,	la réunion,
200	10	du bain des yeux astringent,	du bain des yeux avec les préparations astringentes,
201	2	le précipité banc;	avec le précipité blanc;
219	10	dépendent le trouble	il s'ensuit le trouble
219	28	passé au feu;	passé au feu ou tout autre moyen;
271	5	bien que ni le temps,	c'est un talent que la désuétude du temps ne peut changer, que l'inconstance de la fortune ne peut nous enlever;
283	2	qui font les acteurs ou spectateurs	qui en font les acteurs ou les spectateurs
312	2	à la réception des objets;	à la réception de ces mêmes objets;
313	12	les quatre farines,	les quatre farines résolutives,
324	21	lorsqu'il arrive	lorsqu'il arrive corporellement
326	22	de cette lecture,	de cet exposé,
352	19	des bains de	des vapeurs de fumigation
353	28	calmer de	calmer l'état de
356	13	de facilité	de difficultés
359	6	& muqueuses,	& musculeuses,
366	6	à une opération,	à une nouvelle opération,
396	18	de maturité.	de perfection.
402	10	un sang	notre sang
414	5	légère respiration:	légère transpiration:
450	16	qui n'est imparfaite, que	qui est imparfaite,
458	25	qui avoit	qui, dans le centre, avoit
466	17	en cette partie,	juges en cette occasion,
468	2	& avec plus de douceur,	avec plus de douceur, &
469	14	Mais, hélas!	Aussi peut-on dire hélas!

Planche I.

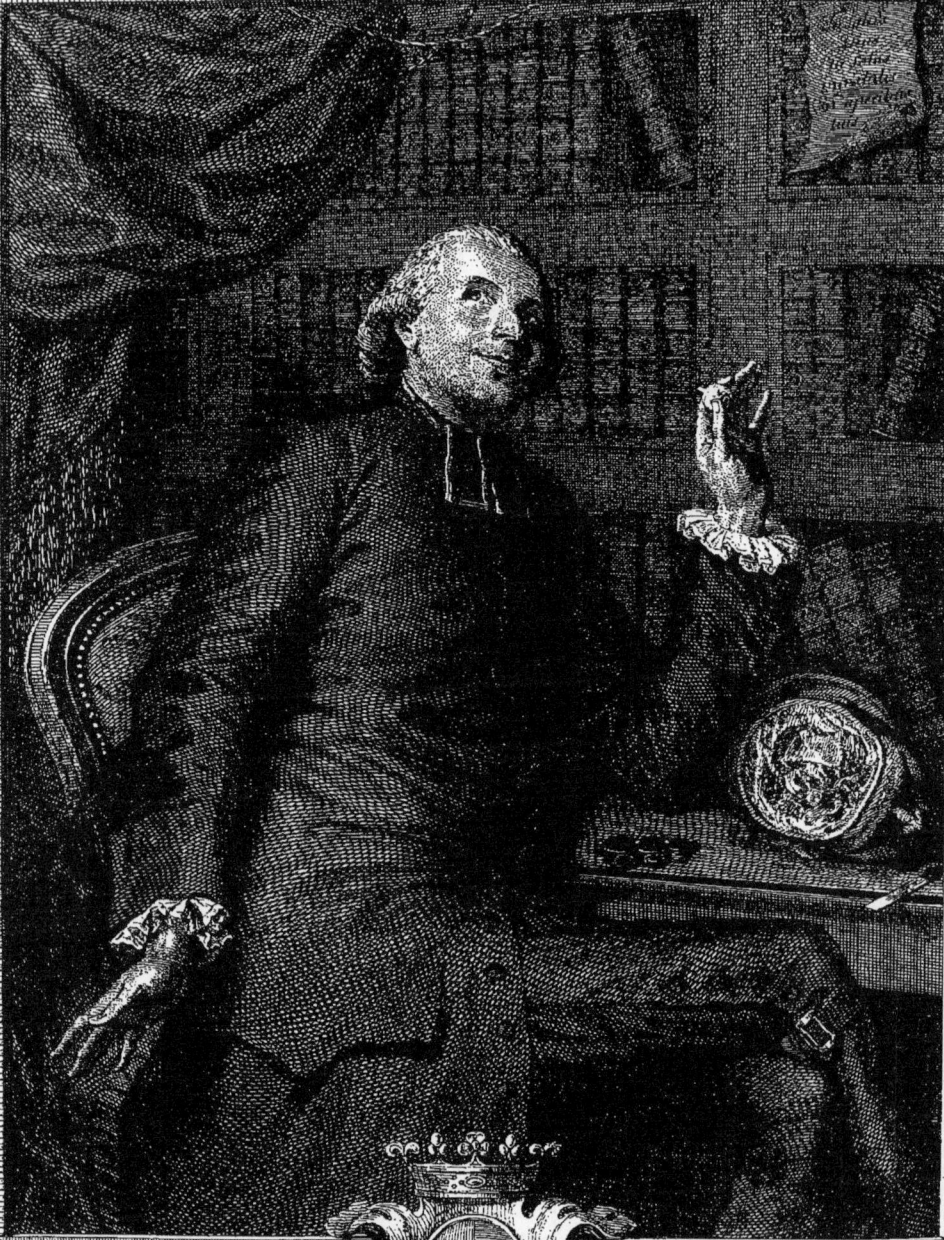

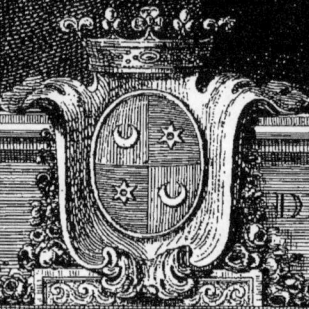

M.^r L'ABBÉ   DESMONCEAUX

PENSIONAIRE.   DU ROY.

Le Sueur pinx.   B. A. Nicolle

EXPLICATION de la première Planche ou Gravure.

L'AUTEUR eſt repréſenté le bras gauche appuyé ſur ſon bureau, & tenant le globe de l'Œil à la main; c'eſt d'après différents examens qu'on le voit dans un moment d'extaſe, les yeux tournés vers le ciel, & qu'on pourroit dire de cette attitude qu'il ſemble s'écrier : « Oui, j'ai beau ſcruter la Nature, je ſuis encore éloigné de ſes prodiges; mais auſſi, *toi ſeul, grand Dieu, toi ſeul es admirable dans tes ouvrages* ». Ce globe eſt dépourvu de ſes muſcles; il préſente dans ſa partie antérieure la cornée tranſparente, & dans la poſtérieure une partie du nerf optique.

Sur le bureau qui ſert d'appui à l'Auteur ſe trouve la baſe d'un crâne nouvellement ouvert, qui déſigne dans le centre du cerveau l'origine des nerfs optiques, & l'endroit où les deux nerfs viennent ſe joindre pour ſe ſéparer enfuite, avant que d'entrer dans l'orbite par les trous optiques de l'os fphénoïde : cet endoit eft celui qu'on appelle, en termes de l'art, *felle turcique*. Cette dernière figure qui eft l'origine de nos fenfations vifuelles demanderoit bien d'autres explications ; mais elles fe trouveront détaillées dans le corps de l'Ouvrage.

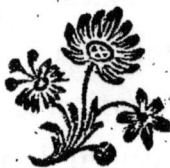

TRAITÉ

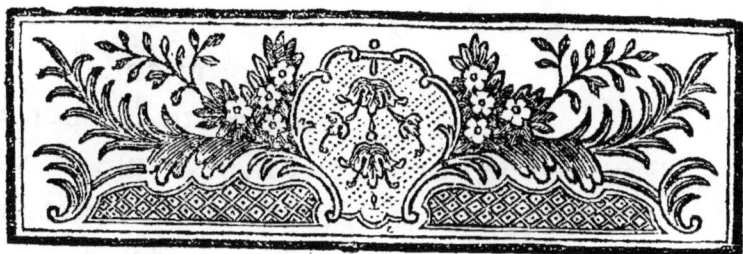

TRAITÉ
DES MALADIES
DES YEUX.

CHAPITRE PREMIER.

De l'exiſtence d'un Dieu créateur & conſervateur dans la conformation du globe de l'Œil.

DE tous les ſens dont l'Auteur de la nature a favoriſé l'homme naiſſant, celui de la vue eſt ſans contredit le premier & le plus précieux : il n'y a pas de comparaiſon à faire entre l'aveugle & le ſourd. Le premier eſt un être malheureux, qui, privé de la faculté de voir, & de ſe conduire devient à charge aux autres ; inſuportable à lui-même. Tous les inſtants de la journée ſont pour lui des ſouvenirs poignardants, de ce qu'il a vu, de ce qu'il a fait, de ce qu'il déſireroit voir, de ce qu'il pouroit faire ; &, s'il nous paroit gai, c'eſt par néceſſité, c'eſt par le

beſoin qu'il a des êtres qui l'entourent. Le ſecond, au contraire, jouit de toute ſa liberté,
& n'éprouve de douloureux martyr que dans la
ſociété. Tel eſt le ſort de ces deux malheureuſes
victimes, qui, pour l'ordinaire vivent dans l'a-
mertume, & finiſſent ſans regret.

D'après ce tableau, ſi l'on conſidere les parties
organiques du corps humain, il n'eſt rien de
plus ſublime, de plus merveilleux que le méchaniſme de la viſion, où tout annonce la
grandeur, la ſageſſe & l'immenſité profonde
du Créateur : c'eſt à l'incrédule que je porte la
parole, c'eſt contre lui que je dirige mes preuves, en lui diſant, comme à un autre Thomas.
Viens, vois & admire la progreſſion de ce globe
qui te force à reconnoître l'immenſité de Dieu
que tu crains, & le retour continuel des miracles
de la nature qu'il opère.

A peine le germe naiſſant donne-t-il dans le
ſein de la mère des mouvemens de ſenſation
qu'on voit dans ſa partie ſupérieure deux
pupilles, ou petits points noirs qui ſont l'annonce & le principe futur de la vue ; près de
neuf mois ſont employés à perfectionner ce
prodige de nature, & même ce terme ne ſuffit
pas, puiſque l'enfant bien organiſé d'ailleurs,
vient au monde ſans jouir encore de ce précieux
thréſor ; enfin il y voit ; & l'incrédule eſt forcé

d'avouer, que le composé organique du globe de l'Œil, est un modele de perfection, & l'ouvrage le plus parfait du Créateur.

Si l'existence de Dieu avoit besoin d'une nouvelle preuve physique, qui pourroit la rendre plus glorieuse & plus sensible que le méchanisme de la vision : en effet est-il rien de plus surprenant qu'un organe aussi délicat, qu'une sphère aussi obscure, aussi souvent exercée, se conserve pendant soixante-dix, soixante-quinze, & quatre-vingts ans ; car à peine la paupière s'entre-ouvre, que des faisceaux de lumière arrivent de toute part, mettent en action les nerfs, les muscles, les fibres, & viennent, par un art tout divin, nous peindre de proche en proche le grand théatre de la Nature. Oui, Seigneur, je le dis, je le confesse tous les jours, tous les instants de notre vie, sont, pour ainsi dire, autant de miracles clair-voyants, qui annoncent ta grandeur & ta majesté, autant de miracles qui doivent juger & confondre les arguments captieux de celui qui ne publie sa prétendue incrédulité que pour se faire un nom, pour se parer d'une réputation monstrueuse. Puisse ta bonté suprême préserver nos cœurs d'un venin aussi dangereux, & mettre notre foi à l'abri du serpent le plus redoutable. *Tu solus Deus, tu solus mirabilis in operibus tuis.*

Voilà le devoir & les obligations, je ne dis pas seulement du parfait Chrétien, mais de tout homme raisonnable, parce que la confiance qu'il a en Dieu, parce que le bien qu'il fait aux hommes, est une jouissance anticipée de la douce espérance qui anime ses actions; on peut même dire qu'il est parfaitement heureux, parce qu'il ne craint pas les remords d'une conscience bourrelée, d'une conscience qui lui rappelle à chaque instant de la journée les fausses assertions de ses préjugés, l'injustice de sa mauvaise foi. Oui, il est heureux, parce qu'il peut se dire à lui-même, j'ai tâché de faire tout ce que j'ai pu, tout ce que j'ai du, & je ne vois devant moi que l'espérance d'une recompense promise, & qui doit être éternelle. Malheur donc à celui que l'incrédulité écarte de ses devoirs religieux, parce que son erreur le persécute sans cesse, parce qu'il ne peut se refuser à la vérité qui perce le nuage de ses erreurs; en un mot, il est malheureux, parce que de deux partis, dont l'un donne lieu de tout craindre, & l'autre de tout espérer; il a aveuglément adopté le premier.

SECTION PREMIÈRE.

Description des Os qui forment l'orbite, & des parties externes qui concourent à la conservation du globe de l'Œil.

L'ANATOMIE est de toutes les sciences celle qui est la plus utile ; c'est un tableau représentatif de toutes les parties du corps ; c'est avec son secours qu'on découvre les replis secrets de la Nature, & qu'on dirige les vrais moyens de guérir. Je dois l'avouer à la gloire de l'Académie de Chirurgie : cette Société de Gens instruits, d'Hommes éclairés, a honoré le siécle où nous sommes de ses découvertes & de ses inventions ; on peut dire avec justice, que l'anatomie de l'Œil & les opérations qui en dépendent sont portées au dernier degré de perfection ; je vais donc exposer avec confiance ce que tant d'autres ont dit avant moi ; mais je ne donnerai qu'un précis anatomique, parce qu'il sera aisé de recourir aux Auteurs qui ont traité la matière en grand, & qui l'ont fait d'une manière qui ne laisse rien à désirer.

Les orbites ou fosses orbitaires, privées des yeux, représentent deux cavités pyramidales ou coniques, dont la base est à la partie antérieure ; ils sont formés de sept os ; sçavoir, le

frontal, le fphénoïde, l'etmoïde, le maxillaire
fupérieur, l'os de la pomette, l'unguis & une
partie de celui du palais. Le fond de l'orbite eft
percé par le trou optique de l'os fphénoïde,
& par les fentes orbitaires; les parois des orbites
font tapiffés d'une membrane, qui eft la continuation de la dure-mère, & qui fe prolonge
avec le nerf optique, à qui elle fert comme de
gaîne.

Les fourcils font ces éminences qui régnent
le long du bord fupérieur de l'orbite, ils font
faits en forme de croiffant un peu faillant, &
garnis de poils, couchés les uns fur les autres
du côté du petit angle : la Nature paroît les avoir
deftinés à défendre le globe des contufions,
& empêcher la fueur d'entrer dans l'Œil.

Les paupières font formées de l'épiderme de
la peau, de la membrane cellulaire, de mufcles,
de cartilages, de ligaments, de glandes & de
vaiffeaux de tout genre; elles font recouvertes
extérieurement par la peau du vifage, & tapif-
fées intérieurement par la conjonctive des paupières. Les cils qui y font implantés fervent à
défendre le globe des corps étrangers qui pourroient lui nuire ou le bleffer. Les points ciliaires,
font les orifices des vaiffeaux-excrétoires des
glandes de Meibomius, qui fervent à féparer
de la maffe du fang une humeur fébacée;

qui enduit le bord des paupières , qui cor-
rige l'acrimonie des larmes , & donne plus
de facilité aux mouvemens du globe. Les paupières ont deux angles, l'un externe , l'autre interne ; l'externe est du côté de la tempe ; l'interne du côté du nez ; elles ont aussi deux muscles , le *releveur* & l'*orbiculaire* ; le premier appartient à la paupière supérieure , & sert à la
relever , le second est commun aux deux paupières , & sert à les fermer.

La glande lacrymale se trouve placée sous
l'arcade soucillière du côté du petit angle , un
peu au-dessous de l'apophise angulaire du coro-
nal. Sa forme est un peu applatie ; elle est composée de plusieurs grains blanchâtres , unis par
un tissu cellulaire de même que les glandes con-
glomérées ; elle est parsemée d'une infinité de
vaisseaux sanguins & filets nerveux : elle sert à
séparer du sang la lymphe lacrymale qui lubrefie
la partie antérieure de l'Œil ; ce qui facilite le
mouvement des paupières , & entretient la
transparence de la cornée : ce méchanisme
s'opère par le moyen des deux cartilages tarses ,
& par l'action spontanée de l'orbiculaire.

Les points lacrymaux sont les orifices de deux
petits conduits obliques , placés du côté du grand
angle , vers les extrémités internes de chaque
paupière ; ils sont destinés à recevoir le superflu

du fluide lacrymal, pour le faire paffer enfuite dans le fac lacrymal. Les points lacrymaux font environnés à cet effet d'un petit cercle cartîla-gineux, qui leur fert comme de fphincters pour les tenir plus ou moins ouverts fuivant le befoin.

Le fac lacrymal eft membraneux, oblong; il eft conftitué en forme de poche, & fe trouve placé fous le cornet inférieur du nez dans une efpèce de gouttière que forme l'os unguis avec l'apophife montante de l'os maxillaire. Le fac lacrymal dans fa partie inférieure, répond à un conduit membraneux, nommé *conduit lacry-mal:* le conduit lacrymal creufé dans le canal offeux, a environ deux lignes de diamétre; il eft dirigé par la réunion de l'apophife de l'os maxillaire, & une partie de l'os unguis. La mem-brane qui le revêt paroit être un prolongement de la membrane pituitaire, qui vient s'infinuer fous le cornet inférieur du nez: ce canal défé-rant fe rétrecit d'une manière fenfible, & vient communiquer avec le conduit nazal qui s'ouvre dans le *meat* inférieur des foffes nazales.

La caroncule lacrymale eft un tubercule rou-geâtre formé de plufieurs folicules, & qui eft placé dans le grand angle des paupières; c'eft un corps glanduleux qui exude une humeur vifqueufe; c'eft avec ce fecours qu'elle arrête & englutine les corps étrangers qui pouroient s'introduire dans les points lacrymaux. On peut même ajouter que c'eft une efpéce de digue qui fert à écarter la partie interne des paupières, pour faciliter le paffage des larmes par les mêmes points lacrymaux. Ce qui s'obferve aifément dans les maladies de ce corps glanduleux. La férofité lacrimale eft donc reçue par les points lacrymaux , pour paffer enfuite dans le fac lacrymal , & delà dans le canal nazal d'où elle coule , foit par le nez , foit par le pharinx feulement. Telle eft la marche de la Nature ; telles font les parties extérieures, qui agiffent de concert avec le globe de l'Œil.

SECTION II.

De la conformation du globe de l'Œil.

LES YEUX font l'ornement du vifage, & le miroir de l'ame ; on peut dire que c'eft une bouffolle affurée qui inftruit le Medécin, & qui facilite les diagnoftics & pronoftics de l'Oculifte. Un bon Oculifte, à l'afpect des Yeux , doit non-feulement juger les maladies qui les affecte plus, mais même les caufes premières qui en font le principe ; un bon Oculifte eft un juge éclairé qui doit démêler dans le regard de celui à qui il parle , ce qu'on cherche quelquefois à lui cacher ; il doit connoître le caractère de l'homme, & les différentes paffions qui l'animent, parce que cet organe eft très-nerveux, & très-voifin du cerveau qui abonde en efprits ; d'où il réfulte que le globe de l'Œil eft en quelque forte le foyer des impreffions de l'ame. Voilà le grand art de voir les Yeux, d'apprécier les maladies pour en diriger le traitement.

Le globe de l'Œil eft compofé de parties folides & de parties fluides ; il tient en arrière au nerf optique, & fe trouve maintenu par un corps graiffeux ; les parties folides font celles qui compofent les capfules membraneufes du globe de l'Œil ; les fluides font celles qu'on appelle, les humeurs de l'Œil. Le globe a deux tuniques acceffoires, qui font l'albuginée & la conjonctive ; l'albuginée eft tendineufe ; elle eft formée des expanfions des aponévrofes des quatre mufcles droits. La conjonctive prend fon origine du péricrane ; elle s'étend depuis la circonférence de l'orbite jufqu'au bord de la cornée tranfparente, qu'elle revêt d'une membrane ou capfule qui lui eft propre.

Il y a quatre tuniques ou membranes propres, qui forment le globe de l'Œil ; la première eft la *fclérotique* ou *cornée opaque*, qui eft la membrane la plus externe, & qui en forme, pour ainfi-dire, toute la coque : elle eft d'un tiffu très-fort, très-épais, & fur-tout vers le fond du globe, afin de le rendre plus obscur, comme étant le lieu où les images des objets doivent se peindre.

La seconde membrane est la cornée transparente qui n'est que contiguë & non pas continue avec la sclérotique ; elle est dure & compacte ; sa texture est composée de plusieurs petites lames ou feuillets, qui sont étroitement liés ensemble, & qu'on sépare aisément par le secours de la macération ; elle est diaphane, & un peu convexe en dehors, afin de pouvoir rassembler plus aisément les rayons qui viennent frapper l'Œil.

La troisiéme membrane, qui est interne, se nomme, *uvée* ou *choroïde* ; elle se divise en deux lames ; sçavoir l'externe & l'interne ; la première est la plus forte ; la seconde est plus mince, & sa surface intérieure est couverte d'un *meconium*, ou substance noirâtre, dont la couleur varie avec l'âge ; elle est brunâtre dans les enfans, un peu grise vers l'âge de trente ans, & continue à blanchir jusques dans l'âge le plus avancé ; la choroïde, dans les bords de sa circonférence interne, forme ce qu'on apelle le *ligament ciliaire*, *cercle* ou *plexus-ciliaire*. On apperçoit au-delà de la cornée la partie de la tunique diversement colorée, qu'on nomme *Iris* ; l'iris est placée entre les chambres antérieures & postérieures de l'humeur aqueufe. On lui a donné le nom d'*Iris* à caufe de la variété des couleurs qu'on y remarque, & qui décident ce qu'on appelle les yeux bruns, gris, noirs, jaunes, bleus & verds; l'iris a prefque dans fon centre une ouverture ronde qu'on nomme *pupille* ou *prunelle*; l'iris a des fibres droites & circulaires; les premieres font placées en forme de rayons dans toute fon étendue, de manière que, lorfque ces fibres rayonnés fe contractent, la pupille fe dilate; & elle fe reffere, lorfque les fibres circulaires entrent en action.

La quatriéme membrane de l'Œil, qui eft auffi interne eft la *rétine*; elle tapiffe le fond du globe; elle embraffe l'humeur vitrée, & vient fe terminer autour du ligament ciliaire; la rétine eft d'un blanc matte, d'un tiffu lâche & délicat, mais pulpeux & muqueux: on la divife en deux lames, l'une nerveufe, l'autre vafculaire; la première eft une continuation des fibres du nerf optique, & prend fon origine à l'infertion de ce nerf dans le globe; la feconde tire fon origine des vaiffeaux fanguins qui entrent dans le globe avec le nerf optique.

La première humeur de l'Œil eft l'humeur aqueufe; cette liqueur eft limpide & tranfparente, quoiqu'un peu vifqueufe; on lui affigne deux efpaces, qu'on appelle, *chambre anté-*

rieure & *chambre postérieure* ; la première remplit l'étendue qui est entre la cornée transparente & l'uvée ; la seconde, depuis la face interne de l'uvée jusqu'à la capsule cristalline.

La seconde humeur de l'Œil est le cristallin, qui est logé dans le centre de l'humeur vitrée, comme un diamant dans le chaton d'une bague; il y est retenu par une capsule membraneuse qui l'enveloppe, & qu'on nomme *capsule du cristallin* ; ce corps lenticulaire est d'une consistance très-foible & très-délicate; il est formé de petites lames concentriques, & placées les unes sur les autres; il nage continuellement dans une humeur qui lui est propre, & qui sert à entretenir sa transparence ; la nature semble l'avoir placé dans le centre de l'Œil, pour rapprocher & réunir les rayons visuels; l'humeur que renferme sa capsule paroît plus abondante antérieurement que postérieurement, & s'échape à la moindre dilacération. On prétend que le cristallin se nourit par imbibition, & non par la voie de la circulation.

La troisiéme humeur de l'Œil est l'humeur vitrée, ainsi dénommée à cause de sa ressemblance avec le verre fondu; elle occupe l'espace qui se trouve entre le cristallin & la rétine, c'est-à-dire les deux tiers de l'Œil ; le corps vitré est très-transparent; il est contenu dans une cap-

fule ou membrane extrêmement fine dont les
prolongements font remplis d'une liqueur limpide , & d'une confiftance à peu-près femblable
à celle de l'eau, dans laquelle on auroit fait diffoudre un peu de gomme. Cette membrane
d'après Fallope, fe nomme *hyaloïde* , mais Riolan
eft le premier qui en ait connu les prolongements , de manière qu'on peut dire que ces
deux grands-hommes font les premiers qui en
ayent parlé.

SECTION III.

Des Artères , des Vaiffeaux fanguins & lymphatiques , des Nerfs , des Mufcles & Fibres de l'Œil.

LA NATURE toujours la même , toujours
admirable dans fes opérations , fe montre
toujours telle à celui qui fçait l'obferver ; les plus
petits détails deviennent les plus intéreffants par
le rapport intime qui exifte entre toutes les
parties qui compofent l'enfemble du corps.
Eft-il rien de plus merveilleux que la ftructure
organique du globe de l'Œil ; c'eft une petite
partie qui tient à fon tout , & ce tout eft un
corps d'arbre qui , par fes ramifications actives
& nutritives , conferve les branches les plus

éloignées comme celles qui font les plus proches. Telle eft la comparaifon qui repréfente au vrai l'action du principe vital , qui fe divife & fe fubdivife dans une infinité de vaiffeaux & de ramifications qui tous fervent à vivifier & regénérer l'huile de la lampe qui nous éclaire.

Le globe de l'Œil , & les parties qui le conftituent, font continuellement nourris & alimentés par les artères, qui font des vaiffeaux deftinés à recevoir le fang du cœur ; les veines ne font qu'une continuation des dernières divifions des artères , & rapportent au cœur une partie du fang qui leur a été diftribué: les artères qui portent le fang au globe de l'Œil , font les carotides, tant internes qu'externes ; elles répandent dans la majeure partie du globe une infinité de petits rameaux artériels , qui fe fous-divifent en une autre infinité de vaiffeaux fanguins , qui s'infinuent de proche en proche , & qui tous tendent à la confervation de l'organe de la vue ; il feroit difficile d'en rendre toutes les ramifications , parce que ce feroit entrer dans des détails trop longs; mais, outre les vaiffeaux fanguins qui nourriffent & parcourent le globe de l'Œil , il eft encore une multitude de vaiffeaux lymphatiques propres à renouveller les humeurs , à entretenir la foupleffe des membranes , ou des capfules qui les contiennent.

Les nerfs font des cordons ronds & blanchâtres, ils font compofés de plufieurs filets qui naiffent, foit de la moëlle allongée, foit de celle de l'épine; ce font des petits canaux par où paffent continuellement les efprits du cerveau. On compte quarante paires de nerfs; fçavoir: dix qui tirent leur origine de la moëlle allongée, & trente de la moëlle de l'épine. Les nerfs optiques qu'on défigne pour la deuxiéme paire, & qui font les premiers moteurs du globe de l'Œil, prennent leur origine dans la partie inférieure des éminences du cerveau, qui font les couches des nerfs optiques, enfuite ils s'étendent obliquement vers le trou optique de l'os fphénoïde, par lequel ils paffent pour entrer dans l'orbite, & commencer la formation du globe. Le nerf optique eft recouvert de la dure-mère & de la pie-mère, qui lui fervent comme de gaîne; ce nerf eft donc le premier agent du globe; mais il n'eft pas le feul, puifque l'Œil & les paupières font foutenues & environnées d'une infinité de ramifications, qui lui viennent de la première paire, de la troifième, de la quatriéme, de la cinquiéme, de la fixiéme, de la feptiéme, & même d'une partie du nerf intéreoftal.

Le globe de l'Œil eft attaché dans l'orbite, par fix mufcles; fçavoir, quatre droits & deux obliques; les droits font le *releveur*, *l'abaiffeur*,

l'adducteur

l'*adducteur* & l'*abducteur* ; les deux obliques font défignés fous les noms de *fupérieur* & d'*inférieur* ; le fupérieur eft auffi nommé *trochleateur*, parce qu'il paffe par un petit anneau cartilagineux, qui lui fert comme de poulie ; le globe de l'Œil, placé au milieu de l'orbite & enveloppé de graiffe, eft maintenu dans cette fituation par la conjonctive, les mufcles & le nerf optique : il eft ainfi fixé, pour que les faifceaux de lumière puiffent tranfmettre aifément leurs images fur l'organe de la vue : les mufcles de l'Œil fervent à le faire mouvoir, & à diriger les axes fur les objets que l'on veut regarder. Les quatre premiers forment une efpèce de cone qui embraffe fa circonférence : le fupérieur par fes contractions dirige le globe vers le haut, & l'inférieur vers le bas, les deux autres placés plus latéralement, le font tourner de droite à gauche, ou de gauche à droite ; la fonction des deux obliques eft de le faire tourner fur fon axe. Les fibres de l'uvée, comme on a vu, fervent à augmenter ou diminuer le diamétre de la prunelle. Tels font les refforts admirables de la nature.

SECTION IV.

De la Vision, de ses effets & de ses causes.

Rien de si beau, de si admirable que le méchanisme de la vision; c'est le chef-d'œuvre du
Créateur, c'est le plus bel apanage de la créature. Son foyer est une chambre obscure, qui
perçoit les impressions des objets les plus proches, comme les plus éloignés; c'est un optique
ambulant qui se prete à toutes les sensations de
l'ame, à qui il communique toutes les impressions des images qui se tracent au fond de l'Œil.
Vouloir entreprendre de décrire son jeu organique, & tous les phénomènes de la vision, ce
seroit faire autant de traités particuliers sur ces
différents objets : mon but n'est donc pas de suivre, ni de discuter les avis & les opinions des différens Physiciens, tant anciens que modernes ; je
respecte & révère infiniment leurs lumières profondes, mais je m'écarterois de mon objet,
si je l'entreprenois ; c'est pourquoi je me bornerai à donner un précis exact des causes physi-
ques qui concourent au méchanisme de la vision.

Voir, est un acte de l'ame, par lequel nous
rapportons à une certaine distance de nous, la
cause des impressions qui se font sentir sur l'or-

gane de la vûe. La lumière eſt conſidérée comme
une matière d'une ſubtilité extrême, qui nous
fait appercevoir la grandeur, la figure, la couleur & la ſituation des objets, qui ſont à une
diſtance convenable. Les rayons de lumière
ſont, non-ſeulement les petits faiſceaux ou
filets dont la lumière eſt compoſée, mais encore les particules élémentaires qui ſont la matière de la lumière. Quoique la matière de la
lumière ait un mouvement de fluidité qui lui eſt
propre, elle a cependant beſoin de vibrations,
ou d'agitations, excitées par un corps lumineux
quel qu'il ſoit ; ces vibrations ſe font ſur-tout
en ligne droite, pourvu qu'il ne ſe rencontre
aucun obſtacle ni aucun milieu qui en change
la direction. Le rayon de lumière ſenſible,
forme un cône, dont la pointe eſt dans l'objet,
& ſa baſe à la ſuperficie de l'Œil ; la réflexion
de la lumiere provient du changement de direction qui arrive à la lumière qui tombe ſur une
ſurface polie, telle que la glace ; de même que
la réfraction de lumière eſt un changement de
direction qui arrive à la lumière, lorſqu'elle paſſe
d'un milieu dans un autre.

Les rayons divergens, ſont ceux qui s'écartent
d'un rayon qui part d'un point radieux ; les
rayons convergens arrivent, lorſque partant de
différents points du même objet, ils ſe rappro-

chent pour fe joindre, & quelquefois pour fe croifer. Le foyer de la lentille cryftalline, qui eft un corps diaphane, en raffemblant les rayons de lumière, les peint dans un fens renverfé fur l'organe de la vue; c'eft-à-dire, que les rayons qui vont à droite, fe peignent à gauche, & que ceux qui viennent du côté gauche, fe peignent à droite; le rayon direct eft le feul qui fuive l'axe vifuel, & qui ne fe dérange pas, parce qu'il eft perpendiculaire à la pupille; c'eft un fait avoué & reconnu par les expériences de la chambre obfcure. La vifion n'eft pas accomplie par la feule peinture de l'objet; il faut de toute néceffité que les fenfations de l'ame y coopérent; il arrive même fouvent que nos yeux font frappés pendant le jour d'une infinité d'objets, que nous ne voyons pas, ou que nous ne voyons qu'à demi; parce que l'ame occupée de toute autre chofe, n'y fait pas attention, ou n'eft pas frappée de tout ce qui fe paffe fur l'organe de la vue.

Pour terminer cet expofé & le rendre plus fenfible; il eft à propos de dire, en réfumant, que le globe de l'Œil eft le fiége ou organe de la vifion; que fa forme fphérique le rend propre à recevoir plus aifément les rayons directs & indirects; qu'il eft percé dans fon fond par le trou optique, pour donner paffage au nerf du

même nom ; que ce nerf eſt le plus conſidérable
de ceux qu'il reçoit ; qu'il eſt en quelque façon
le père nouricier de l'Œil par le fluide électrique
qu'il lui communique : que le globe de l'Œil eſt
contenu dans l'orbite, par des muſcles qui ſe
prêtent à tous ſes mouvemens ; qu'il a des nerfs
& des artères qui lui ſont propres ; qu'il eſt par-
ſemé de vaiſſeaux ſanguins, de vaiſſeaux lymphatiques qui le régénérent ſans ceſſe ; qu'en un
mot, l'enſemble du globe eſt un compoſé de
différentes membranes, ainſi que d'humeurs
tranſparentes propres à opérer, ſuivant le beſoin,
la réfraction ou la réunion des rayons viſuels. On
peut encore ajouter, que c'eſt à l'aide de la con-
ſtriction ou dilatation des fibres de l'iris, que les
rayons lumineux entrent dans l'Œil dans une
juſte proportion ; que c'eſt avec le ſecours de la
lentille cryſtalline que ces rayons ſe raſſemblent
pour ſe peindre ſans confuſion ; que c'eſt par le
moyen de l'humeur vitrée qu'ils éprouvent une
nouvelle réfraction qui les détermine à ſe réunir
en un ſeul point ou foyer, & que c'eſt enfin la
rétine qui en modère la vivacité, parce que les
impreſſions ſucceſſives porteroient atteinte au
méconium de la choroïde, qui les refléchit.
Tel eſt le méchaniſme de la viſion, dont l'organe immédiat a ſes partiſans & ſes ſectateurs,
ainſi qu'il eſt démontré dans la Section ſuivante.

B 3

S E C T I O N　V.

Opinion des Anciens & des Modernes sur l'organe immédiat de la vue ; sentiment de l'Auteur , qui allie le système des uns avec celui des autres.

L'OBSERVATION est le flambeau qui éclaire les routes cachées de la Nature ; c'est avec un pareil guide , que l'on vient à bout de rendre sensible ce que l'œil intelligent ne sçauroit appercevoir ; c'est d'après des expériences continuellement répétées, que l'on cesse de douter, si tel point de physiologie existe ou n'existe pas. Voilà les grands moyens qui doivent occuper les hommes à talents , & les rendre chers à la société ; parce que de leurs découvertes suit nécessairement la possibilité des moyens curatifs que l'on peut employer , soit dans un genre , soit dans un autre. Il n'est donc pas indifférent pour un Oculiste de pouvoir apprécier les différentes opinions sur le méchanisme de la vision , parce que cette diversité le met à portée de juger si telle maladie est curable , si telle goute-séreine est nerveuse ou humorale, ainsi de suite.

Les Physiciens , tant anciens que modernes , ont souvent agité & mis en question le siège de l'organe immédiat de la vue ; les uns ont donné

la préférence à la choroïde, les autres à la rétine :
ceux qui donnent la préférence à la rétine, allé-
guent pour raison, que cette membrane, comme expansion médullaire du nerf optique, &
formée de l'épanouissement de sa pulpe, est plus
propre à communiquer au cerveau les différents
mouvements de vibration & de pression, car
autrement la sensation n'arriveroit pas à l'ame,
puisqu'il est démontré, que ce n'est pas l'Œil qui
voit les objets, qui lui sont peints renversés,
mais que c'est l'ame qui les voit, & qui les voit
tels qu'ils sont : ils ajoutent, que le corps de la
rétine étant d'une texture très-fine, d'un blanc
matte, & d'une grande sensibilité, cette membrane est plus propre à recevoir les impressions
des objets, & à les transmettre à l'ame.

Ceux qui regardent la choroïde comme l'organe immédiat de la vue, disent au contraire,
que le nerf optique n'est pas au milieu du fond
de l'Œil, mais plus du côté du grand angle ; que
la médiocre opacité de la rétine prouve bien
qu'elle intercepte un peu de lumière, qu'elle
en modère même l'action, mais non pas qu'elle
soit l'organe immédiat de la vue, parce qu'un
organe immédiat d'une sensation, doit recevoir
& fixer non-seulement toute l'impression de
l'objet qui la cause, mais la matière même qui
en est le principe. Or la rétine, ne faisant que

transmettre & modifier les rayons de lumière, qui sont totalement reçus par la choroïde, il en résulte que la choroïde est l'organe immédiat de la vue: d'ailleurs, disent-ils, la choroïde a toutes les qualités requises pour former l'organe immédiat de la vue, elle est une continuation de la pie-mère, qui fournit la tunique de tous les nerfs, organes de toutes les sensations; elle est solide, élastique, extrêmement sensible, & propre à recevoir tous les rayons de lumière; la choroïde est donc l'organe immédiat de la vue.

Tout bien considéré, je vais tâcher d'allier le sentiment des uns avec celui des autres, & dire, avec quelque confiance, que la rétine & la choroïde, concourent ensemble pour être l'organe inmédiat de la vue, que la rétine ne peut rien sans la choroïde, & *vice versâ.*

Les preuves les plus fortes que l'on puisse alléguer en faveur de la choroïde sont les suivantes: la membrane, disent les partisans de cette opinion, qui est capable de former l'organe immédiat de la vue, doit avoir une texture capable de retenir les faisceaux de lumière qui lui viennent de toute part; elle doit avoir des filets nerveux assez délicats, assez déliés, pour être émue par les différents tressaillements que produisent les objets sensibles dans les esprits animaux; ce sont ces tressaillements qui doivent

tranfmettre au *fenforium commune* l'impreffion
dont ils font frappés, dont ils font agités ; de
manière que l'ame puiffe appercevoir comme
préfent l'objet qui a ébranlé ces filets. Or qui a
mieux cette faculté que la choroïde, qui eft parfemée de nerfs & de vaiffeaux, qui, dans fon origine, fe trouve attachée à la circonférence de
l'entrée du nerf optique, qui, par elle-même
n'eft qu'une extenfion de la pie-mère, enveloppe
naturelle des nerfs ; que la choroïde, dont le
centre eft continuellement échauffé par une
multitude de vaiffeaux dont elle eft parfemée ;
qui, dans fa capacité renferme la rétine, ainfi
que l'humeur vitrée, & qui enfin, fe trouve
revêtue intérieurement d'une forte de *meconium*
ou fubftance noirâtre, propre à retenir les
rayons de lumière. Cette tunique a donc par
elle-même tout ce qu'il faut pour être l'organe
immédiat de la vue ; il y a plus, fes parties acceffoires & fes dépendances concourent à fortifier cette opinion ; en voici la preuve.

L'iris, cette membrane circulaire que l'on apperçoit à travers la cornée, eft de l'aveu des meilleurs
Anatomiftes, une continuation de la choroïde
ou de l'uvée : c'eft par le moyen de fes fibres
rayonnés & circulaires que la pupille fe dilatte
ou fe refferre ; c'eft d'après ces défauts de dilatation & de reftriction, que l'on peut juger de

l'état de la choroïde, foit dans les ophtalmies parfaites, foit dans les obftructions de cette membrane. Or, fi dans les ophtalmies parfaites, la choroïde ne peut recevoir les impreffions de la lumière ; fi dans les goutes-féreines par obftruction, elle en eft totalement privée, n'eft-il pas jufte de conclure que la choroïde eft l'organe immédiat de la vue ; or c'eft ce que nous éprouvons tous les jours ; c'eft ce qui nous eft démontré par les différentes fenfations de l'iris, qui reçoit fon action première des fibres de la choroïde.

De toutes les autres preuves qui établiffent de plus en plus le fyftême en faveur de la choroïde ; il en eft une que l'on ne peut récufer, c'eft la diverfité des couleurs dont cette membrane eft enduite dans les Yeux de différents animaux, & particuliérement dans les Yeux du bœuf, dont la choroïde eft tapiffée d'un *méconium* plus verd que noir, par conféquent plus propre à rendre les objets en grand, & l'homme à fes Yeux, eft dix fois plus redoutable, qu'il ne 'eft : or, fi la choroïde n'étoit pas l'organe immédiat de la vue, auroit-elle befoin de varier & de modifier le *méconium* qui fert à l'Œil de l'homme : ces différents changements prouvent donc que la choroïde eft l'organe immédiat de la vue, ce qui eft démontré par les effets.

Une autre preuve non moins sensible, & qui
milite toujours en faveur du même système ;
c'est ce qui arrive à un certain âge à tous les
Yeux, & particuliérement aux yeux des presbytes, dont le foyer de vue change, parce que
la cornée devient moins saillante, parce que le
méconium ou velouté noir de la choroïde perd
plutôt de sa couleur, je dis, *perd plutôt*, car tous
les Anatomistes conviennent que la superficie
du *méconium* de la choroïde est d'un noir brun
dans les enfans, qu'il commence à grisonner
vers trente à trente-cinq ans ; ce qu'il continue
de faire, jusqu'à l'age le plus avancé ; or, si la
choroïde n'étoit pas l'organe immédiat de la
vue, ces différentes variations n'influeroient pas
sur l'organe de la vision, & les preuves n'en
seroient pas aussi manifestes.

Il est plusieurs autres démonstrations répan-
dues dans tout le corps de l'ouvrage que je réserve en faveur de la choroïde;mais en attendant,
je crois qu'il est possible d'allier le sentiment des
anciens avec celui des modernes; & dire, que
la rétine & la choroïde concourent ensemble
pour être l'organe immédiat de la vue. La rétine
ne peut pas être seule l'organe immédat dela
vue, parce qu'elle est d'un tissu trop lâche ; parce
que la médiocre opacité de sa membrane, ne
peut que modérer les impressions des objets

lumineux, fans les abforber ; parce qu'un organe immédiat doit arrêter tout fon objet & le fixer en entier, autrement il fe trouveroit dans cette boëte obfcure, une confufion étrange de rayons & d'impreffions, qui ne formeroient ni images ni fenfations diftinctes.

Je dis que la rétine eft une membrane néceffaire au méchanifme de la vifion ; parce qu'elle eft un compofé propre à modérer la trop grande activité des faifceaux de lumière qui, en peu de temps, détruiroient cette fubftance noirâtre, qui eft fi utile à la choroïde; la rétine eft néceffaire à la vifion, parce qu'elle eft un compofé de nerfs épanouis, qui, émus & frappés par les rayons lumineux, font, en quelque façon, les avant-coureurs des images qui doivent fe porter au *fenforium - commune* ; enfin, je crois, & je fuis même perfuadé, que la rétine concourt avec la choroïde, pour être l'organe immédiat de la vifion; que l'un ne peut rien fans l'autre, pas plus la rétine que la choroïde ; je dirai même plus, que la rétine eft pour la choroïde, ce que la glace eft au vif-argent ; fans la glace, point de vifion ; fans le vif-argent, point de réflection.

Je m'attends bien que les partifans du fyftême en faveur de la rétine, ne manqueront pas de faire beaucoup d'objections & de difficultés : je fçais

qu'ils diront ou pourront dire , qu'il ne peut y
avoir de *medium* entre la rétine & la choroïde ,
parce qu'il y a une grande différence entre l'irritabilité & la sensibilité ; que la première appartient
aux fibres qui ne sont pas nerveuses, que la seconde est le propre des nerfs ; que la choroïde , étant
plutôt un composé de fibres tendineuses que
de nerfs , ne peut être l'organe de nos sensations , au lieu que le tissu de la rétine , qui est
l'épanouissement des nerfs optiques , est placé de
manière à pouvoir recevoir & prendre l'impression des rayons visuels. Je conviens d'avance ,
avec ces Messieurs, qu'il y a deux facultés
reconnues , l'*irritabilité* & la *sensibilité*. J'ai observé comme eux , qu'une fibre tendineuse ,
peut se contracter , lorsqu'elle est irritée ou pro-
voquée par quelques corps étrangers , au lieu
que les nerfs seuls sont des cordes flexibles , qui
ne se raccourcissent nullement quand on les
irrite ; que leur essence est la sensibilité , ce qui
fait dire , avec raison , qu'il est des hommes, dont
les houppes nerveuses sont plus ou moins sensibles les unes que les autres : les nerfs sont donc
les sentinelles qui avertissent l'ame de l'objet de
nos maux, comme de celui de nos plaisirs; or ,
c'est donc aussi la rétine , comme épanouissement du nerf optique , qui prend au passage
l'impression des rayons qui vont se peindre sur

la choroïde, qui les arrête pour les rendre fenfibles à l'ame ; mais il n'en eft pas moins vrai
de dire, que l'image fe peint fur la choroïde,
comme étant néceffaire à la retention des rayons
lumineux ; la choroïde, eft donc médiatrice
avec la rétine pour opérer le méchanifme de la
vifion, d'où on peut conclure, que la rétine &
la choroïde font deux membranes effentielles
à l'acte vifuel. Telles font les idées prifes fur la
nature même, & d'après fes différentes modifications ; c'eft pourquoi, ce feroit rejetter des
preuves inconteftables, & nier que la lumière
nous éclaire, parce que la rétine peut bien avertir
l'ame, qu'il exifte des rayons lumineux, mais c'eft
la choroïde qui en reçoit & réfléchit l'éclat.

Je fçais que l'on pourra m'objecter encore, &
dire pourquoi, dans un fyftême de cette nature,
n'avoir donné qu'un précis anatomique ? Pourquoi n'avoir pas fuffifament défigné l'origine
& l'infertion des nerfs optiques dans l'orbite.
A cela je réponds, que tous les juges en cette
partie, fçavent, auffi bien que moi, que la dure-
mère eft la première enveloppe du cerveau ;
& la pie-mère la feconde, l'une interne, l'autre
externe ; que ces deux lames, après avoir rempli
leur objet principal, qui eft, de maintenir, défendre & protéger le cerveau, viennent fe réunir
pour former les prolongements de la moëlle

allongée, & des nerfs optiques ; que la dure-
mère & la pie-mère accompagnent ces mêmes
nerfs par le trou de l'os fphénoïde ; qu'après
cette infertion, les nerfs optiques dégénèrent en
une efpéce de toile, qu'on appelle *rétine* ; que
la lame externe de la dure-mère forme le pé-
riofte de l'orbite ; que la lame interne, avec
celle externe de la pie-mère, conftituent la fclérotique ou cornée opaque ; que la lame interne
de la pie-mère vient former & fortifier la choroïde ; qu'enfuite cette même lame s'épanouit
entre la fclérotique, à laquelle elle fe trouve
unie par un tiffu cellulaire, par une infinité de
vaiffeaux, tant fanguins que lymphatiques ; que,
parvenue enfin à l'origine de la cornée tranfparente, elle forme ce qu'on appelle le *cercle
ciléier* ; qu'elle fe prolonge enfuite pour repréfenter une efpéce de diaphragme, dont la partie
antérieure eft appellée *iris*, & la poftérieure
uvée. Voilà donc à peu-près quel eft le trajet,
qu'elles font les expanfions que la dure-mère
& la pie-mère produifent dans l'intérieur du
globe : mais leur action & leur conftitution ne
dérangent en rien le fyftême propofé.

SECTION VI.

De la nature des Couleurs, & des effets de la Lumière.

LE méchanisme de la vision est admirable en tout point, & dans tous ses effets, mais sur-tout dans l'ordre & la distribution des couleurs ; la nature des couleurs a ouvert & ouvre encore un vaste champ de discussions aux partisans de deux différentes sectes, qui sont les Newtoniens & les Cartésiens. Les premiers soutiennent que les couleurs font partie de la lumière; les seconds, au contraire, disent qu'elles n'en sont que des modifications ; mais il seroit trop long de discuter l'avis des uns, celui des autres ; c'est pourquoi je me renferme à dire que la lumière est absolument nécessaire pour que les rayons colorés soient portés jusqu'à nos yeux; & c'est de ces rayons de lumière, diversément modifiés, que naissent les divers sentimens sur les couleurs.

La lumière est cette impression vive qui nous fait appercevoir la grandeur, la figure, la couleur, la situation des objets qui sont hors de nous-mêmes, & à une distance convenable ; on peut dire que les trois couleurs primitives, sont le rouge, le jaune & le bleu ; c'est de ce mélange

que

que les autres paroiſſent être formées ; puiſque
la réunion du jaune avec le bleu, décide le verd ;
celle du rouge avec le jaune fait l'oranger ; & le
verd avec le bleu produit le pourpre.

Le ſoleil, cet aſtre brillant qui nous éclaire,
qui nous vivifie, porte un nouvel éclat ſur les
couleurs qu'il orne & qu'il modifie, ſuivant les
différentes réfractions de l'atmoſphère. Son lever, comme ſon coucher, eſt toujours accompagné de vapeurs ignées de la terre ; de manière,
que tout ce que nous voyons nous paroît coloré
d'une teinte rouge ; ſon élévation ſans nuages,
rend les nuances des couleurs plus vives & plus
tranſparentes ; ſa reverberation nous peint
les objets plus blancs qu'ils ne le ſont réellement.
Telle eſt la loi de la nature ; tels ſont les effets
de cet aſtre incomparable ſur tous les corps,
excepté le noir qui abſorbe les rayons, qui ne
reçoit & ne réfléchit rien. Le noir eſt donc un
corps enveloppé de ténébres, qui ne préſente
à l'Œil qu'une maſſe confuſe ; c'eſt pourquoi
on ne voit rien dans l'obſcurité, dans un puit
profond, ainſi de ſuite. Voilà donc à peu-près
ce qu'on peut dire par abréviation ſur les couleurs dont l'impreſſion affecte plus ou moins
l'organe de la vue.

Tome I. C

CHAPITRE II.

De la vue des Enfans naissans, & de ses progrès.

LA MÉDECINE est, de toutes les sciences, celle qui exige les connoissances les plus vastes & les plus étendues. Un bon Médecin doit être un Anatomiste parfait, un Botaniste profond; il doit connoître les différentes préparations des corps tirés des trois règnes de la nature, c'est avec toutes ces clés qu'il peut ouvrir les portes du sanctuaire de la médécine, & devenir un Médecin accompli. Heureux celui qui, ainsi favorisé de dispositions heureuses, peut réunir toutes ces perfections, & même les augmenter par le commerce de gens aussi instruits que lui, & ce concours est un établissement qui étoit reservé au siècle présent; c'est un avantage qui est dû à la bonté paternelle de notre auguste Monarque; qui, en établissant dans son Palais, dans sa Capitale, une Société-Royale de Médecine, a pris le vrai moyen de connoître les hommes instruits, de montrer l'exemple à toute la France, & même à toutes les Cours étrangères : c'est dans ces assemblées, aussi humaines que patriotiques; c'est avec l'aide de ces hommes éclairés, de ces Praticiens reconnus, que l'on peut & que l'on pourra perfectionner les anciennes découvertes, & en acquérir de nouvelles; tant il est vrai de dire : *lux à luce pendet*.

Le mystère de la conception accompli, le fétus ou embrion se trouve renfermé dans deux membranes, qui sont fortement attachées à la matrice par le *placenta*, auquel l'embrion tient par le cordon ombilical : le fétus ainsi renfermé dans cette prison aqueuse, croît & se fortifie de plus en plus; de manière que gêné par son propre poids, il se trouve forcé de se replier sur lui-même, ayant les yeux comme colés entre les deux pouces, le nez entre les deux genoux, & les joues appuyées sur les deux mains : vers la fin de la grossesse, la pésanteur de la tête emporte le corps, & lui fait faire la culbute ; c'est alors, que frapant les flancs de sa mère, il cherche à rompre ses chaînes, à se délivrer de sa prison, & vient au monde dans un état de conformation parfaite, à l'exception des Yeux, dont le chef-d'œuvre intérieur n'est pas encore perfectionné. Voilà le tableau qui a occupé les plus beaux jours de ma vie; voilà le premier échelon qu'il faut monter pour parvenir à la connoissance parfaite du méchanisme de la vision : en effet, c'est après avoir cherché à surprendre la nature; après l'avoir examinée dans ses marches

C 2

les plus tortueufes, que je me fuis déterminé
à donner, en 1775, un Précis ou Opufcu'e fur la
vue des enfans naiffans ; ce diminutif de recherches étendues, n'a de mérite, que des obfervations pures & fimples ; cependant il a été ac-
cueilli pa. tous les Phyficiens, & avec toute
l'indulgence qu'il eft aifé de reconnoître dans
leur Compte-Rendu ; c'eft dans cette brochure,
que j'ai cherché à donner mes premières preuves
fur l'organe immédiat de la vue ; ce que j'ai cru
pouvoir reconnoître dans la texture de la choroïde ; en effet, après avoir difféqué les Yeux
de différents petits cadavres, qui étoient le réfultat de différentes fauffes-couches ; je fuis enfin parvenu au moment de la conformation de
la nature, qui eft le terme de neuf mois : c'eft
alors, qu'occupé plus férieufement, j'ai reconnu
que le défaut de vifion pouvoit avoir plufieurs
caufes, qu'il pouvoit fe faire que la cornée
tranfparente fût trop épaiffe, le cryftallin pas
affez convexe, & la rétine trop molle ; mais
quelles que foient ces raifons, & plufieurs autres
de même nature, je n'étois pas perfuadé de leur
oppofition ; parce que je voyois les parties très-
bien conformées ; parce que je fçavois qu'à peine
la naiffance de l'enfant fe trouve affurée, que
les pulfations du cœur battent avec plus de force,
& que la refpiration donne plus d'élafticité aux

folides comme aux fluides ; c'eft donc alors que cherchant la véritable caufe , j'ai reconnu que la choroïde , cette membrane , qui tire fon émanation du cerveau , & avec lequel elle correfpond fi intimément , n'étoit qu'un affem-blage imparfait de globules rouges, qui devoient former ce *méconium*, ou cette belle encre noire, propre à recevoir & réfléchir les faifceaux de lumière dont elle devoit être continuellement affectée. Plufieurs obfervations , plufieurs fois répetées , me déterminèrent à prendre un parti ; & à dire , que la choroïde concourt avec la réti-ne , pour être l'organe immédiat de la vue ; c'eft auffi d'après des convictions auffi fortes & auffi évidentes, que j'ai cru pouvoir annoncer , que je refervois plufieurs preuves en faveur de la choroïde , pour être conjointement avec la rétine l'organe immédiat de la vue ; parce qu'un organe immédiat, doit concourir par lui-même, & de concert avec celui qui lui eft adjoint ; or la choroïde & la rétine réuniffent ces deux qua-lités néceffaires.

L'exemple fuivant me fervira d'appui, pour étayer de plus en plus ce fyftème ; & combattre les affert'ons de ceux qui prétendent , que le défaut de vue des enfans naiffans provient de plufieurs caufes, & particulièrement des eaux dans lefquelles ils nagent dans le fein de la mère ;

parce que , difent-ils , ces eaux , rélâchent les
parties nerveufes , & mufculeufes , rendent
les yeux ternes , & la cornée affaiffée , parce
qu'il arrive auffi , qu'au moment de la naiffance,
& même , quelques jours après , les membranes
internes de l'Œil paroiffent rubéfiées ; ce à quoi
on pourroit objecter , que c'eft la fuite & l'effet
de l'extrême compreffion que l'enfant éprouve
au paffage ; mais quelques vraifemblables que
foient ces allégations ; il eft auffi vrai de dire ,
que fi la choroïde étoit réellement conformée ,
cette foibleffe , au défaut de vue , n'exifteroit pas
pendant un mois, cinq & fix femaines , fuivant
la forte ou délicate conftitution du fujet ; ce qui
eft démontré par le trait fuivant.

J'ai vu plufieurs fois à Paris une femme de
condition & fon fils aîné, qu'elle a porté dans
fes entrailles douze mois & quelques jours,
après lefquels cet enfant eft venu au monde ,
annonçant un volume monftreux dans un accouchement très-penible & très-laborieux ;
ayant les cheveux longs ainfi que les ongles , les
Yeux ouverts & très-clair-voyants ; au point que
l'Accoucheur, qui fe nommoit M. Ruaut, fut
obligé de couvrir, d'un mouchoir, la tête de l'enfant , afin d'empêcher les efforts qu'il faifoit
pour envifager la lumière , qui ne lui fut rendue
que petit à petit ; mais dira-t-on , un exemple

feul eft un cas fortuit, un phénomène qui ne peut faire règle : en effet, cet objection pourroit avoir quelques fondements, fi la mère, qui exifte, n'étoit elle-même bien portante, & ne m'avoit affuré, qu'elle a eu un fecond enfant depuis le premier, dont elle eft accouchée dans fa terre, fous la conduite de M. Tripier, Chirurgien-Accoucheur de la ville d'Autun, qui m'a certifié le fait par une lettre que je conferve, & par laquelle il me marque, que la mère a porté cet enfant douze mois & quelques jours, pendant lequel temps elle a beaucoup fouffert, fur-tout les trois derniers mois ; ce qui avoit mis fa vie en très-grand danger & celle de l'enfant; qui, malgré tout, eft venu au monde avec les yeux, les cheveux & les ongles, de même que le premier.

Un exemple de cette nature & de cette force, eft bien capable de faire triompher le fyftème de la choroïde, pour être l'organe immédiat de la vue, puifque l'enfant ne voit pas à neuf mois, parce que le *méconium* ou velouté noir qui revêt cette membrane, n'eft pas encore perfectionné ; & que l'enfant qui vient à douze mois, vient au monde avec des Yeux très-clairs voyants. Je fuis intimément perfuadé, que l'on ne m'accufera pas de vouloir favorifer, ni difcuter les naiffances tardives ; je laiffe ce fufeau à démêler aux Praticiens, plus inftruits que moi ; mais je dois dire, pour le foutien des loix, pour la tranquillité fociale, que la mère de ces deux enfans, eft d'une conftitution peu avantageufe pour le port, & le déport d'un enfant ; & que la nature, qui ne fe trompe jamais, avoit donné à neuf mois tous les indices précurfeurs & ordinaires de l'accouchement ; c'eft pourquoi, cet exemple particulier ne peut & ne doit pas faire règle, pour contrarier le cours ordinaire de la nature.

L'objection la plus forte que l'on puiffe faire pour prouver la caufe du retard de la vue des enfans naiffans, eft une membrane pupillaire annoncée par les anciens Anatomiftes, & reconnue par les modernes. Ce point de Phyfiologie a fixé plufieurs fois mon attention ; mais malgré toutes mes recherches, j'ai toujours cru remarquer que cette efpèce de membrane n'étoit autre chofe qu'un défaut de fluidité des humeurs de l'Œil qui formoit vifcofité, & qui, comme on l'annonce très-bien, difparoît peu de jours après : or, il eft démontré par l'expérience journalière, que l'enfant ne voit réellement qu'à un mois, cinq ou fix femaines de naiffance ; ce n'eft donc pas la membrane pupillaire qui porte obftacle à la reception & à la réfraction des faifceaux lumineux, puifqu'elle

n'exifte plus, mais bien les membranes internes
& permanentes, qui n'ont pas encore acquis
le veritable degré de perfection, d'où je conclud
que le *méconium* de la choroïde, tel que je l'ai
obfervé, n'étant pas en état de recevoir ni de
réfléchir les points de lumière, il arrive que les
objets radieux fe perdent dans cette boëte obfcure, qui ne fe perfectionne que peu-à-peu;
auffi voit-on tous les jours, que les nourrices
attendent avec impatience le moment de pouvoir annoncer aux parents, que l'enfant commence à fuivre les rayons lumineux. Telles font
les règles immuables de la nature; mais, à Dieu
ne plaife, que l'on puiffe croire, que je veuille
détruire ou affoiblir les recherches des anciens
& les découvertes des modernes. Ce fentiment
n'eft jamais entré dans mon ame, parce que j'ai
toujours pris leurs obfervations pour la règle
première de ma direction; cependant, tout en
rendant juftice à leur mérite & à leurs talents,
je ne puis m'empêcher de dire ce que j'ai obfervé
moi-même, perfuadé que le nombre des recherches conduit les hommes à un plus grand degré
de perfection.

SECTION PREMIÈRE.

Des maladies oculaires des Enfans , dans
les premiers jours de leur naiſſance.

AGE PREMIER.

LE premier période de la vue des enfans naiſ-
ſans , commence donc un peu plutôt dans les
uns , un peu plus tard dans les autres , ſuivant
le degré de force , ou de conſtitution propre à
perfectionner la membrane choroïde ; les uns
voient à un mois , les autres à cinq ſemaines ,
& d'autres enfin à ſix ſemaines ; les Yeux de ces
individus ſont d'une conformation plus ou
moins forte , plus ou moins délicate , & cette
conformation , eſt en quelque façon déſignée
par le coloris des fibres de l'iris.

La couleur des Yeux ſuit à peu-près la force
du tempérament ; les yeux bruns m'ont toujours
paru les mieux conſtitués , enſuite les gris , noirs ,
verds & bleus. Les Yeux ont une correſpondance intime avec les influences corporelles ;
dans l'état de maladie , ils deviennent ternes &
jaunes ; ils ſont foibles les jours de purgation ,
d'indigeſtion , de ſaignée , & particuliérement

des faignées du pied; ils font tendus & gonflés, dans de violens maux de tête, dans des rhumes de cerveau, après un travail affidu, après une application forcée. Telles font les révolutions de la nature, dans le méchanifme de la vifion, qui eft fouvent dérangé dès le premier jour de notre naiffance.

A peine l'enfant eft-il né, qu'il eft de devoir, qu'il eft d'ufage de le porter à l'Eglife, pour y être régénéré par le Baptême, dans l'ordre de la grace ; c'eft fur les Fonts-Baptifmaux, c'eft au milieu de cette Pifcine falutaire, qu'on lui découvre la tête, dans le temps même le plus rigoureux, pour faire l'effufion avec une eau froide, fouvent glaciale, & que l'enfant reçoit avec des cris perçants, avec des mouvemens convulfifs, qui effrayent les affiftants; enfin, avec une eau qui, répandue fur la fontanelle, ou aux environs, comprime les folides, arrête la circulation des fluides, détermine une obftruction, qui fouvent filtre fon humeur par les nerfs optiques, d'où réfulte une ophtalmie qui produit cette humeur âcre & vifqueufe qui engorge les globes, irrite & détermine les vaiffeaux variqueux de la conjonctive, porte le trouble dans les humeurs aqueufe & cryftalline, qui détermine une ftagnation humorale, ou forme même des hypopions, qui fe font jour par l'éruption de la cornée transparente, qu'elle masque par des tayes, qu'elle obscurcit par des cicatrices, ou enfin qu'elle détruit, en produisant le malheureux état de cécité.

Voilà les maux de l'humanité naissante; voilà les accidents dont je suis souvent le témoin, accidens qui arrivent plus particuliérement l'hiver que l'été, & qui prouveront de plus en plus la justice de ma réclamation; mais heureuse la victime innocente, quand les parents ne tardent pas à chercher les secours, à prendre les avis des Praticiens connus & éclairés, parce que les moments pressent, parce que l'humeur n'a pas encore fait de stagnation déterminée, au lieu qu'on les voit passer des journées entières, souvent même des semaines à faire des remèdes, auxquels la trop crédule confiance ne donne que trop de faveur; ces remèdes sont pour l'ordinaire, de faire ruisseler du lait de la nourice dans les yeux de l'enfant; usage vulgaire qui passe de bouche en bouche, habitude dangereuse, qui se perpétue, quoiqu'on sache que le lait, quelque séreux qu'il soit, est toujours un corps gras, un butireux qui englutine les paupières, bouche les pores de la cornée transparente, & empêche cette exudation si nécessaire au globe de l'Œil : de pareils moyens ne peuvent donc produire que des effets

malheureux, ce qui eſt prouvé par l'engorgement du globe, par l'amas du pus qui ſe fait
dans les chambres antérieure & poſtérieure de
l'humeur aqueuſe, d'où ſuit néceſſairement la
ſupuration, & ſouvent la perte entière de cet
organe.

Un Praticien prudent & ſage, ne doit jamais
preſcrire des remèdes curatifs, ſans avoir préa-
lablement bien examiné & bien connu la cauſe
première de la maladie, c'eſt le ſeul moyen de
réuſſir avantageuſement ſur ſes effets & ſes
ſuites; or dans la circonſtance dont eſt queſtion,
il n'y a pas de doute que la maladie & l'engorgement des yeux ne proviennent du froid que les
enfans éprouvent, en recevant ſur la tête découverte, une eau, que la fraîcheur des fonds-
baptiſmaux rend glaciale, en la recevant, dis je,
ſur une partie auſſi délicate que la fontanelle,
puiſque la ſuture ſagittale avec la coronale n'eſt
pas encore oſſifiée, puiſque cette partie n'eſt
alors que membraneuſe, ce qui tranſmet facilement l'impreſſion de l'eau froide juſqu'au cerveau, & gonfle tellement la membrane pituitaire qu'il en réſulte les effets les plus dangereux.

Ce qui m'a toujours le mieux réuſſi dans un
accident de cette nature, & dont les ſuites peuvent non-ſeulement déranger l'organe de la vue,
mais même porter atteinte au cerveau, ce qui

m'a le mieux réuffi , dis-je , c'eft de ne jamais
comprimer le globe de l'Œil , par aucuns topiques , ni cataplafmes quelconques ; de commencer par faire ufage des émollients , des
adouciffants , en baffinant trois à quatre fois le
jour , le front , les tempes & les Yeux , avec une
infufion théiforme de fleurs de mauve ; fçavoir ,
une petite pincée de ces fleurs pour un demi-
feptier d'eau ; de prendre enfuite à chaque fois ,
après le bain des Yeux , la pulpe d'une pomme
de renette ou autre , cuite devant le feu , qui
eft la manière la plus avantageufe en ce genre ,
l'étendre entre deux linges , à l'aide d'une cuiller , & l'appliquer légérement fur les Yeux ,
l'efpace de douze à quinze minutes chaque fois ,
& affez éloignée des Yeux , pour permettre le
clignotement des paupières ; du refte , l'eau de
mauve & l'application de la pomme fimplement dégourdie fuffifent.

Dans le cas où l'humeur permanente paroîtroit menacer la fupuration du globe , j'ai fouvent employé les injections faites avec une légère infufion de fleurs de fureau ; c'eft un moyen
efficace de lubrefier l'Œil , & de le rendre plus
difpofé à l'exudation qui lui eft fi néceffaire en
pareille circonftance : lorfque l'humeur paroît
fuffifamment évacuée, je fais ufage du doux réfolutif du fang de pigeon , à qui je ne puis donner

trop d'éloges, par les fuccès dont il m'a toujours favorifé ; pour ce, il faut, à l'aide d'une épingle, faigner le pigeon deffous l'aîle, recevoir le fang dans une cuiller à caffé, l'inférer promptement entre les deux paupières, que l'on réunira l'une contre l'autre, enfuite, laiffer le fang dans les Yeux l'efpace de douze à quinze minutes, après quoi les nétoyer avec un petit linge, imbibé d'infufion de fleurs de fureau ; le fang qui eft ainfi caillé, s'ôtera bien aifément, mais il faut avoir la précaution de n'en pas laiffer dans les angles. Je préfére pour le bain des Yeux, le linge blanc de leffive, parce que l'éponge eft toujours remplie de duvets, & le taffetas de gomme.

Tels font les remèdes les plus convenables à ce genre de maladie, mais on doit les varier fuivant les différents états des Yeux & les circonftances où fe trouve le fujet. Dans l'été, qui eft le temps où l'on ne peut pas toujours trouver des pommes de renettes ou autres, qui d'ailleurs ont perdu de leur force & de leur activité, on poura faire ufage de l'intérieur d'une laitue pomée, amortie dans l'eau bouillante, & s'en fervir comme de la pomme. Je donne la préférence à la laitue pommée, parce que le cœur de cette plante légumière renfermé en lui-même eft moins expofé aux ardeurs du foleil , parce que je lui ai toujours trouvé les propriétés néceffaires à calmer les différentes ophtalmies où la multiplicité des collyres eft plus nuifible que profitable. Telles font les règles que la pratique m'a démontrées , & que l'expérience m'a confirmées.

S e c t i o n　I I.

Du Baptême des Enfants naiffants , & des précautions que l'on doit prendre.

Les accidents qui arrivent dans le moment de la reception du Sacrement de Baptême, lorfqu'il eft adminiftré à froid & dans certaines faifons, font fi fenfibles & fi multipliés, que j'ai cru ma confcience engagée , fi je gardois un filence, dont je deviendrois refponfable aux yeux de Dieu comme aux yeux des hommes. C'eft donc ce devoir facré & le témoignage véridique des accidents dont je fuis fouvent le témoin, qui m'ont déterminé à faire imprimer, en 1780 un Opufcule en forme de Requête. Ce petit Ouvrage qui fut foumis à la cenfure de M. Miffa, Docteur-Regent de la Faculté de la Médecine de Paris , Cenfeur-Royal , & qui porte fon approbation, a pour titre : *Très-humbles & très-refpectueufes Repréfentations à nos Seigneurs les Préfidents ,*

Présidents, Archevêques, Evêques & Députés, tenants alors l'Assemblée du Clergé de France.

Dans le préambule de la Requête, je prouve que l'eau chaude, dans l'administration du Sacrement de Baptême, ne porte aucune atteinte à l'essence de ce Sacrement; qu'elle a été permise de tout temps, que le Rituel même de Paris dit en propres termes : *Poterit misceri aqua calida cum frigidâ, ne noceat infantibus.* La loi est donc pour le pauvre comme pour le riche, & par conséquent on pourroit dire que c'est la faute des Serviteurs de l'Eglise, qui n'apportent de l'eau chaude que pour les riches, parce qu'ils en reçoivent une rétribution, tandis que les pauvres, ces malheureux enfans de l'Etat, sont baptisés avec de l'eau froide. Voilà les réproches dont je suis continuellement accablé ; voilà la playe dont mon cœur est sans cesse blessé ; playe toujours ouverte, toujours renaissante, parce qu'elle porte non-seulement sur les accidents qui arrivent aux Yeux, mais même sur le reste du corps : ce qui est démontré par la révolution qui arrive alors, & qui fait que l'humeur de la transpiration, repercutée dans le cerveau, tombe dans le pharinx & le larinx, passe dans la poitrine, & l'estomac, augmente le volume des phlegmes, aigrit le lait, donne la diarhée, détermine des convulsions, & finit presque

Tome I. D

toujours par l'extinction de l'efprit-vital.

Le précis de ma Requête eft donc de fupplier Noffeigneurs de l'Affemblée , de vouloir bien prendre une Délibération précife & formelle, en vertu de laquelle on dénonceroit à tous Noffeigneurs les Archevêques & Evêques du Royaume , de vouloir bien notifier à MM. les Curés de leur diocèfe , & autres Prépofés à l'adminiftration du Sacrement de Baptême , qu'ils ayent à faire porter en tout temps aux Fonts-Baptifmaux une eau fuffifament chaude , & de les engager à cette pratique, comme faifant partie du Rituel diocefain ; d'enjoindre également à MM. les Curés & autres Prépofés pour l'adminiftration de ce Sacrement, d'empêcher que l'on ne découvre la tête de l'enfant, mais de faire l'effufion , & répandre les Onctions fur la partie frontale , & non fur la fontanelle , qui eft d'autant plus fenfible , qu'elle n'a pas encore acquis une confiftance offeufe : ces fages précautions tranquilliferont les confciences, calmeront les allarmes des Obfervateurs , diffiperont la jufte crainte des parents , feront même ceffer des murmures, dont la Religion fouffre, & conferveront à l'Etat des Citoyens, qui n'auront à redouter que les révolutions de la Nature, trifte appanage de l'humanité.

Cette Requête, revêtue de l'approbation du

Cenfeur a été envoyée à l'Affemblée du Clergé,
fans qu'on ait trouvé le moment d'y faire
droit & de la répondre ; c'eſt pourquoi, j'ai
gardé, par reſpeót pour mes Supérieurs, tous
les exemplaires de cet Ouvrage. Que me reſte-
t-il donc à faire aujourd'hui pour l'acquit de ma
conſcience, pour le bien de l'humanité ſouf-
frante, ſi ce n'eſt de faire une confeſſion publique, en attendant la prochaine Affemblée du
Clergé, & de fupplier notre auguſte Souverain,
de prendre fous fon autorité Royale, la cauſe
des viótimes naiſſantes. Semblable au roi David,
ſa fermeté eſt remplie de juſtice, & fon amour
pour ſes Sujets ne connoit pas de bornes.

S E C T I O N I I I.

Des accidents qui arrivent aux Enfans, pendant le temps de leur allaitement.

LA correſpondance intime qui exiſte entre
les fonótions corporelles & le méchaniſme
oculaire, annonce que du bien-être du corps
dépend le bien-être des Yeux ; c'eſt un axiôme
reçu ; c'eſt une obſervation qui eſt connue, qui
eſt familière aux Praticiens ; d'où il eſt aiſé de
conclure que, toutes les fois que le corps fera
affeóté de quelques maladies, les Yeux feront

toujours les premiers à s'en reſſentir ; on peut même ajouter que toutes les maladies des Yeux non accidentelles, proviennent, ou de l'épaiſſiſſement des humeurs en général , ou de l'acrimonie de ces mêmes humeurs ; cette théorie eſt reçue ; elle eſt démontrée par les accidents mêmes qui arrivent aux enfants pendant le cours de leur allaitement. Il eſt certain que le bien-être de l'enfant dépend du bien-être de la nourice ; que la ſanté de l'un eſt intimement liée avec celle de l'autre ; or, pour peu que la nourrice faſſe des excès, dans quelque genre que ce ſoit, l'enfant eſt toujours le premier qui s'en reſſent ; c'eſt toujours lui qui en eſt la victime : une nourrice ne ſçauroit donc être trop éclairée ſur le choix des aliments , comme dans celui des boiſſons , parce que le chyle , qui en eſt le produit , prend les qualités de ces deux ſubſtances.

La première maladie qui affecte quelquefois les Yeux des enfans, eſt ce qu'on apelle , *cruſta lactea* , *croutes lactées*. Cette humeur , qui ſe porte plus particulièrement au front, eſt ſouvent l'exploſion d'une matière acrimonieuſe , qui provient ou de l'extrême acrimonie du ſang de la mère , ou de celui de la nourrice : or, ce que j'ai employé avec le plus de ſuccès dans cette exploſion cutanée eſt de doucher deux ou

trois fois le jour le front, les tempes & les Yeux
avec une légère infusion dégourdie de fleurs de
fureau ; fçavoir, une petite pincée de ces fleurs,
pour un demi-feptier d'eau ; de prefcrire à la
nourrice de boire tous les matins deux taffes
d'eau de gruau de Bretagne ; fçavoir, plein une
cuiller à caffé de farine de gruau pour un demi-
feptier d'eau, du refte lui enjoindre un régime
doux, & lui défendre d'allaiter fon enfant après
un travail forcé, ou dans une fueur abondante.

Il eft une autre maladie qui affecte encore
les yeux des nouveaux-nés, & qui provient ou de
la mauvaife qualité du lait, ou de fa trop petite
quantité ; le lait, comme on le fçait, eft une partie
du chyle qui fe perfectionne, & s'adoucit en
circulant avec le fang pour fe filtrer enfuite dans
les mammelles, & former le lait deftiné à la nourriture des enfans ; ce lait prend une mauvaife
qualité, quand la nourrice eft intempérante ou
colérique ; il vient en trop petite quantité,
quand elle a le corps épuifé par un mauvais
eftomac, ou par des pertes blanches ; d'où il
réfulte une infinité de caufes fubféquentes qui
déterminent l'épaiffiffement des humeurs, &
qui produifent l'engorgement des glandes des
paupières, d'où fuit néceffairement la fanie ou
lymphe acrimonieufe qui corrode & englutine
les angles ; dans ce cas, j'ai toujours employé

avec succès le simple bain des Yeux avec l'infusion théiforme de fleurs de mauves, que je regarde comme le collyre le plus simple & que je répéterai toujours avec reconnoissance. Du reste, ayez soin de prescrire à la nourrice un régime conforme à sa situation, en lui enjoignant de purger son nourisson deux jours de suite avec une once de syrop de chicorée composé, & environ une demi-heure après chaque dose, de lui faire boire une cuillerée à bouche d'eau-de-miel de Narbonne ou autre, délayé dans l'eau dégourdie : cette boisson, bonne en tout temps, est la plus convenable à cet âge & à cet état.

SECTION IV.

Du choix d'une Nourrice, d'où dépend le bien-être de l'Enfant, & par conséquent celui des Yeux.

L'Être suprême, en accordant au sexe le glorieux avantage de porter dans son sein le fruit de sa reproduction, lui a prodigué tous les moyens & tous les secours propres à la perfection de ce grand ouvrage. En effet, à peine l'enfant est-il venu au monde, que la Nature change toutes ses ressources, pour mettre la

mère en état de procurer à ce nouvel être une
nouvelle manière de vivre : c'eſt alors que cette
même Nature travaille efficacement à perfectionner la nourriture deſtinée à l'enfant ; que
les canaux lactifères portent le lait en abondance
dans les mammelles & dans les environs. Heureuſe eſt la mère qui peut nourrir ſon enfant,
parce que de cette poſſibilité réſultent deux
avantages ; le bien-être de la mère & celui de
l'enfant.

Le bien-être de la mère eſt démontré par les
accidents qui proviennent du défaut de nourriture, & par la néceſſité où l'on eſt de réprimer
les efforts de la Nature, qui ne fait jamais de
préparations inutiles ; le bien-être de l'enfant
eſt encore plus poſitif, car à peine ſorti des entrailles de ſa mère, ou il a été nourri & ali-
menté de ſa propre ſubſtance ; n'eſt-il pas naturel
de lui continuer ce même ordre de préparation,
parce qu'il eſt bien difficile que le lait d'une
nourrice ſoit comme celui de la mère ; ce changement ne peut donc que nuire à l'enfant,
puiſqu'il eſt d'expérience, que le lait féreux eſt
celui qui convient aux nouveaux nés, & qu'en
cela, la Nature ſemble même avoir veillé à leurs
beſoins, en rendant féreux le lait de toutes les
nouvelles accouchées ; or, comment trouver
une nourrice dont le lait ait la même qualité,

D 4

la même essence que celui de la mère ; c'est
souvent, c'est même toujours un tempérament
& des inclinations différentes ; d'ailleurs, ce ne
sont pas les mêmes soins, ni le même penchant
de la Nature ; c'est une ame servile, qui fait son
devoir par intérêt, qui communique ses défauts
& les vices de son sang à celui dont elle devient
la mère adoptive ; il n'est donc pas étonnant,
de rencontrer dans des familles des caractères
& des inclinations si opposées les unes aux autres ; mais je m'arrête , & j'aime mieux faire
toutes les réflexions dont mon ame est pénétrée, que d'aller porter le trouble & l'amertume
dans le sein des familles qui n'ont peut-être
déjà que trop de motifs de s'en attrister ; je me
bornerai donc à supplier les pères & mères de
prendre toutes les précautions pour se procurer
une nourrice encore jeune, peu usée par les nourritures, d'un sang pur & sain, d'un tempérament
fort & robuste , d'un caractère doux & sensible ;
une nourrice qui soit tout au plus à son troisième
mois de nourriture.

Voilà les sages précautions que la prudence
indique , pour éviter que le dérangement du
physique corporel ne vienne diminuer les forces,
& troubler les fonctions dont la Nature a besoin,
pour achever de perfectionner le méchanisme
de la vision , & développer le germe de la

dentition ; mais je ne puis finir un article auffi intéreffant, fans donner aux bonnes nourrices les éloges qui leur font dus, & je dis qu'une bonne nourrice, qui a bien rempli fes devoirs, mérite, non-feulement, une reconnoiffance pécuniaire du côté des parens, mais même un attachement inviolable de la part de fon nourriffon, qui ne doit jamais perdre de vue, ni la perfonne ni les befoins auxquels il peut remédier. Le terme de la nourriture eft pour l'ordinaire de quinze mois pour les filles, & de douze pour les garçons ; parce qu'on prétend qu'une nouriture trop longue engourdit les fens, diminue l'activité des efprits animaux, & que les trois mois qu'on accorde de plus au fexe, proviennent de ce que les femmes font d'un tempérament plus froid & plus humide que les hommes.

« Il feroit à défirer pour le bien de l'Etat & » des individus qui le compofent, que le Minif- » tère voulût bien s'occuper de furveiller de plus » en plus la confiance aveugle qu'on donne » aux nourrices de campagne ; cet établiffement » ne feroit ni dificile ni difpendieux ; il s'agiroit » feulement de prendre des moyens pour en- » joindre à MM. les Curé & Juge du lieu, de » fe faire rendre un compte exact, tous les mois, » de la fituation des enfans, de leurs befoins ;

» & ce ne feroit que d'après le certificat figné
» des deux, que la nourrice pourroit recevoir fes
» appointemens; mais, pour intéreffer & ftimuler
» davantage le devoir des nourrices, il feroit à
» propos d'honorer leur bonne conduite, en
» déchargeant des impofitions de la taille de
» l'année, le mari de celle qui, au jugement
» de MM. le Curé & Juge du lieu, auroit le
» mieux rempli fon devoir de bonne nourrice ;
» cette noble émulation rendroit les maris plus
» furveillants aux befoins de leur femme & à
» celui des enfans : ce feroit un nouveau luftre
» pour le fiécle où nous fommes, qui s'eft déjà
» diftingué par des fêtes, par des prix fondés,
» pour infpirer aux jeunes-filles l'amour de la
» vertu; le Miniftère feroit plus; il honoreroit
» l'Etat, & conferveroit l'Humanité ». Puiffe cet
expofé faire fenfation & produire l'effet que
j'en efpère.

SECTION V.

Des accidents qui arrivent aux Yeux des Enfans, lors de l'éruption des Dents.

L'AUTEUR DE LA NATURE, toujours grand,
toujours admirable dans fes productions, avoit
prévu que l'enfant naiffant n'auroit pas befoin
de dents, parce qu'elles feroient préjudiciables

à fon allaitement, & dangereufes pour le fein de fa nourrice ; c'eft donc vers l'age de cinq à fix mois que le germe des dents commmence à fermenter & à fe faire jour à travers les alvéoles: on compte pour l'ordinaire trente-deux dents, qui compofent la machoire fupérieure & infé-rieure ; fçavoir, quatre incifives, deux canines & dix molaires, qui en fe répétant font trente-deux. La première dent qui paroît eft une des premières incifives de la machoire inférieure, & fucceffivement les autres incifives avec les canines : les deux canines de la machoire fupé-rieure, font vulgairement appellées *Œillères*, parce qu'elles font ordinairement au-deffous de l'Œil, & qu'ayant des racines très-profondes & très-tenaces, on ne peut les arracher fans caufer des ébranlements & des fecouffes violen-tes, qui font la caufe des fluxions & des infla-mations qui furviennent à l'Œil ; c'eft pourquoi il eft très-prudent de ne jamais y faire toucher, dans le cas de fluxions, & enfuite, de prendre toutes les précautions dans celui d'extraction ; ce qui regarde le Chirurgien-Dentifte.

Plufieurs mois fe paffent ainfi pendant la naif-fance de toutes ces dents, dont le produit arrive un peu plus-tôt dans les uns, un peu plus-tard dans les autres, fuivant la force ou la foibleffe du tempérament des enfans ; dans tout état de dentition, les précautions de la Nature font admirables, parce que, si toutes les dents euffent percé à la fois, les enfans n'auroient jamais pu réfifter à la violence de la douleur, de manière que les huit premières molaires ne leur percent qu'à l'âge d'environ deux ans, ce qui fait dire que les enfans ont toutes leurs dents; auffi, eft-ce dans la première circonftance qu'il furvient aux Yeux des engorgemens & des ophtalmies de la conjonctive, occafionnées par les douleurs dont les nerfs de la dent font affectés; c'eft pourquoi on doit chercher à calmer les accidents, à rendre moins fenfible l'irritation; mais, pour y parvenir, je n'ai jamais rien trouvé de mieux que d'employer les adouciffans, qui font toujours de fe fervir, trois à quatre fois le jour, de l'infufion théïforme de fleurs de mauves pour en baffiner le front, les tempes & les yeux; prendre enfuite la pulpe d'une pomme de reneitte cuite devant le feu, l'étendre entre deux linges, & l'appliquer légèrement fur les yeux, un quart d'heure chaque fois, & toujours affez éloignée des paupières, pour que l'enfant puiffe les clignoter; du refte, engager la nourrice à fe fervir de fon doigt, pour porter de la falive dans la bouche de fon nourriffon, & paffer à plufieurs reprifes le doigt fur la partie enflammée, afin de dilater les fibres de l'alvéole, & l'avéole même;

tels font, avec un lait doux & balfamique, les feuls moyens dont on puiffe fe fervir.

Je ne puis terminer cette Section intéreffante fans donner une jufte idée des raifons qui m'ont déterminé à faire doucher les environs des Yeux avant les Yeux mêmes, fans fpécifier les motifs qui m'ont porté à ordonner les topiques fans aucune compreffion fur l'Œil. Rien de plus conforme au vœu de la Nature, que de doucher le front, les tempes, avant de faire la douche fur l'Œil, qui eft la partie malade; parce que, fi on raffraîchit le foyer de la maladie, fans avoir préparé les environs, c'eft en quelque façon, renfermer le loup dans la bergerie : établir un topique qui comprime le globe de l'Œil; c'eft empêcher, c'eft arrêter le flux de l'humeur d'où dépend la cure de la maladie. Voilà, en peu de mots, le réfultat de mes procédés, & le fruit de mes obfervations. Puiffent-elles être auffi exactement pratiquées qu'elles font fidellement rendues.

SECTION VI.

Des Convulsions premières des Enfans , & des caufes qui les déterminent ; d'où réfultent une infinité de maladies des Yeux.

LES convulfions des enfans font auffi effrayantes à l'afpect que dangereufes dans leurs effets ; elles ont pour caufe ordinaire l'acrimonie des fucs nourriciers , & l'irritation nerveufe qui en eft la fuite. Les fucs nourriciers font toujours le réfidu de la bonne ou mauvaife digeftion des nourrices ; c'eft donc de la bonne coction qui fe fait dans leur eftomach , que dépend le bien-être de leur nourriffon ; c'eft dans leurs mœurs , c'eft dans leur régime , qu'il faut chercher la caufe première des qualités qui leur manquent. Pour que le lait d'une nourrice foit bon & bien conftitué , il faut qu'il foit blanc , égal dans fa fubftance , léger dans fa confiftance & fans mauvais goût ; autrement , s'il eft trop liquide ou trop épais , acide ou âcre , il conftipe les enfans, leur caufe des coliques qui produifent des engorgements dans le foie & les autres vifcères ; il rend la lymphe épaiffe & vifqueufe ; ce qui fomente le germe de ces tumeurs glanduleufes qui affectent la jeuneffe , & qui la rendent d'une mauvaife conftitution ; mais le plus malheureux de

tous les accidents , ce font les convulfions qui
fe fuccédent les unes aux autres, & qui portent
une cruelle atteinte à l'organe de la vue.

Les convulfions font des mouvements involontaires des mufcles ; elles font occafionées
par les mauvais levains qui s'aigriffent dans l'eftomac , qui irritent les entrailles & affectent les
nerfs , d'où naiffent les fpafmes ou convulfions
des mufcles; mais , lorfqu'il arrive que cette contraction devient générale , elle fe porte également fur les nerfs & fur les mufcles des Yeux ,
de manière que les axes vifuels fe dérangent,
& que le globe paroît changer de fituation , ou
même fe retourner dans fon orbite : un état
auffi effrayant, auffi dangereux doit donner de
juftes appréhenfions pour les Yeux ; c'eft pou-
quoi il faut , fans perdre de temps, prendre
promptement les vrais moyens de combattre la
caufe première , qui , pour l'ordinaire , confiftent dans l'évacuation des mauvais levains :
alors il faut diminuer de moitié la nourriture de
l'enfant, lui donner à boire de temps en temps
quelques cuillerées d'eau de miel , délayé dans
une eau fimple & dégourdie , le purger enfuite
avec une once & demie de fyrop de chicorée
compofé ; ce qu'on peut réitérer une feconde
fois , fuivant les circonftances ; du refte , prefcrire à la nourice un régime très-doux , & ne

rien faire aux Yeux que de les baffiner, d'heure en heure, avec une eau fimplement dégourdie.

Il eft une autre maladie fpafmodique, qu'on nomme *tetanos*, ou *convulfion des machoires* ; ce genre de convulfion arrive aux enfans les huit ou dix premiers jours de leur naiffance ; elle moiffonne une infinité de victimes, fur-tout en Amérique, à Cayenne, & même dans une partie de la France ; c'eft un fléau qui afflige toutes ces contrées ; &, fi l'on peut ajouter foi aux relations, aux détails qui nous ont été donnés, il paroît qu'on en attribue la caufe à l'eau du Baptême, adminiftré à froid, parce qu'on prétend que cette maladie eft moins confidérable, depuis qu'on adminiftre le Sacrement avec de l'eau dégourdie : obfervation qui confirme ce que j'ai dit au fujet du Baptême, conféré avec l'eau froide ; cependant, malgré tous les éclairciffements qu'on a pu prendre, il n'eft pas poffible d'établir des moyens certains de guérifon, pour une maladie fur la caufe de laquelle on n'a ni des notions affez exactes, ni des preuves affez précifes ; mais on efpère, par la fuite, avoir plus de lumière, & mettre cette vérité dans un plus grand jour.

CHAPITRE III.

CHAPITRE III.

Du févrage des Enfans, & des accidens qui en réfultent pour les Yeux.

Les progrès que la Nature opère de jour en jour pendant le temps d'un alaitement heureux, font fi grands & fi multipliés, qu'on ne peut qu'admirer la profonde fageffe du Créateur dans la perfection de fa Créature ; c'eft lui, c'eft cet Être fuprême, qui infpire à la mère adoptive des fentimens de douceur & d'attachement, qui la rend l'efclave de fon petit nouriffon : dans un moment, c'eft la nourice qui fe complait dans les careffes qu'elle lui prodigue ; dans un autre, c'eft le nouriffon qui appelle un baifer, pour obtenir ce que fes befoins réclament ; mais hélas ! ces momens font courts ; celui du févrage arrive, & il en réfulte de nouveaux troubles, de nouveaux changemens : c'eft alors que la Nature développe le germe de tous fes dépôts cachés ; c'eft alors qu'elle femble entrer en contradiction avec elle - même. Cruel moment pour un être encore foible, & qui n'a plus les reffources de fa nouriture première ! Il fe trouve donc forcé de chercher dans lui-même, dans

Tome I.   E

fes propres forces les moyens de réfifter & de
fe défendre contre les affauts qui vont l'affaillir
de toutes parts : le plus cruel de tous , & celui
qui moiffonne plus de victimes , eft fans contredit la petite-vérole , ce fleau fi redouté , fi
redoutable , & dont la Section fuivánte annonce les dangers & les inconveniens.

SECTION PREMIÈRE.

De la Petite-Vérole , & des ravages qu'elle produit fur les globes des Yeux.

LA petite-vérole , fi l'on en croit M. Paulet,
fon hiftorien moderne, eft étrangère à nos cli-
mats, & ne s'y foutient que par les effets de la
contagion qui la renouvelle & la perpetue
fàns ceffe : d'après les principes qu'établit cet
Auteur , il feroit à fouhaiter qu'on pût
opérer une révolution heureufe , en établiffant
des rites & des coutumes femblables à ceux
qu'on trouve dans le Lévitique de Moïfe ; mais,
en attendant , je vais tâcher de rendre compte
de fes caufes & de fes effets.

La petite-vérole , cette cruelle maladie , eft
peut-être la feule qui porte plus loin l'effet
de fes influences ; c'eft une hydre continuellement renaiffante , qui prend différentes formes ,

& qui se présente sous différens aspects : tout le monde sçait qu'il est des petites-véroles bénignes, comme il en est de malignes ; cette maladie, qui tient à plusieurs causes & sur-tout à la mauvaise disposition du sang, s'annonce pour l'ordinaire trois à quatre jours avant que la fiévre paroisse ; c'est dans cet intervalle que le malade paroît abattu, sans appetit, moins vif, moins gai, le visage changé, les yeux plombés ; ensuite la fiévre s'annonce par des frissons, par des maux de tête, des maux de reins, & des envies de vomir : cet état dure trois à quatre jours, après lesquels les premiers boutons paroissent pour l'ordinaire au visage ; si la maladie doit être bénigne, la fiévre cesse, lorsque l'éruption commence, & ne revient que pour pousser au-dehors le reste du venin ; alors les boutons qui ne sont dans le principe qu'une très-petite tache rouge, avec un petit point saillant dans le milieu, grossissent peu-à-peu, & finissent par la suppuration, qui souv ent se renouvelle : tel est l'effet de la petite-vérole, dont le gonflement & l'inflammation boursouflent la peau, tuméfient les paupières, & les tiennent fermées pendant plusieurs jours.

La petite-vérole est maligne, quand les boutons sont petits & serrés les uns contre les autres, quand le malade a de violens maux de gorge, quand son poulx est intermittent & que la fièvre prend avec redoublement ; lorsqu'on le voit tomber dans des insomnies, dans des rêveries & des oppressions presque continuelles. Cet état de crise est d'un malheureux pronostic ; il annonce une fermentation dans le sang, qui allume le feu par-tout, & finit presque toujours par une complication de malignité & de putridité ; telle est la marche de la Nature. Mais, dès les premiers momens de l'inflammation, ainsi qu'on vient de l'observer, la peau s'étend, la face devient de plus en plus effrayante, les paupières s'enflent prodigieusement, & viennent recouvrir les globes, sans que le malade puisse les ouvrir, sans qu'on puisse voir ce qui se passe intérieurement.

Je n'entreprendrai pas de rendre compte du traitement général, parce qu'il doit changer & varier suivant les circonstances ; mais, pour ce qui est des yeux, il n'y a ni variation ni changement à y faire pendant tout le temps qu'ils restent fermés ; la seule précaution qu'il y ait à prendre, est de chercher à diminuer dans le principe les effets de l'inflammation, sans faire aucune compression sur les globes ; car, si l'on laisse passer plusieurs jours, les boutons se concentrent, & les accidens deviennent plus fâcheux ; il est donc absolument essentiel de commencer le reméde dès l'origine; & ce reméde bien simple consiste à bassiner d'heure en heure le tour des paupières, & les paupières même avec une légère infusion de fleurs de mauve, sans employer ni bandes ni compres-ses : c'est un incendie dont il faut arrêter les progrès, en douchant souvent toute la circon-férence de l'orbite, avec un petit linge, & employant l'infusion simplement dégourdie. On peut croire qu'il me seroit facile de prescrire une infinité de collyres ; mais j'ose assurer que la multiplicité n'en vaut rien, & que j'ai tou-jours indiqué avec succès l'infusion de fleurs de mauve, pourvû qu'on commence ce reméde à temps, & qu'on le continue avec persévé-rance. La mauve désignée par les Botanistes : *malva vulgaris, flore majore, folio sinuato,* est de la classe des émollients adoucissans. C'est le calmant le plus assuré dans toutes les inflam-mations. L'infusion de ses fleurs est sur-tout préférable aux feuilles & aux racines, parce que l'une ou l'autre est toujours gélatineuse, & par conséquent contraire à l'exudation des humeurs.

S E C T I O N   I I.

De l'ouverture des Paupières, lors de la sup-
puration de la petite-vérole, & des moyens
de remédier aux accidens qui en sont les
suites.

LA suppuration de la petite-vérole commence,
pour l'ordinaire, vers le sixiéme ou septiéme
jour de son éruption ; alors le mal de gorge
diminue ; mais les narines se bouchent de plus
en plus, de manière que la respiration nazale
est interceptée, & que les humeurs du cerveau
ne peuvent plus prendre leur cours par le nez ;
cet état de compression est non-seulement
dangereux pour les paupières, mais même pour
les globes, parce que, le canal nazal étant obstrué
& les points lacrymaux engorgés, il faut de toute
nécessité que l'humeur séjourne dans le sac
lacrymal ; qu'elle y cause des ulcérations, des
cicatrices qui déterminent souvent une fistule
lacrymale ; accident fâcheux, contre lequel on
ne peut prendre trop de précaution, ni apporter
trop de soin ; or, pour le prévénir, il faut
chercher à déboucher, trois ou quatre fois le
jour, les conduits des narines, afin de rendre la
respiration un peu plus libre, & faciliter l'écou-

lement de l'humeur. Dans ces circonſtances,
j'ai toujours indiqué avec ſuccès les douches des
narines, tant internes qu'externes, de les faire
avec une infuſion dégourdie de fleurs de mauve,
pendant le temps non-ſeulement de la ſuppuration, mais même de l'éruption, afin de diminuer le foyer de l'inflammation; j'ai toujours
ajouté que, dans le moment où les boutons
paroiſſent ſe ſécher, il faut ſe ſervir d'un tuyau
de plume, en forme de cure-dent rond, pour
détacher, autant que faire ſe pourra, les croûtes
ſéches qui bouchent le paſſage des narines, ayant
ſoin de les bien humecter avant, avec l'infuſion
de fleurs de mauve, & en faire reſpirer par le
nez la vapeur au malade.

Dans la petite-Vérole, ſoit confluente ſoit
diſcréte, le viſage eſt la première partie qui
enfle, & qui ſe gonfle; parce que c'eſt celle où
les boutons naiſſent les premiers, où ils ſont
le plus-tôt parvenus à leur groſſeur; de manière
que, quand les boutons commencent à ſécher,
la peau eſt moins tendue, & les paupières
s'ouvrent plus aiſément: c'eſt alors qu'il eſt aiſé
de reconnoître l'état des vaiſſeaux de la conjonctive, & de voir ſi la cornée tranſparente n'a pas
été attaquée dans ſa circonférence; ſi la membrane qui l'a revêt, n'eſt pas aſſiégée de puſtules
ou de petits dépots, qui, ſous peu de temps,

dégénèrent en *hypopions* ou amas de pus, entre
les lames qui conftituent la cornée, parce que
tout le monde fçait, & quelquefois par une
trop fatale expérience, que l'humeur de la
petite-vérole eft fi acrimonieufe, fi mordicante,
qu'elle incife & corrode les parties les plus folides, comme les plus délicates. Tels font les
cruels effets, qui, par négligence ou défaut de
précaution, font des victimes bien capables
d'effrayer ceux à qui un pareil malheur peut
arriver; voici donc les remédes & les moyens
qui m'ont le mieux réuffi.

Lorfqu'on a négligé, dans le principe de la
maladie, de doucher les paupières & tout ce
qui les environne, on aura la plus grande attention, à l'afpect des globes, d'en reconnoître l'état
& les dangers, mais qui, d'un moment à l'autre
peuvent devenir plus urgens par les efforts de
la fuppuration. Si rien ne périclite, on fe contentera de les baffiner, trois ou quatre fois le jour,
avec l'infufion théiforme de fleurs de mauve,
& fucceffivement avec un mêlange de celle de
fureau; il n'en eft pas de même dans le cas où
l'on auroit à redouter quelques légers dépôts
pour la cornée, de manière qu'on recon-
nût la pupile ombragée, & les fibres de l'iris
enflammés; alors on pourra fe fervir, trois ou
quatre fois le jour, de légères injections faites

avec l'infusion dégourdie de fleurs de mauve, afin de rafraîchir & lubréfier les globes des yeux. Pour cela, on fera usage de la petite se-ringue d'Anel avec piston droit, ayant soin de ne point faire de pressions trop actives, mais les plus douces qu'il se pourra : si l'inflammation paroissoit rébelle, on se servira, trois à quatre fois le jour, du topique fait avec la pulpe d'une pomme cuite, & en la manière indiquée ; ob-servant sur-tout de la tenir assez éloignée des globes pour pouvoir clignoter les paupières ; mais cependant assez proche pour que la vapeur puisse se porter en avant. Dans un cas urgent & où il seroit nécessaire de diminuer prompte-ment l'incendie, on pouroit se servir de même des quatre farines résolutives qu'on délayera avec l'infusion de mauve, en y mélangeant les fleurs.

SECTION III.

Des accidens des Yeux qui suivent la suppu-ration de la Petite-Vérole, & des moyens d'y remédier.

LA petite-vérole est devenue, pour ainsi-dire, la peste de notre climat ; c'est la maladie la plus redoutable ; c'est le serpent le plus à craindre ;

il n'eſt pas de ruſes dont elle ne ſe maſque ; le moment le plus calme, eſt ſouvent celui où l'orage va recommencer avec plus de fracas ; c'eſt un torrent que rien n'arrête ; c'eſt un ennemi qui couvre ſa marche par les détours les plus obſurs , & qui finit toujours par des attaques qui ſe ſuccédent les unes aux autres ; en voici la preuve.

J'ai vu , il y a pluſieurs années , une jeune Dame de condition , qui prit la petite-vérole dans une maiſon de campagne où cette maladie s'étoit montrée ſans faire beaucoup de ravages ; elle fut la dernière de tout le pays qui en fut attaquée. Les premiers ſymptomes n'eurent rien d'effrayant, qu'une éruption trop prompte, trop ſerrée & trop générale ; on commençoit même à tirer de ſon état un augure moins défavorable, lorſque tout-à-coup , les accidens ſe multiplièrent avec une complication de ma-lignité & de putridité , qui annonçoit une fin prochaine ; cet état déſeſpéré dura cinquante-deux jours , pendant lequel temps la petite-vérole ſe régénéra quatre fois , ſuivant le té-moignage de MM. Grandclas & Suton : vers la fin de la dernière criſe , je fus vivement ſollicité de me tranſporter ſur le lïeu , où je trouvai toute la putridité d'un cadavre à peine reſpirant ; j'avoue même que , ſans l'attachement que

j'avois voué à la famille de la malade, à qui j'ai
été de quelque secours, je me serois retiré sans
examiner les yeux de bien près, parce que je
regardois comme inutile de réparer les fenêtres
d'une maison menacée de toutes parts ; mais les
nuances de douleur, de tristesse & d'attachement qui modeloient les visages des assistans,
me firent prendre une dernière résolution ;
en conséquence j'eus le courage d'examiner de
près les paupières de la moribonde ; le globe de
l'Œil droit fut le premier que je reconnus perdu
& sans espoir, parce que le cristallin & sa capsule
étoient tombés dans une suppuration qui avoit
détruit les chambres antérieure & postérieure
de l'humeur aqueuse, de manière que les fibres
de l'iris avoient suivi le cours de l'humeur, s'é-
toient engagés dans les lames de la cornée, &
formoient une saillie, désignée sous le nom de
staphilome faux ou *imparfait*. Le globe de
l'Œil gauche étoit parsemé de vaisseaux variqueux avec pustule ou bouton blanc, qui me-
naçoit le centre de la pupile, & dont le séjour
de l'humeur n'auroit pas manqué de corroder
la membrane qui la forme ; c'est pourquoi je pris
le parti de hâter la suppuration, & de faciliter
l'explosion au dehors ; ce qui s'exécuta par la
simple pression : ensuite, après en avoir conféré
avec MM. Glandclas & Suton, nous détermina-

mes le plan de traitement général & local; ce qui
dura quinze jours, à trois femaines, dans des
visites réitérées, après lesquelles la malade fut
dans un état de convalefcence affurée, & affez
heureufe, pour être redevable de la vie aux foins
& à l'habilité de ces Meffieurs, n'ayant à regret-
ter que la perte d'un Œil, le préfent le plus
beau & le plus chéri de la Nature.

J'ai été fi fouvent témoin de ces accidens
funeftes, que je ne puis trop recommander
de prendre, dès l'origine de la maladie,
toutes les précautions des bains des yeux &
des douches, afin de diminuer l'incendie, qui
fe porte toujours au vifage, & particulièrement aux yeux; car je dois dire qu'il eft auffi
difficile de remédier à l'accident arrivé, qu'il
eft facile de le prévénir; c'eft donc aux Parens
à veiller fur ces fortes de précautions, afin
de s'éviter le fouvenir & le regret douloureux
d'y avoir manqué; c'eft à eux d'aller en avant,
pour demander & obtenir le fecours dont ils
ont befoin.

SECTION IV.

Des accidens oculaires , par l'effet de la Petite-Vérole secondaire. Ce qu'il faut faire pour les prévenir.

LES Parens , toujours faciles à se flatter , croyent qu'une petite-vérole bénigne en apparence, n'a pas besoin des mêmes secours, qu'une petite-vérole maligne ; parce que les boutons sont desséchés , parce qu'ils ont paru en petite quantité. Il est cependant vrai de dire que le levain de la petite-vérole est quelquefois un feu qui ne se cache sous la cendre, que pour se régénérer, lorsqu'il n'a pas été suffisament expulsé par les évacuations, ou par une suite de remédes convenables. Je le dis avec confiance ; je le dis avec certitude ; j'ai souvent vu des boutons de petite-vérole , reparoître après un mois , même cinq semaines & se porter plus particulièrement aux yeux,dont les vaisseaux sont plus susceptibles d'engorgement. Après avoir interrogé les parens sur la conduite médicale pendant & après la maladie , j'ai toujours reconnu que la trop grande sécurité que leur avoit donné l'aspect d'une petite-vérole bénigne , les avoit empêchés de prendre autant de soins & de pré-

cautions ; c'eft pourquoi, fans perdre de temps,
je me fuis toujours occupé , avec les riches,
comme avec les pauvres, d'attaquer la caufe
première, en y réuniffant les moyens oculaires.

Voici la conduite que j'ai tenue, & que je
tiens dans la petite-vérole fecondaire, qui vient
furprendre les enfans, depuis trois jufqu'à dix
ans, & particulièrement les enfans des pauvres;
parce que, je le répéte, cette claffe de citoyens,
toujours actifs par néceffité & par befoin, fe
repofe fur la Nature, fans croire aux dangers,
ni voir ce qu'ils font : en effet, ce qui les
trompe, eft que la petite-vérole fecondaire,
ne porte plus avec elle les mêmes fymptômes
de la première ; c'eft un refte de venin qui fe
manifefte par des boutons en forme de clous ;
mais plus particulièrement au vifage, dont elle
gonfle de nouveau le nez & les Yeux, d'où il
réfulte des vaiffeaux variqueux, des engorgements, des puftules qui finiffent prefque toujours par des hypopions ou amas de pus, entre
les lames de la cornée tranfparente. Mon premier foin eft donc de mettre l'enfant au régime, qu'on doit proportionner à fon âge
& fuivant fon tempérament ; de baffiner, trois
à quatre fois le jour, le front, les tempes & les
yeux avec une eau de laitue-pommée, amortie
dans l'eau bouillante; de prendre enfuite à chaque

fois un tiers de cette même laitue, l'étendre entre deux linges, & l'appliquer légèrement sur les yeux, l'espace de douze à quinze minutes, mais toujours assez éloignée des globes, pour permettre le clignotement des paupières ; du reste l'eau de laitue, & son application simplement dégourdie : lorsque la laitue manque, ou lorsqu'elle n'est plus qu'un *caput mortuum*, il faut se servir, comme je l'ai dit, d'une infusion théiforme de fleurs de mauve, & ensuite de la pulpe d'une pomme de reinette cuite devant le feu ; je dis devant le feu, parce qu'entre deux plats, elle conserveroit sa partie mucilagineuse qui englutineroit de nouveau les paupières.

Après quatre à cinq jours de l'observance de ce régime, & de l'usage de ces remédes, j'ai pour règle de prescrire pour le bas-âge une ordonnance de médecine, composée avec

> *Manne en sorte une once & demie ;*
> *Follicules de sénné, un gros & demi ;*
> *Agaric, demi-gros ;*
> *Coriande, une pincée*

dans une infusion de chicorée-sauvage, pour un verre, plus ou moins petit.

Je fais réitérer cette médecine, à un jour de distance, & toujours après les préparations ordinaires.

Lorſque le corps eſt ſuffiſament évacué , & qu'il reſte encore des cicatrices, des puſtules, des engorgemens ſur les yeux, je continue toujours le même régime , & j'ajoute aux rémédes oculaires , l'uſage de la pommade ophtalmique , que j'employe ſuivant le temps néceſſaire, la nature de la maladie & la ſituation des globes ; ſouvent même je me trouve forcé d'établir le ſain-bois au bras gauche , afin de faire une dérivation propre à débaraſſer les yeux de cette humeur viſqueuſe & gélatineuſe , qui fomente, qui entretient les engorgemens ; ce qui ne peut s'obtenir par des collyres , par des topiques, qui ne ſont pour l'ordinaire que des palliatifs ; il faut donc aller au fait , & purger les yeux de cette humeur acrimonieuſe qui les irrite & les enflamme ; autrement c'eſt riſquer de pro-générer la maladie & nullement la guérir ; ce qui n'arrive que trop ſouvent.

D'après cet expoſé , il paroît conſtant que le retour de la petite-vérole eſt toujours à craindre , tant que le venin morbifique ſubſiſte ; & que l'humeur abondante qu'on prend ſouvent pour les ſuites de la petite-vérole , n'eſt autre choſe que ce même produit variolique, dont l'inoculation détermineroit les mêmes effets ; mais, s'il eſt un âge où les dangers de la petite-vérole ſoient moins à redouter , c'eſt ſans

contredit ,

contredit, dans l'enfant qui est à la mammelle, parce que les humeurs sont moins acrimonieuses, moins visqueuses, parce que le lait de sa nourice est pour lui un onctueux, qui adoucit le récrément de ces mêmes humeurs ; ce qui fait que l'inflammation est moins grande, & le période de la maladie moins long, sur-tout, si l'on a la précaution de faire observer à la nourrice un régime doux & onctueux, parce que de la bonne trituration de son lait dépend le bien-être de son nourrisson ; aussi ai-je vu peu d'accidens de ces sortes de petites-véroles, cependant il est toujours prudent de prendre oculairement les mêmes précautions que j'ai annoncées pour un âge plus avancé.

SECTION V.

Du Régime & de sa nécessité avec la réunion de quelques Rémèdes généraux.

L A connexion qui existe entre les Yeux & le reste du corps, est si intime & si étroitement liée, que le régime de l'un devient celui de l'autre ; qu'il faut autant de précautions pour arrêter le cours d'une ophtalmie naissante, que de soins & de persévérance pour réprimer les accès d'une fièvre invétérée. En général, le régime est le contrepoison des maladies qui

Tome I. F

nous affectent, & c'est par un régime prudent
& sage, que nous diminuons l'effervescence
des humeurs, & la véhémence de la maladie :
s'il est une différence entre le régime corporel
& le régime oculaire ; c'est que dans les maladies des yeux, la diette ne doit jamais être trop
rigoureuse, parce qu'il arrive que l'estomac
trop atténué par le défaut de nourriture, porte
des vapeurs au cerveau qui l'irritent & l'enflamment, parce que la ténuité des vaisseaux de
l'Œil a besoin de toute la force, de toute l'activité du sang, pour rompre & diviser les globules stagnants.

Je n'entreprendrai pas de prescrire tous les
détails du régime qui convient aux malades,
parce que nombre de Praticiens ont rempli cette
tâche avec succès, ainsi qu'il est aisé de le reconnoître dans l'ouvrage de l'*Avis au Peuple*. C'est
pourquoi j'aime beaucoup mieux renvoyer le
lecteur à l'article *Régime* de ce Traité ; parce
qu'il y trouvera des leçons dont j'ai souvent
profité, & que j'ai toujours cherché à incul-
quer aux malades. Voilà ma profession de foi
sur un article aussi intéressant, mais qui cependant ne me dispense pas d'entrer dans quelques détails particuliers.

Mon premier soin dans les maladies des yeux
en général, est de réunir à un régime doux,

une diette mitigée ; de faire prendre pendant
quatre à cinq jours les pédiluves , le matin en
fortant du lit , l'efpace de vingt-cinq à trente
minutes , l'eau dégourdie ; lorfque l'inflammation & les maux de tête font confidérables; je fuis
dans l'ufage d'ajouter vers le foir les maniluves ,
c'eft-à-dire joindre les avant-bras , l'un contre
l'autre , dans une cuvette affez oblongue , affez
profonde , pour que les avant-bras foyent cou-
verts par l'eau dégourdie : du refte , faire agir
de temps en temps les doigts & les mains , pour
refter dans cette pofture de la manière la moins
gênante que faire fe pourra , l'efpace de quinze
à vingt minutes. J'ai fouvent obtenu de grands
fecours de ce révulfif employé à propos ; mais
j'ai toujours remarqué que le bain des pieds
ou des bras , ne doit pas durer plus que le temps
prefcrit , & même moitié moins pour les enfans,
parce qu'un délai plus confidérable fatigue la
Nature , engourdit les membres, gêne la circulation , & procure fouvent une répercuffion
plus dangereufe que la révulfion n'a été heureufe.

Pendant le temps des pédiluves , quelquefois même dans les maniluves , je fais mâcher
au malade , foit des feuilles de cochléaria , foit
gros comme un pois de racine de pyréthre ,
ayant foin de faire rincer enfuite la bouche avec

F 2

l'eau & le vinaigre , afin de ne pas déchauffer les dents , & de refferer les a'véoles qui fe trouvent attendries par l'activité de la maftication & l'évacuation de l'humeur. Le ftimulant de la racine de pyréthre , m'a toujours paru auffi utile que néceffaire pour faire une dérivation heureufe ; je ne craincls pas même de dire qu'elle eft un lien infeparable des remèdes oculaires. En fortant de mettre les pieds dans l'eau , je fais prendre le premier verre ou la première taffe pour les enfans , d'une tifanne, que j'apelle *tifane des pauvres* ;

Sçavoir:

Chien - dent , une pincée ;
Figues graffes , coupées en plufieurs mor-
ceaux , deux ;

pour une pinte d'eau avec ébullition ; ayant foin , après la colature , d'édulcorer chaque verre , avec plein une cuiller à caffé de miel ; ce qu'on répéte de demi-heure en demi-heure ; jufqu'à la concurrence de quatre à cinq verres ou taffes , fuivant la force ou la foibleffe du fujet.

Pour ce qui eft de la conduite des repas , c'eft un régime doux , fans viandes ; mais des légumes , du poiffon , de l'eau rougie , que je regarde comme la tifanne la plus falutaire :

dans le cours de l'après-dîner, fi la foif commande, j'indique volontiers, & particuliè-
rement aux enfans, l'eau de miel fimplement ; fçavoir plein une cuiller à caffé de
miel, pour une taffe d'eau, qu'on boira
demi-froide, ou totalement froide. Si le malade
eft d'un tempérament trop refferré, ou trop
échauffé, je lui prefcris, pour le foir, des
remèdes à l'eau de fon. Voilà ce que j'appelle,
en maladies des yeux, attaquer la caufe première, parce que toutes ces fortes de maladies
proviennent ou de l'épaiffiffement des humeurs, ou de l'acrimonie des mêmes humeurs ;
quant aux effets fecondaires, c'eft-à-dire le
maladie locale ; lorfqu'elle fe manifefte avec les
phénomènes d'une ophtalmie parfaite ou imparfaite, je fais baffiner le front, les tempes & les
yeux trois à quatre fois le jour, avec une infufion théiforme de fleurs de mauve ; enfuite on
fe fert à chaque fois, en forme de topique
léger, de la pulpe de pomme cuite, mife entre
deux linges, & affez éloignée des yeux pour
permettre le clignotement des paupières, l'efpace de douze à quinze minutes, du refte, l'eau
de mauve, & l'application de la pomme,
fimplement dégourdie. J'ai toujours remarqué,
ainfi que je l'ai précédement obfervé, que
l'infufion des fleurs de cette plante eft beaucoup

plus douce & plus raffraîchiffante que les décoctions de feuilles, ou de racines, dont le
réfidu eft pour l'ordinaire moins propre aux
circonftances ; mais, pendant l'été, je me fers,
de préférence & de la même manière, de l'eau
de laitue pommée, amortie dans l'eau bouillante, & de l'application de cette même laitue
en forme de topique.

Après quatre à cinq jours de ces remèdes
préparatoires, je purge le malade deux fois, à
un jour de diftance ; je le purge en boiffon
à la dofe d'un verre, & je prends les purgatifs
dans la claffe des fondans, fuivant la forte ou
délicate conftitution du fujet, ayant toujours
foin de faire entrer l'agaric, à la dofe d'un demi-
gros pour les enfans, & d'un gros pour les
adultes. Que l'agaric poffède ou ne poffède pas
toutes les propriétés qu'on lui accorde ; pour
moi, je m'en fuis toujours très-bien trouvé,
& je fuis perfuadé que fon action, dont on n'a
rien à redouter, rétablit la circulation des
fluides du cerveau, de la même manière qu'elle
divife les obftructions cathareufes qui l'affectent.
Mais, dira-t-on, pourquoi toujours des purgatifs
en boiffon qui dégoutent les enfans, qui
répugnent aux adultes, & que certains eftomacs
ne peuvent fupporter, fur-tout la manne ? A cela,
je réponds qu'en fait de maladies des yeux,

j'ai toujours obfervé que les poudres, les pi-
lulles , les opiats font un tifon qui allume
le feu dans l'eftomac , qui irrite le fang , & dans
ce cas toujours contraire à ce genre de maladie;
parce que , quelques précautions qu'on prenne
pour délayer ces poudres, la première fermentation eft toujours dans le cas d'établir un foyer
de chaleur , qui affecte les yeux beaucoup plus
que les purgatifs en boiffon. L'objection la
plus forte confifte à dire , qu'il eft des eftomacs qui ne peuvent fupporter la manne;
le fait eft vrai ; mais je dirai auffi qu'il eft un
moyen bien fimple d'y remédier ; c'eft, à peine
la médecine prife , de faire boire au malade
quatre à cinq goutes de jus de citron nouvellement exprimé , ou de fe fervir du citron même
pour en fucer à peu-près la même quantité ;
alors nulle naufée , nul rapport , & l'opération
du purgatif eft affurée. Voilà ce que j'ai toujours obfervé , vis-à-vis des malades qui n'ont
rien à redouter du peu de fermentation que
procure cet acide , & dont l'effet eft plus fûr
que tous les autres moyens qu'on emploie
en pareille circonftance.

Tel eft l'expofé du régime que j'obferve, en
premier lieu , dans les maladies du genre des
inflammatoires, parce qu'il eft des circonftances
où il faut fimplifier, ou multiplier les fecours;

c'eft pourquoi on doit s'en rapporter à la prudence de M. le Médecin qui en a la direction.

Section VI.

De la Pommade ophtalmique ; fa compofition & fes effets.

Quelque bien établie que paroiffe une
théorie en médecine , elle eft fouvent très-
fauffe ; c'eft la pratique qui la rectifie ,
qui la confirme, ou en fait voir les écarts; c'eft
en un mot la pratique qui rend le Médecin utile
& néceffaire, parce que c'eft de fon expérience
que dépend la combinaifon de différens remèdes
qui concourent à débaraffer la Nature de ces
humeurs morbifiques , qui, peu-à-peu corrompent l'huile de la lampe qui nous vivifie
& nous éclaire ; il eft donc bien effentiel pour
un malade de choifir un Praticien , qui, fans dé-
férer aux opinions des autres, profite de leurs
lumières; auffi eft-ce en conférant fouvent avec
des hommes plus inftruits que lui , qu'il reconnoit la vérité de cette fentence : *Lux à luce
pendet.*

Il y a vingt-cinq à trente ans que, conful-
tant les hommes les plus verfés dans les maladies des yeux , tous me dirent qu'il falloit

chercher à purger les globes de cet amas d'humeur qui les engorge & les obſtrue ; mais l'embarras étoit de trouver un remède qui pût agir
ſur le globe de l'Œil, & réſiſter à l'affluence des
larmes ; tous les fluides acides ou cauſtiques
portés ſur les yeux, provoquent les larmes en
les irritant ; mais c'eſt tout au plus le terme de
quelques minutes : d'ailleurs cette irritation du
moment, ne peut ni diviſer l'humeur ſtagnante, ni déſobſtruer les vaiſſeaux, ſoit ſanguins
ſoit lymphatiques ; il en eſt de même des poudres, des ſucres-candis, des iris, de la tutie, de
l'aloës, du verd-de-gris & autres, qu'on ſoufle
dans l'œil, à l'aide d'un tuyau de plume, parce
que les larmes les entrainent dans le grand
angle où elles occaſionnent des inflammations,
& produiſent des engorgements. Il falloit donc
chercher un remède capable de réſiſter au
flux trop abondant des larmes, en les provo-
quant ; un remède qui, par la nature de ſa
compoſition, pût lubréfier le globe de l'Œil,
en ſe répandant ſur ſa circonférence ; un remède
enfin qui, par ſon activité, pût fondre ou
diviſer les globules ſtagnans, & devenir en
quelque façon le furet de toutes les obſtructions.
Voilà le but que je me ſuis toujours propoſé
dans l'application heureuſe que j'ai faite & que
je fais de la pommade ophtalmique ; mais ce

remède, quelque majeur qu'il soit, seroit encore insuffisant, si l'on ne faisoit succéder à son usage les doux résolutifs, & de suite les astringens, les toniques & les ophtalmiques spiritueux. Tel est le fruit d'une observation constante, & d'une pratique sans cesse répétée; mais je croirois manquer à l'humanité & à moi-même, si je couvrois d'un voile mystérieux sa composition.

POMMADE OPHTALMIQUE.
Sa préparation.

Tutie, deux gros;
Bol d'Arménie, deux gros;
Précipité blanc, un gros;

le tout bien pulvérisé, bien mêlangé, & passé dans un tamis de soie, pour être ensuite incorporé avec

Graisse de vipère, malaxée dans l'eau-rose, *demi-once;* ou, pour éviter la dépense; *saindoux,* aussi malaxé, *demi-once;*

Baume du Commandeur, un scrupule;

le tout bien mêlé, & renfermé dans un pot de fayence pour s'en servir au besoin; avec la précaution de la bien remuer, lorsqu'on veut en faire l'application.

USAGE.

Avoir une petite baleine ronde, souple & dégagée de ses feuillets, pour en prendre par une des extrémités, gros comme un grain de bled, qu'on étend entre les deux paupières, àyant soin de ne pas toucher le globe, le faire également sur les deux yeux, si le cas est nécessaire, ensuite laisser agir librement la pommade pendant trois heures, après quoi, nétoyer l'Œil & les paupières avec un petit linge roulé, dégagé de son étoupe ; le faire d'abord à sec, ensuite imbibé d'une infusion dégourdie de fleurs de Mauve, ce qu'on répétera tous les jours, pendant le temps prescrit. Les yeux ainsi nétoyés, se servir soit de la laitue, soit de la pulpe de pomme en topique léger, l'espace de douze à quinze minutes, ayant soin de clignoter les paupières, afin de rafraîchir le globe ; du reste, continuer l'usage de la pommade pendant une quinzaine de jours ; le faire une seule fois le jour, le matin de préférence, après qu'on est levé, & que les yeux sont préparés ; dans un cas urgent, on peut, sans crainte, en faire usage deux fois le jour, à égale distance ; on peut même en couvrir extérieurement la paupière supérieure.

L'effet de ce remède est de résister au flux

des larmes, de divifer, d'atténuer l'humeur
ftagnante, en faifant pleurer, moucher &
cracher; c'eft le ftimulant le plus actif & le plus
propre à défobftruer la membrane pituitaire,
à débaraffer le cerveau de ces amas d'humeurs
épaiffes, qui, quelquefois, portent atteinte
au nerf auditif; car, je dois le dire avec confiance
& d'après une fuite d'expériences, j'ai fouvent
vu des perfonnes, qui, après un rhume de cerveau confidérable, étoient devenues fourdes,
& avoient pris mal aux yeux : or il m'eft arrivé
qu'en traitant la partie oculaire, j'ai réuffi tout
naturellement fur l'auriculaire ; telle eft ma
magie, ou plutôt celle de la pommade ophtalmique.

Mais, dira-t-on, les corps gras font nuifibles au corps de l'Œil, parce qu'ils empêchent
les excrétions, bien loin de les faciliter: cela
feroit vrai s'il n'y avoit aucun agent capable
de leur fervir de correctif ; & même j'ajoute
que, dans la compofition d'un reméde auffi actif
qu'eft la pommade ophtalmique, le corps gras
devient abfolument néceffaire pour adoucir
l'effet du précipité blanc. Voilà ce que m'a appris une expérience auffi heureufe, que multipliée. Il n'en eft pas de même des huileux, des
mucilagineux, qui, en général, bouchent les
pores excrétoires des glandes, déterminent des

engorgements, & englutinent de plus en plus les paupières.

Je dois dire avec juſtice, avec reconnoiſſance, que c'eſt à la généreuſe indication du célèbre Chevalier *Sloane*, Médecin du Roi d'Angleterre, que je dois la première idée de cette pomade ophtalmique; de cette pomade, que j'ai ſouvent changée, & variée d'après les circonſtances & les indications diverſes. Il eſt cependant vrai de dire que je ne ſuis pas le ſeul qui en faſſe uſage, puiſque M. Janin, Oculiſte, emploie à-peu-près les mêmes moyens, & la même préparation; mais auſſi, puiſſent ceux qui viendront après moi, la porter à un plus haut degré de perfection.

CHAPITRE IV.

De l'Inoculation de la Petite-Vérole. Sentiment de l'Auteur.

LA ſanté eſt le bien le plus précieux qu'il y aït pour l'humanité; c'eſt un tréſor qui appartient aux riches comme aux pauvres; il n'eſt pas d'état plus ſatisfaiſant pour les uns & pour les autres; tous les hommes ſont pétris du même limon; tous ſont ſujets aux mêmes viciſſitudes de la Nature ; j'oſe même dire que, ſi l'Etre ſuprême accorde une faveur, c'eſt particulièrement aux pauvres, qui n'ont pas le moyen d'être malades, qui guériſſent dix fois plus vîte que les riches, parce qu'ils ne connoiſſent pas ces intempérances, ces veilles journalières ; parce que leur nourriture eſt plus ſaine, leur ſang plus pur : alors le plus petit régime, le moindre remède agit efficacement. Voilà ce que j'ai obſervé avec une ſorte de plaiſir, & ce qui fait la conſolation des malheureux ; cependant il eſt un fléau de Nature que tout le monde redoute, que tout le monde voit arriver avec crainte, c'eſt la petite vérole naturelle, qui porte en tout temps, en tous lieux la déſolation & la mort ; parce que les corps ne ſont pas préparés ; parce que les humeurs ſont plus ou moins enveloppées de ce levain peſtilentiel. Tel eſt l'effet de ce fléau qui attaque le riche comme le pauvre, & que le premier achéte au poids de l'or, par le moyen de l'inoculation artificielle.

L'inoculation eſt, comme on le ſçait, une légère inciſion faite à la peau, ſoit des bras, ſoit des jambes ; c'eſt dans cette inciſion qu'on introduit un fil imbibé du pus d'une petite vérole qu'on croit bénigne : peu-à-

peu ce venin se communique au sang, &
développe les effets de la maladie qui se manifeste vers le onziéme ou le douziéme jour,
par une éruption plus ou moins abondante.
Telle est la conduite, tels sont les effets de
l'inoculation, contre laquelle j'aurois bien des
choses à dire, avant d'être persuadé, avant de
devenir son esclave. Mais des considérations
particulières m'empêchent de m'étendre sur
cette matière, & me forcent à donner de
nouveau le plan d'une inoculation naturelle,
dont j'ai publié le Précis en 1775. Puisse le
Ministère, toujours sage, toujours prévoyant,
entrer dans mes vues, favoriser mon zèle; &
pourvoir, par ce moyen, à la conservation
des enfans de l'Etat !

Le tableau des victimes de la petite vérole
est pour moi si journalier, si effrayant que je
me suis toujours occupé des moyens d'en diminuer les rigueurs ; cependant je ne puis que
répéter aujourd'hui ce que j'avois annoncé
dans un petit Opuscule, que tous les Journa-
listes ont eu l'indulgence de louer, & que tous
les amis de l'humanité ont adopté. L'établissement que je propose n'est ni difficile ni dis-
pendieux ; il est réellement digne d'un Ministère
toujours animé des vues de patriotisme &
d'humanité, de Ministres qui, en remplissant

la volonté du Roi , trouvent dans la bonté
de leur cœur, des reffources qui ne dérangent
en rien l'économie de l'Etat. Voilà les
vrais Citoyens qu'on doit défirer. Tel eft le
triomphe de ces hommes humains & bienfai-
fants, de ces hommes qui ne regardent pas
les pauvres comme des objets dégoutans de la
pitié publique, de ces hommes qui n'ufent de
la confiance du Souverain que pour la revêtir
du fceau de l'autorité paternelle.

S'il eft démontré que la petite vérole eft
plus ou moins bénigne, plus ou moins maligne , fuivant le foufle empoifonné qu'on
refpire ; s'il eft prouvé que l'influence de cette
maladie eft plus ou moins forte, fuivant la
qualité & l'abondance des humeurs corporelles ; le véritable moyen , fuivant les principes même de l'inoculation artificielle, eft de
préparer les jeunes fujets (pris depuis l'âge de
trois ans jufqu'à onze ou douze), pendant
quatre à cinq jours , par un régime doux,
par une diéte tempérante , évitant tous les
laiteux, & les flatueux ; de les difpofer par des
boiffons convenables , & analogues au tempérament ; de les baigner en entier les deux ou
trois derniers jours, afin de rendre les pores
plus ouverts , & la peau plus fufceptible de
l'impreffion de la maladie ; de les purger

enfuite

enſuite, deux fois à un jour de diſtance, avec les purgatifs fondants, & doſés ſuivant l'âge, la forte ou délicate conſtitution du ſujet : le corps ainſi diſpoſé, c'eſt aux parens à ſe charger de la victime pour la conduire au Tabernacle où le ſacrifice eſt préparé.

« Ce Tabernacle conſiſteroit en deux Hoſpices, » ou Maiſons de Santé, qu'on établiroit » hors de Paris ; l'un, vers le nouveau bou- » levard de la barrière Saint-Jacques ; l'autre, » vers la barrière du fauxbourg Mont-Martre ; » c'eſt dans ces deux aſyles, uniquement con- » ſacrés à recevoir les malades d'une petite » vérole bénigne, qu'on établiroit douze » lits, ſix de chaque côté, & aſſez éloignés les » uns des autres, pour que les aſpirants à la » pétite vérole bénigne puſſent les approcher, » les toucher, & en recevoir le miaſme ; il ſeroit » donc néceſſaire de faire ce pélerinage deux » ou trois fois de ſuite ; obſervant toujours le » même régime, & les mêmes précautions. » Alors, ſi le levain de la maladie eſt dans » le cas de ſe développer, le malade prendra » une petite vérole naturelle & bénigne ; une » petite vérole, qui ſera reçue ſans artifice, » qu'on pourra conduire chez ſoi avec » les précautions qui ſeront indiquées ; une » petite vérole pour laquelle on n'aura pas à

» redouter l'infertion d'un virus qu'on croit
» plus dangereux dans fes fuites, que dans fes
» effets : fi le contraire arrive, fi le premier levain
» de la petite vérole ne fe développe pas ; le ma-
» lade en fera quitte pour avoir diminué le volu-
» me de fes humeurs, & pour attendre, fi l'on
» le juge à propos, la fin de l'été, ou le commen-
» cement de l'automne, qui eft même le temps
» le plus favorable pour recommencer ». Telle
eft ma façon de voir & de penfer fur un article
auffi important.

Section première.

De la Rougeole, de fes effets & de fes dangers.

DE tous les maux qui affligent les premières
années de notre exiftence, il n'en eft pas de
moins redoutable en apparence que la rougeole ; cependant les fuites en font fouvent
auffi critiques que dangereufes ; parce que les
parens font toujours faciles à fe perfuader que
la maladie n'eft qu'une effervefcence du fang ;
quelle eft paffagère, & qu'on peut dire
fublatâ caufâ, tollitur effectus. Quelque vrai
que foit cet axiôme dans la majeure partie
des circonftances de la vie, il n'eft pas moins
jufte d'ajouter qu'il n'eft pas toujours reçu en

Médecine, parce que la nature, bizare dans ſes opérations, ne paroît éteindre le feu extérieur, que pour porter l'incendie dans l'intérieur; c'eſt une marche cachée qui ne trompe jamais un Médecin prudent & ſage, parce qu'il a pour lui le tact de la Nature; parce qu'il connoît ſes détours les plus tortueux; mais les parens, toujours faciles à ſe tranquillifer, ne croyent pas plus au befoin réitéré de la Médecine, qu'à la préſence néceſſaire du Médecin; ils ſe diſent les uns aux autres: Ce n'eſt que la rougeole; une purgation emportera le reſte. Voilà comme on donne dans l'erreur; voilà comme on enfonce le poignard dans le ſein de celui qu'on chérit le plus.

Il en eſt de la rougeole, comme de la petite vérole; on peut dire qu'il en eſt de bénignes, qu'il en eſt de malignes; cela dépend toujours de la mauvaiſe qualité des humeurs, de leur trop grande viſcoſité; on peut même ajouter que la petite vérole, par ſon éruption extérieure, abſorbe plus de venin que la rougeole, qui n'eſt, pour ainſi dire, qu'une exploſion cutanée. La preuve en eſt palpable, puiſque la rougeole eſt très-ſouvent le pré curſeur de la petite vérole; on croit que le venin de la rougeole n'étant pas ſuffiſamment évacué, ou ne pouvant pas ſe faire jour au dehors, détermine fouvent la petite vérole. D'après une preuve auffi manifefte, & qui nous eft auffi journalière, il réfulte qu'on ne peut donner trop de foins, ni employer trop de précautions dans le traitement de la rougeole, parce que, fi la petite vérole n'en eft pas la fuite, & que l'humeur fe reporte intérieurement, elle doit de toute néceffité produire les mêmes dangers que la petite vérole ; dangers qui feront peut-être un peu plus lents à fe manifefter; parce que la fiévre eft moins forte, eft moins ardente ; parce que cette fécurité apparente n'en eft que plus redoutable dans fes fuites, comme dans fes effets.

L'humeur qui détermine la rougeole eft une acrimonie bilieufe ou autre, qui, par fa fermentation, donne des maux de tête, de la chaleur, de la fiévre, de la toux, des oppreffions, des angoiffes, des maux de gorge, des envies de vomir, fouvent même des crachemens de fang ; mais enfin, vers le troifiéme ou quatriéme jour fe fait l'éruption de taches rouges, femblables à la morfure d'une puce : c'eft donc cette fermentation qui enflamme la peau, fur-tout celle du vifage, qui irrite les yeux, & les rend fenfibles à la lumière qui gonfle les paupières, & les tient quelquefois fermées. Tel eft le haut période de la rougeole;

car, vers le troisiéme jour de l'éruption, la rougeur diminue, les taches se séchent; &, avant le neuviéme, il ne paroît plus rien à la peau; ce qui tranquillise des parens trop crédules; & de cette tranquillité résulte le défaut de purgation qui laisse le temps à l'humeur vénéneuse de se jetter sur les poumons, d'y produire une légère inflammation, qui, dans ses moindres effets, se termine par des toux opiniâtres, qui portent avec elles le caractère de coqueluches, & qui durent assez de temps pour affoiblir le corps, pour déterminer des engorgemens glanduleux & produire quelquefois des fiévres malignes. Tels sont les malheureux effets d'une rougeole négligée, ou mal soignée.

Les premiers symptômes de la rougeole sont donc une rougeur & une chaleur considérables qui affectent les yeux, qui rend l'aspect de la lumière sensible, qui est pour l'ordinaire accompagné du gonflement des paupières, & d'un écoulement de larmes très-acrimonieuses. C'est alors qu'il faut soigner les yeux, de la même manière que dans la petite vérole, c'est-à-dire, doucher le front, les tempes & les globes, avec une légère infusion de fleurs de mauve, le faire deux à trois fois le jour, la liqueur dégourdie; du reste traiter la maladie

G 3

par tous les remèdes connus, & capables de diminuer l'acrimonie des humeurs, fur-tout lorfqu'on a été affez heureux dans le principe pour faifir le moment favorable de placer une faignée qui puiffe en diminuer le volume; mais, lorfque le venin morbifique fe trouvera avoir paffé fon dernier période, il fera à propos de purger deux fois, à un jour de diftance, avec les purgatifs doux, tels qu'ils font indiqués à la fuite de la petite-vérole, & qu'on proportionnera à la délicate, ou forte conftitution du malade; purgation qu'on répétera une fois de quinzaine en quinzaine, pendant l'efpace de fix femaines; ayant toujours foin d'obferver un régime doux, & de mâcher de temps en temps des feuilles de cochléaria.

SECTION II.

De l'Eréfipéle à la face, & de fes effets dangereux.

TOUTES les fiévres inflammatoires, de quelque nature quelles foient, font toujours à craindre; elles deviennent particulièrement l'objet de l'attention du Médecin Oculifte, lorfque leur foyer eft aux yeux, parce que le fiége de la maladie eft voifin du cerveau; d'où il réfulte une métaftafe, ou une explofion fur les yeux, qui les affecte, qui les irrite, & les enflamme. Or, pour remédier à ces fortes d'accidents, il faut de toute néceffité connoître & attaquer la caufe primitive; autrement c'eft pallier, c'eft attendre le retour d'une maladie dix fois plus grave que la première; alors l'Obfervateur fe trouve en défaut; ce qui opère quelquefois une révolution critique, une révolution au-deffus de fes forces. Voilà ce qu'on reconnoît toujours, & ce qui fait dire que les maladies des yeux ne font rien dans le principe, mais très-dangereufes par leurs fuites.

L'éréfipéle eft une affection cutanée plus ou moins grave; il fe manifefte aux yeux par un enchifrénement ou par un enrouement, quelquefois même par un larmoyement. On peut confulter à ce fujet le traité moderne *de morbis cutaneis*; ouvrage qui fait honneur au Médecin, que j'ai vu de préférence, l'ami de l'humanité. L'éréfipéle, ou vice éréfipélateux attaque particulièrement le vifage ou les jambes, quelquefois même toutes les parties du corps; alors la peau fe tend; elle devient rude & rouge; le malade fent dans la partie affectée une chaleur brûlante qui l'inquiette, & l'em-

pêche de dormir : à ces symptômes succèdent
la fiévre , de violens maux de tête , des
maux de cœur , des envies de vomir qui ne
ceſſent que quand la maladie eſt développée ;
lorſque l'éréſipéle ſe porte au viſage , les paupières ſe gonflent , les yeux ſe ferment,
toute la chaleur ſe concentre au dedans. De
cette exploſion naiſſent les ophtalmies qui , par
l'engorgement des vaiſſeaux ſanguins, & lymphatiques, donnent lieu à des hypopions , ou
amas de pus entre les lames de la cornée tranſparente. La cauſe première de l'éréſipéle , eſt
pour l'ordinaire une acrimonie bilieuſe répandue dans la maſſe du ſang. Les puſtules qui en
ſont l'effet, ſont preſque toujours remplies
d'une eau claire , ſemblables à celles qui ſur-
viennent à la ſuite d'une brûlure : ſa durée eſt
plus ou moins longue, ſuivant la force de l'humeur qui paroît & diſparoît pluſieurs fois dans
l'eſpace de dix à douze jours.

Lorſque l'éréſipéle ſe porte avec ardeur ſur
le viſage & ſur les yeux, il eſt de la prudence
du Médecin Oculiſte, de chercher à faire une
dérivation heureuſe en plaçant à propos une
ſaignée du bras, en faiſant obſerver au malade
un régime conforme à ſa ſituation , ne lui
permettant que des légumes, du poiſſon &
des fruits ; encore faut-il pour cela que la fiévre

ſoit totalement calmée ; en lui faiſant prendre matin & ſoir les pédiluves, l'eſpace de vingt-cinq à trente minutes, pour les adultes, l'eau un peu plus que dégourdie ; en lui faiſant boire de temps en temps une infuſion légère de fleurs de ſureau ou de bourache qu'on édulcorera, ſoit avec le ſyrop de guimauve ou le miel ; du reſte, on lui donnera des remèdes, ſoit à l'eau de ſon, ſoit mélangés avec la graine de lin.

Si les yeux ſont en danger, ſi la maladie eſt toujours rébelle ; il eſt néceſſaire, ſans perdre de temps, d'établir un exutoire à la peau, & particulièrement à la jambe, de l'établir pendant vingt-quatre ou trente-ſix heures ſeulement, ayant ſoin de le revêtir d'une feuille de poirée qu'on changera deux fois le jour, & qu'on conſervera pluſieurs jours après la ceſſation de l'écoulement ; mais pour ce qui eſt des remédes propres à la conſervation de la vue, il ſuffit ſimplement de doucher le front, les tempes & les yeux avec une infuſion théiforme de mauve, le faire de deux heures en deux heures, la liqueur ſimplement dégourdie ; ce n'eſt pas cependant qu'on ne puiſſe ajouter deux à trois fois le jour, le topique léger de pulpe de pomme, ou de laitue.

Lorſque l'éréſipéle eſt à ſa fin, il faut baſſiner

de même les parties malades avec une infusion
de fleurs de fureau; il faut mâcher tous les
jours, foit des feuilles de cochléaria, foit de
la racine de pyrethre, avec toutes les précautions que la maladie le requiert; mais finir toujours par un régime doux, en prenant tous les
matins, pendant un mois ou cinq femaines,
deux taffes d'eau de gruau de Bretagne; fçavoir:
plein une cuiller à caffé de farine de gruau
pour un demi-feptier d'eau bouillante. Le gruau
de Bretagne peut fe faire en tout lieu puifqu'il n'eft qu'une avoine purgée de fa balle,
& groffièrement broyée; l'eau de gruau eft un
farineux très-adouciffant, & peut être regardée
comme une fubftance alimentaire qui n'exige
pas autant de précautions que l'ufage du lait
& autres; il eft encore une farine d'orge qu'on
peut employer de même, mais qui ne convient
pas à tous les eftomacs.

SECTION III.

De la Dartre, & des ravages qu'elle produit fur les Yeux.

Si l'on confidère le grand fpectacle de la Nature,
on trouve que les végétaux ont des propriétés
plus ou moins différentes, fuivant le fol qui

les alimente & les fait fermenter. On reconnoît que ces mêmes plantes font fufceptibles de s'imprégner , des mauvais fucs nourriciers que la terre leur procure. Tel pays produit de bons fruits, de bons légumes ; tel autre avec les mêmes arbres, les mêmes femences en produit de mauvais, ou de qualité inférieure. Voilà le travail de la Nature, voilà les révolutions qui fe trouvent dans le règne végétal, & qu'on rencontre fouvent dans le régne animal ; en effet un père, une mère qui a le fang vicié, communique ce défaut à celui à qui il a donné le jour ; quelquefois même la nourrice peut y contribuer, parce que les trois moteurs de l'exiftence de ce nouvel être, ou l'un d'eux, lui a fourni le germe du vice qui fe développe peu à peu ; il n'eft donc pas étonnant qu'une mère dartreufe produife un enfant dartreux.

La dartre eft, le plus fouvent, le levain ou l'effervefcence d'un principe acrimonieux qui régne dans la maffe du fang, qui fe manifefte un peu plutôt chez les uns, un peu plus tard chez les autres. On reconnoît plufieurs efpéces de dartres qui ne diffèrent entre elles que par le degré de fermentation ; les unes font fimples, & paroiffent particulièrement au vifage, où elles produifent des puftules féparées les unes des autres, des puſtules qui ſe ſéchent, qui ſe guériſſent, & ſouvent reparoiſſent; c'eſt ce qu'on appelle dartres farineuſes : les autres ſemblent être compliquées, & forment des eſpéces de petites veſſies ou bulbes qui s'annoncent avec chaleur, avec démangeaiſon; des bulbes qui ne viennent pas en maturité; mais qui ſe terminent par l'éruption d'une eau, ou humeur claire.

Il en eſt qu'on nomme milliaires, parce qu'elles déterminent une infinité de petits boutons ronds qui enflamment la peau, qui deviennent blanchâtres, & qui ſe manifeſtent ſur le cou, la poitrine, le dos & les cuiſſes. Cette affection cutanée n'eſt pas redoutable, parce que, l'éruption faite, la plaie ſe ſéche, & la maladie diſparoît. Outre ces trois affections dartreuſes, il en eſt une qu'on peut appeller réellement dartre, ou ulcère dartreux; cette ulcération eſt l'effet d'une bile très-échauffée, qui s'arrête à l'épiderme, qui y cauſe des éroſions, des démangeaiſons cruelles, & dont la fermentation humorale produit un prurit, qui, ſuivant le régime de vie, ou l'impreſſion de l'air, a plus ou moins d'activité. C'eſt donc un venin journalier, un venin continuel qu'il faut attaquer avec précaution, qu'il faut bien ſe donner de garde de répercuter par aucun

topique quelconque. C'eſt un ennemi dont
il faut craindre les coups fourés ; c'eſt un ver
rongeur qui profite de tout, pour devenir de
plus en plus redoutable.

La dartre ou affection dartreuſe qui regarde
le Médecin Oculiſte, eſt celle qui ulcére les
glandes des paupières ; eſt celle qui, par une
ophtalmie compliquée, porte le trouble dans
les humeurs aqueuſe & cryſtalline. Telles
ſont les ophtalmies dartreuſes, qu'on prend
ſouvent pour une petite fluxion, pour une
légère inflammation qui, à la fin embaraſſe
le praticien, & le jette dans un dédale dont
il ne peut plus ſe tirer. C'eſt pourquoi je ne
puis trop le dire, ni trop le répéter ; un
bon Oculiſte doit, avant toute choſe, inter-
roger ſon malade ſur les cauſes phyſiques,
ſoit paſſées, ſoit préſentes ; afin de bien connoître & attaquer le principe, pour pouvoir
remédier aux accidens qui en ſont la ſuite. Or,
dans les dartres ou affections dartreuſes qui
portent atteinte à l'organe de la vue, ſoit par
inflammation, ſoit par obſtruction, mon premier ſoin eſt & a toujours été, de diminuer
l'efferveſcence du ſang, en preſcrivant un régime doux & conforme à la forte ou délicate
conſtitution du ſujet, en établiſſant, pendant
plus ou moins de temps, un exutoire au bras,

afin d'obtenir une dérivation heureuse ; en indiquant pour le matin , soit l'eau d'orge perlée , soit celle de gruau de Bretagne édulcorée avec le miel ; du reste les topiques légers , les douches , les bains des yeux préparés avec des émollients , des adoucissans , & dans la forme indiquée. Si la dérivation n'est pas complette , si la vue est toujours obtuse , & si le foyer de la maladie ne céde pas à l'efficacité de ces premiers secours , il faut alors faire usage , pendant douze à quinze jours , de la pomade ophtalmique en la manière indiquée ; après quoi changer le bain des yeux , user de l'infusion de sureau , & se servir ensuite , pendant un mois , ou cinq semaines , des liqueurs ophtalmiques spiritueuses , tant en aspiration nazale , qu'en évaporation oculaire ; bien entendû qu'on peut & qu'on doit chercher à rafraîchir le sang de temps à autre par des demibains , qu'il est facile de rendre émollients ; ce qui s'opère à laide d'une décoction de quelques poignées de feuilles de mauve & de guimauve.

TISANE DE VINACHE.

SA COMPOSITION.

Salse - pareille , une once & demie ;
Squine , une once & demie ;

Gayac, une once & demie ;

Saffafras, demi - once ;

Séné mondé, demi - once ;

Agaric, trois gros & demi ;

Antimoine crud, deux onces ;

Eau, fept livres, ou trois pintes & demie.

SA PRÉPARATION.

On met dans un nouet l'antimoine cru ; on le fufpend au centre d'un vaiffeau de terre verniffé, dans lequel on a mis l'eau & les autres ingrédiens, à l'exception du Saffafras ; on fait bouillir ce mêlange à petit feu, jufqu'à ce que le fluide aqueux foit réduit à quatre livres ; alors on tire le vaiffeau hors du feu, on y met le faffafras, qu'on laiffe infufer jufqu'à ce que le tout foit réfroidi ; après quoi l'on paffe cette tifane au travers d'une étamine, fans en exprimer le marc ; on la laiffe enfuite dépofer pour la tirer par inclinaifon, & la mettre dans des bouteilles.

SON USAGE.

C'eft particulièrement dans les affections dartreufes que cette tifane eft d'une grande utilité ; c'eft à MM. les Médecins à en diriger la dofe, qui doit être proportionnée à la forte ou délicate conftitution du fujet. Pour les uns, c'eft une verre qu'on prend le matin au réveil,

& qu'on continue plus ou moins long-temps: pour les autres, c'eſt un verre le matin, un autre le ſoir, deux heures après un léger ſouper, ayant la plus ſcrupuleuſe attention de ne manger ni crudités, ni ragoûts épicés, parce que l'objet eſt de dépurer la maſſe du ſang.

FORMULE ou recette pour préparer les toiles qui ſervent à recouvrir les playes qui ſont en ſuppuration, telles que les cautères & autres.

Cire vierge, une livre & demie ;
Huile d'olive la meilleure, demi-livre ;
Eau de vie la plus ancienne, demi-ſeptier;
Beurre frais, demi-livre ;

Mettre le tout ſur un petit feu toujours entretenu, & dans une térine de terre neuve & verniſſée, ne point laiſſer bouillir les drogues, mais les remuer ſans ceſſe avec une ſpatule de bois, juſqu'à ce que la cire ſoit bien fondue, & que le mêlange ſoit bien fait ; après quoi avoir des bandes de toile fine, blanches de leſſive, qui ne ſoient point repaſſées, les tremper dans la préparation chaude ; &, en les retirant, les faire paſſer entre deux lames de couteau de bois pour en ôter les grumeaux, enſuite les étendre entre deux feuilles

de

de papier blanc , dont on se servira au besoin pour recouvrir la plaie , & en faire les carrés assez étendus , pour en maintenir la circonférence. Son effet est de soutenir le pois contenu dans le cautère , de lubréfier les parois de la plaie , & d'absorber la lymphe sanieuse qui en résulte ; il s'agit seulement d'en changer tous les jours , après avoir lavé la partie malade avec l'infusion de fleurs de mauve ; ce qu'on peut faire à froid en été , & simplement dégourdi en hyver.

SECTION IV.

De la Saignée en général , & des Saignées locales en particulier.

LE premier soutien de notre existence est la circulation du sang ; & c'est de sa libre circulation que dépend le bien - être de nos jours. Tout le monde sçait que le sang est le résultat d'une humeur laiteuse qu'on nomme chyle , & qui n'est autre chose que l'extrait des aliments , par le moyen de la digestion ; le sang est donc un esprit vital qui nourrit , qui vivifie l'homme ; c'est l'huile de la lampe qui entretient son existence : il est

Tome I. H

principalement compofé de deux fubftances
qui circulent enfemble, fans fe féparer, fçavoir, la partie rouge qu'on nomme fang, &
la partie blanche connue fous le nom de
lymphe. La circulation du fang a pour caufe
l'action de l'air dans les poumons, les mouvements de vibration fyftaltiques du cœur, & le
reffort des vaiffeaux qui lui donnent fon action;
il réfulte des principes du fang plufieurs humeurs qui s'en féparent, foit par les voies de
la fécrétion, foit par celles de l'excrétion.
Ces humeurs principales font la bile, la
pituite, &c. & c'eft de la furabondance de ces
mêmes humeurs, que proviennent nos maladies.

Lorfqu'une humeur furabondante caufe
quelque obftruction, quelques dérangemens,
foit dans les folides, foit dans les fluides, la
fermentation fe manifefte, & la fiévre fe déclare : c'eft alors, c'eft dans ce moment où la
nature fe trouve en combat avec les humeurs,
qu'on a befoin de toute la fagacité du
Médecin, pour connoître les fignes diagnoftiques
de la maladie, pour juger du befoin ou de l'in-
utilité d'une faignée, d'ont l'effet n'eft jamais
indifférent, n'eft jamais neutre ; car l'expérience
nous apprend & nous prouve tous les jours,
qu'il eft de circonftances où il faut être avare du

fang , comme il en eft d'autres, où il faut le répandre avec profufion. Tel eft le grand art de guerir , & qui ne s'acquiert que par une expérience confommée.

La faignée qu'on divife en évacuative , en dérivative & révulfive , eft donc fouvent néceffaire dans les maladies du corps ; mais, comme l'obferve très-bien Galien , il faut bien réfléchir fur fa quantité & fur fa quotité ; parce que le fréquent ufage des faignées diminue les efprits vitaux, diminue les forces dont la Nature a befoin pour vaincre tel ou tel engorgement, fur-tout dans les tempéramens froids & pléthoriques. Outre les faignées qui fe font par l'ouverture de la veine , il en eft d'autres que l'on peut appeller locales , qui fe pratiquent par le moyen des ventoufes, des fcarifications & des fangfues. Voilà les armes ordinaires dont le Médecin fe fert pour attaquer avec fuccès les maladies, & qu'il emploie fuivant les circonftances.

S'il eft des modifications à fuivre , des précautions à prendre ; c'eft fur-tout dans les maladies des yeux où l'effufion du fang ne produit pas toujours le fuccès qu'on en efpére , parce que la ténuité des vaiffeaux qui rafraîchiffent, qui alimentent cet organe, eft plus fufceptible de ces engorgemens, par ces globules ſtagnans, qui ſont pour l'ordinaire la cauſe ou le principe des différentes ophtalmies; or, qu'arrive-t-il dans ce cas par l'effuſion du ſang? C'eſt que l'inflammation paroît céder, pour le moment, parce que la dérivation, qui ſe fait par l'ouverture de la veine, ou par l'action des ſang-ſues, déſemplit les vaiſſeaux de leur partie rouge, ſans charier avec elle les vrais obſtacles, qui ſont les globules ſtagnans. Voilà donc une ſaignée qu'on regarde comme victorieuſe, & qui cependant n'a rien d'avantageux que les apparences; parce que le ſang qui ſe reporte de nouveau dans les petits vaiſſeaux, y trouve les mêmes embarras, les mêmes obſtacles; parce qu'il y fermente de plus en plus, & produit une nouvelle ophtalmie plus conſidérable que la première.

Tel eſt le réſultat des obſervations que j'ai faites nombre de fois, & qui m'ont été démontrées par les effets de la pommade ophtalmique, qui, par la réunion de ſes ingrédiens, & par l'activité de ſes effets, donne de nouvelles forces au ſang pour atténuer, diviſer, précipiter dans le torrent de la circulation la matière des engorgemens ou globules épaiſſis; ainſi il réſulte de cette pratique, ſi ſouvent ſuivie, que les inflammations des yeux ſont plus ſouvent la ſuite ou l'effet de la

gêne qu'éprouve la circulation du fang, que
de fa furabondance; c'eft donc la libre circulation du fang qu'il faut chercher à établir, plutôt que de diminuer l'action des folides, & le
volume des fluides qui ont befoin de ces coups
de pifton réitérés, fi néceffaires en pareil
cas; cependant je dois dire qu'il eft des circonftances dans les différens genres de maladies des yeux, où la faignée devient indifpenfable; mais ce doit toujours être avec beaucoup de précautions, & en prenant les moyens
de maintenir l'action des folides & la circulation des fluides. Tel eft l'effet des liqueurs
ophtalmiques fpiritueufes, dont je ne puis
trop recommander l'ufage dans les foibleffes
de vue exemptes d'inflammation.

SECTION V.

Liqueur Ophtalmique fpiritueufe, fa vertu & fes propriétés.

La fageffe immenfe du Créateur eft toute
célefte, elle eft toute divine; c'eft Dieu lui-
même qui, en créant l'homme, lui a fourni
toutes les reffources dont il a befoin. Oui, c'eft
cet Etre fuprême qui a tout vu, tout prévu;
& il ne manque à la créature que l'intelligence

de fçavoir difcerner ce qui lui eft néceffaire,
ce qui lui eft propre pour vaincre les effets
d'une maladie, pour en atténuer & divifer
les levains morbifiques ; en un mot pour réparer les forces abbattues par l'effervefcence
des humeurs ; mais cette fcience, cette connoiffance, n'appartient pas à tous les hommes ;
elle ne peut être que le fruit d'une pratique confommée, d'une obfervation réfléchie ; parce
que tel remède qui réuffit très-bien dans le
premier période d'une maladie n'eft pas toujours fuffifant ; il arrive même qu'on a befoin
d'un autre fecours, d'un agent plus efficace,
pour en venir à bout : voilà ce qu'on obferve
tous les jours, non-feulement dans les maladies
du corps, mais même dans celles des yeux ; en
voici la preuve.

Il ne fuffit pas, dans une ophtalmie, de
dégorger les vaiffeaux, de rétablir la circulation
des fluides, il faut encore employer les moyens
de refferer ces mêmes vaiffeaux trop diftendus
par la compreffion des humeurs, de fortifier
les parties nerveufes & mufculeufes qui fe
trouvent relâchées par la trop grande tenfion
qu'elles ont éprouvée ; autrement c'eft donner
lieu à un nouvel engorgement, à un nouveau
relâchement, qui, peu à peu & de proche
en proche, porte atteinte au méchanifme de

la vision ; il n'est donc pas étonnant, après une ophtalmie mal gouvernée, qu'un sujet éprouve soit des brouillards, soit une suffusion de vue toujours redoutable, ainsi qu'il arrive en pareille circonstance.

Voilà ce que j'ai observé, & ce qui me fait dire, avec confiance, qu'il faut étudier la Nature sans la contrarier ; qu'il faut la suivre pas à pas ; qu'il faut l'aider dans les variations qu'elle éprouve, & lui fournir les moyens de se prémunir contre les rechûtes : telle est la conduite qui, depuis dix-huit ans, a guidé mes observations pratiques, & en a amélioré les succès. Or, ce qui acheve de rétablir & de perfectionner les cures qu'on veut bien confier à mes foibles lumières, c'est ce que j'appelle liqueurs ophtalmiques spiritueuses, ou électriques spiritueuses.

Liqueur Ophtalmique spiritueuse ou fluide électrique spiritueux.

Baume de fioraventi, demi-once ;
Eau de Cologne, demi-once ;
Eau de Mélisse, dite des Carmes, demi-once ;
Esprit volatil aromatique huileux, dix à douze goutes ;
Eau de Luce, dix à douze goutes ;

H 4

le tout bien mélangé dans un flacon de cryftal, à bec renverfé, avec bouchon de même matière, pour s'en fervir au befoin.

Usage.

Il faut fe fervir de cette liqueur électrique fpiritueufe le matin de préférence, tant en afpiration nazale, qu'en évaporation oculaire; on agite le flacon à plufieurs reprifes; on en porte la vapeur une ou deux fois fous chaque narine, on en met enfuite huit à dix goutes dans la paulme de la main, qu'on frotte avec l'autre pour en porter légère-ment la vapeur fous les yeux l'efpace de douze à quinze minutes, & affez loin des globes pour pouvoir clignoter les paupières. On peut donner à ce compofé liquoreux toute la force, & toute l'activité que l'âge ou la maladie re-quiert, en y ajoutant, foit l'effence de canelle, foit celle de myrrhe ou de gérofle; on peut de même en diminuer les effets à proportion du degré de la maladie. Mais je ne puis m'em-pêcher de dire que ce fera toujours à l'homme inftruit, à l'Oculifte obfervateur, d'en faire une application heureufe.

Ses propriétés.

Il n'y a pas de doute que ce fluide électrique,

porté en aspiration nazale, ne produise des effets bien sensibles sur la membrane pituitaire, qu'il secoue, & qu'il agite pour la débarasser de cette humeur visqueuse & gélatineuse qui la gonfle & la comprime; on peut de même être également assuré du bien-être qu'il procure, par son activité, aux nerfs optiques, aux olfactifs, & à toutes les ramifications nerveuses qui les environnent. C'est donc un moyen certain de procurer du ton, de donner du ressort aux solides, en s'opposant à l'inertie des parties nerveuses, & musculeuses des yeux; d'où il suit que ce fluide électrique est un agent sensible qui porte par-tout cette activité si nécessaire à ce jeu organique ; un seul exmple rendra ce raisonnement palpable : en effet qu'un mal-aise, qu'une indigestion procure les avant-coureurs d'une foiblesse; c'est alors que les pulsations du pouls varient, que le défaut de circulation s'annonce par un transport qui se fait particulièrement au cerveau, d'où arrive l'obtusion de la vue, & de suite une langueur qui engourdit toutes les fonctions du corps; c'est dans ce moment de crise qu'on a recours au vinaigre, à l'eau des Carmes, à l'eau de Cologne, pour réveiller les esprits engourdis, de manière que ces liqueurs électriques, portées au cerveau, nous tirent, par

une fecouffe nerveufe, de cet état léthargique.
Ce n'eft donc pas fans raifon que je dis, &
que je dirai, que les liqueurs ophtalmiques
fpiritueufes font d'un puiffant fecours pendant
l'effufion du fang, pour maintenir l'action du
cerveau; qu'elles font un fluide électrique qui,
dans les goutes fereines parfaites, ou imparfaites, agit plus localement, & plus efficacement que l'électricité même. C'eft une preuve
que l'expérience journalière confirme, &
qu'une obfervation foutenue maintient.

SECTION VI.

Véficatoires & Cathérétiques.

La Nature, toujours habile dans fes révolutions, toujours adroite dans fes crifes, a cependant befoin d'appui & de fecours. On peut
la comparer à cette belle fleur, qui fait l'ornement de nos jardins; qui, faute de culture,
fouffre & dégénère; qui, avec les foins d'un
Jardinier intelligent, fort de cet état de langueur, & reprend fa fraîcheur première; mais,
fans chercher à philofopher, fans s'éloigner du
régne animal, peut-on rien de plus naturel &
de plus merveilleux que l'inftinct des brutes
en général, de ces brutes qui jouiffent de leur

liberté, qui ont pour pharmacie le grand
théâtre de la Nature. On voit tous les jours
le chien & le chat courir après le purgatif qui
leur est nécessaire, & ne pas se tromper; un
seul reméde leur suffit, parce que la vie des
deux est frugale, & qu'ils sçavent réunir la
diette & l'eau.

Voilà donc de ces exemples bien capables
de corriger les intempérances de l'homme raisonnable, de l'homme qui, faute de précautions, laisse accumuler humeur sur humeur,
de manière que les purgatifs deviennent in-
suffisans, & qu'on est forcé de recourir à
ces exutoires, à ces égouts de Nature, qu'il est
souvent prudent d'établir, & quelquefois dangereux de supprimer, sur-tout sans précautions,
& dans un âge avancé : voilà ce que nous
voyons tous les jours, & ce qui doit faire
trembler la conscience timorée d'un observateur trop facile à se prêter aux désirs du malade, d'un malade qui, parce qu'il ne souffre
plus les angoisses d'une obstruction, parce qu'il
se trouve mieux de ces douleurs de sciatique,
veut se débarrasser d'un exutoire qui lui a rendu
& lui conserve la santé : voilà, dis-je, ce qui
afflige, & ce qui embarasse les vrais observateurs.

Le cautère, que tout le monde craint, que

tout le monde redoute, eſt cependant le dé‑
puratif le plus aſſuré de nos humeurs ; c'eſt
un ulcère artificiel qui remplit le but qu'on
ſe propoſe ; c'eſt un égout qui ſert d'écoulement à cette matière morbifique, qui dérange
l'économie animale ; enfin, c'eſt un taliſman
qui nous met à l'abri d'une vieilleſſe préma-
turée : on établit le cautère ſoit au bras, ſoit
à la jambe ; dans un cas preſſé il ſe fait à l'aide
de l'inſtrument ; dans d'autres, c'eſt preſque toujours avec les ſecours de la pierre : ce dernier
moyen me paroît préférable, parce qu'il eſt plus
doux ; & que, l'eſcare tombée, le pois ou la
boule d'Iris ſe place plus aiſément, & avec
moins de douleur. On panſe cet ulcère tous
les jours, au moins une fois, mais toujours
deux dans les grandes chaleurs ; lorſque le
cautère ne tire pas aſſez, & que le beſoin en
eſt urgent ; on peut le ſtimuler avec un petit
bourrelet qu'on fait avec l'écorce fine du
timelea, & qu'on met au tour de la boule
d'Iris. Telles ſont les armes victorieuſes & les
vrais moyens qui nous donnent le temps de
combattre intérieurement le vice meurtrier
qui nous harcele, & nous menace ; les effets
du cautère ſont de dégager les obſtructions
& les engorgemens du cerveau ; de diminuer
les douleurs cruelles d'une ſciatique ambulante ;

d'épurer la maffe des fluides, tant fanguins, que lymphatiques, en formant un couloir évacuatif.

Il eft un autre égout de Nature qu'on nomme Seton, & qu'on place, foit à la nuque du cou, foit à la cuiffe : cette efpèce d'ulcère m'a toujours paru de peu d'utilité, parce que chaque panfement eft un douloureux martyre; cependant je le crois utile momentanément, dans le cas d'apoplexie, de l'étargie & paralyfie.

Les cathérétiques font des cauftiques dont on fait ufage pour confommer & brûler les chairs fongueufes, qui viennent autour du cautère; qui, non-feulement procurent de la douleur, mais même en empêchent l'action. On fe fert à cet effet de la poudre d'alun calciné dont on faupoudre légèrement la partie qu'on veut foit divifer, foit détruire. Si ce moyen n'eft pas fuffifant, il eft aifé de le remplacer avec la pierre infernale, dont on touche légèrement les parties charnues, parce qu'il fuffit qu'elle porte fur l'endroit qu'on veut confumer, ou divifer, pour y produire fon effet plus ou moins prompt.

Les véficatoires, ou emplâtres épifpaftiques, auffi connues que peu pratiquées par nos anciens obfervateurs, font aujourd'hui les grands moyens qu'on emploie pour rappeller à la

peau toute humeur ſtagnante ou répercutée.
Je conviens de l'efficacité & des effets de ce
ſecours, mais je ſuis toujours fâché de voir
qu'on abuſe quelquefois de ce moyen ſans
avoir égard à la nature de la maladie, à l'âge
& à la force du ſujet ; cependant il eſt reconnu que les cantarides, qui en ſont l'agent,
portent avec elles un ſtimulant qui affecte
plus ou moins le genre nerveux : c'eſt une précaution qu'on ne peut trop prendre, ſur-tout
dans les maladies des yeux où ce topique n'eſt
que trop emploié, & où ſa réputation lui accorde des ſuccès, qui, quelquefois, ne ſont
dus qu'aux révolutions de la Nature.

Dans les maladies des yeux, on applique
les véſicatoires ſoit à la nuque du cou, ſoit
derrière les oreilles, & de cette application
mordicante il réſulte un flux ſéreux, qui
encourage le malade par l'éruption abondante qui ſe fait & qui doit ſe faire ; mais,
dans une ophtalmie, qui a pour cauſe un vice
dartreux, que réſulte-t-il de l'action de ce reméde ? Que la maladie devient plus grave, parce
que c'eſt jetter de l'huile ſur le feu ; c'eſt rapprocher le foyer de la maladie, de la maladie
même ; au lieu qu'on devroit chercher à
l'éloigner, à procurer une dérivation heureuſe :
tels ſont les exemples que je vois tous les

jours, & qui affligent de plus en plus ma fenfibilité. Je conviendrai avec les bons praticiens, qu'en fait de maladies des yeux, la dérivation douce eft plus heureufe que l'irritation ou la répercuffion ; je dirai qu'il eft plus avantageux dans une ophtalmie non dartreufe, de mettre pendant vingt-quatre heures les véficatoires aux oreilles, pour les porter enfuite au bras, & leur faire fuccéder de même le *timelea*, connu fous le nom de fain-bois ou garou.

Tout le monde fçait ce que c'eft que le fain-bois; perfonne n'ignore quels en font les effets & les propriétés, dont on ne fait malheureufement que trop peu d'ufage, quoiqu'il foit très-peu difpendieux, parce que fon application eft très-fouvent mal dirigée. Or, voilà ce qui décourage le malade & ce qui lui ôte des partifans. L'écorce du fain-bois, pour être bonne, doit être fans nodofité, & fes branches les plus récentes que faire fe pourra. On prend cette écorce qu'on dépouille de fa fur-peau ou enveloppe ; on prépare la plaie pendant vingt-quatre heures avec l'emplâtre véficatoire, après quoi on applique le duvet interne de cette écorce de la circonférence d'une pièce de douze fols, ayant foin de le revêtir en grand d'une feuille de bette ou

poirée, avec braffelet & compreffe. On panfe
la plaie tous les jours de la même manière, &
avec les mêmes précautions; le fain-bois fe
pofe au bras de préférence à toute autre partie:
fa pofition eft indiquée par la Nature; elle
fe trouve dans la partie moyenne & antérieure de l'humérus, afin d'éviter le trajet des
vaiffeaux; on peut le conferver actif des
années entières, fur-tout avec la feuille de
poirée, qui tempére fon action & humecte
la partie. Ses propriétés font de maintenir, par fa fermentation, l'épiderme en
action, & de rappeller à la peau l'humeur péc-
cante; ce qui détermine des démangeaifons,
& produit une infinité de petits boutons; cependant il en eft de cet exutoire comme de
bien d'autres qu'on ne peut & qu'on ne doit
fupprimer qu'avec précaution, quoiqu'il foit
bien différent de l'actif permanent de cantarides.

On peut, non-feulement, fe fervir du fain-
bois comme écorce, mais même comme topique, en forme de véficatoire: pour cela,
on dépouille le fain-bois ou garou de fa fur-
peau; on prend la partie active & veloutée
qu'on pulvérife pour l'incorporer avec les
ingrédiens fuivans:

Poudre active de fain-bois, un demi-gros;
Cendres de farmens de vignes, un demi-gros;
Onguent

Onguent basilicum , suffisante quantité ;

le tout bien malaxé & bien mélangé , pour s'en servir en forme d'emplâtre , qu'on saupoudre encore légèrement au moment de l'application : cette emplâtre doit être de la grandeur d'une pièce de vingt-quatre sols, ayant soin de frictionner, avec un linge imbibé de vinaigre, l'endroit où l'on veut l'appliquer pour la première fois. Mais s'il arrivoit que la peau fût insensible à l'action première, il faudroit se servir, pendant vingt-quatre heures, d'une emplâtre épipastique, qui auroit bien plus d'action. On panse tous les jours la plaie, comme celle des vésicatoires, du sain-bois, c'est-à-dire avec l'infusion théiforme & dégourdie de fleurs de mauve, & l'on recouvre l'emplâtre avec une feuille de poirée, couverte d'une compresse & d'une bande sur lesquelles on peut mettre une petite plaque d'argent ou de fer-blanc pour défendre la partie.

I

CHAPITRE V.

De l'accroissement des enfans & de la perfection
des globes des Yeux.

La végétation est, pour les vrais Physiciens,
un des plus beaux phénomènes de la Nature :
on peut dire que tout est grand, que tout est
sublime pour un Physicien intelligent, pour
un Observateur instruit, parce que chaque
jour produit un nouvel accroissement, offre
une nouvelle perfection. En effet, est-il rien
de plus merveilleux que la reproduction an-
nuelle des arbres ; de ces arbres qui vieillissent
sans cesser de se reproduire ; mais peut-on rien
de plus surprenant encore que ce qui arrive à
l'enfant dans le sein de sa mère ; cet être, à
peine existant, se trouve renfermé dans des
membranes où il croît, & se fortifie successivement : on pourroit le voir les bras appuyés
sur ses deux genoux, placer ses petites mains
de manière à protéger & défendre le grand ouvrage de la Nature dans la formation des
yeux : on peut même dire que ses différens
mouvemens ne dérangent en rien le nécessaire
de sa position, à moins qu'il n'arrive à la mère

un effort ou une chute capable de troubler l'ordre admirable qui le retient ainſi fixé : alors ce n'eſt pas la Nature qui eſt en défaut, mais c'eſt l'accident qui détermine un accouchement prématuré; auſſi ai-je ſouvent obſervé que les enfans qui viennent à ſept & à huit mois ſont plus long-temps que les autres à prendre de la conſiſtance, à recevoir l'impreſſion des faiſceaux de lumière; ce qui fortifie de plus en plus le ſyſtême propoſé.

Le point utile, l'article néceſſaire à l'obſervation, eſt le développement de l'enfance; de cet état de l'homme, qui, dans les trois ou quatre premières années de ſa naiſſance, croît & ſe fortifie à vue d'œil.

C'eſt dans ce temps de végétation active & laborieuſe, que les ſolides prennent plus de conſiſtance, que les fluides acquièrent un degré de fermentation propre à développer le germe des humeurs qui accompagnent d'ordinaire notre exiſtence; c'eſt donc dans ce moment auſſi favoriſé de la Nature que nous devons prendre toutes les précautions pour dépurer le ſang, des vices dont il eſt menacé. D'après une preuve auſſi ſenſible il réſulte, que le bien être de nos jours dépend du bien-être de nos premières années, ou plutôt, c'eſt dans nos premières années qu'on doit chercher à rendre notre conftitution première forte & vigoureuse, qu'on doit prendre les vrais moyens de réparer ce qui pourroit nuire, ou déranger l'heureux équilibre de nos humeurs.

Le globe de l'Œil toujours lent, toujours tardif dans la perfection de fes membranes internes, l'eft encore d'avantage dans l'extenfion de celles qui font externes; auffi voyons-nous tous les jours que ce n'eft que d'après les effets cruels de la dentition, que ces parties acquièrent un nouveau luftre, & deviennent fi refplendiffantes; il femble même, que la Nature ait eu befoin de ce feu vivifiant, de cette chaleur interne pour donner plus de confiftance aux folides, & plus d'action aux fluides: en effet, à peine les enfans font-ils délivrés de ce douloureux tourment, qu'on voit ces diverfes productions de la Nature fe perfectionner de jour en jour; c'eft alors que l'action des paupières eft plus prompte, & le mouvement du globe plus vif; c'eft d'après cette époque que la conjonctive eft plus liffe & d'un blanc plus apparent; que les fibres de l'iris font plus colorées; que la cornée tranfparente eft plus diaphane; que le jeu de la pupille démontre plus aifément fes mouvemens de dilatation & de reftriction. Voilà les prodiges que

la Nature opère ; voilà le tableau repréſen-
tatif de ſes phénomènes , & de ſes révolutions.

SECTION PRÉMIÈRE.

Des convulſions ſecondaires des enfans , & des
accidens qui en réſultent pour les yeux.

L'ÊTRE SUPRÊME, en créant l'homme à ſon
image, n'a voulu créer, & n'a pu rien faire
que de parfait ; c'eſt de cet état de perfection
qu'il a formé la femme, & c'eſt de ces deux
êtres réunis qu'eſt iſſue cette peuplade d'invidus
qui ſe reproduiſent ſucceſſivement : telle a
été la volonté du Tout-puiſſant ; tel a été ſon
effet de génération en génération ; auſſi tel
eſt l'ordre, telles ſont les loix que la Nature a
données ; elle ne peut ſe tromper, elle eſt en
effet toujours la même; mais il eſt des incidens ; il eſt des cauſes ſecondes qui en dérangent l'harmonie, & c'eſt de ce dérangement
que naiſſent une infinité d'accidens qui, faute
de ſoins & de précautions, deviennent ſouvent
la pierre d'acchoppement des Praticiens les
plus expérimentés : de ce nombre ſont les
convulſions réitérées des enfans.

Les convulſions ſont, comme je l'ai ci-devant obſervé, des affections nerveuſes & muſ-

I 3

culeuſes; elles ſont la ſuite & l'effet des matières corrompues, qui ſe trouvent dans l'eſtomac ou dans les autres viſcères; c'eſt de cette
corruption que naiſſent des mouvemens irréguliers dans les nerfs de tout le corps, ou au
moins de quelques parties, & de cette irritation ſuivent les convulſions, qui ne ſont que
des ſecouſſes involontaires des muſcles. Les
convulſions des enfans qui ſont ſevrés, ſi l'on
excepte celles qui ſont produites par l'efferveſcence de la dentition, ſont plutôt les avant-
coureurs d'une maladie, qu'une maladie effec-
tive, parce qu'on peut dire que cette action
convulſive a pour cauſe première, ſoit les
vices du lait de la nourrice, qui ſe manifeſtent
dans le plus ou le moins de production; ſoit
la mauvaiſe coction des alimens que prend
l'enfant, ou d'un ſevrage trop précipité; ſoit
enfin le ferment d'une fiévre occaſionnée
par une nourriture trop acide ou trop fer-
mentée, qui eſt le point eſſentiel de cette
ſection; d'où il réſulte que l'irritation ſe porte
dans les inteſtins; qu'elle donne des coliques,
& de ſuite des convulſions toujours dange-
reuſes.

On connoît les approches de ces accidens
convulſifs par le dégout des enfans, par la
groſſeur du ventre, par le mauvais coloris du

teint & l'interruption du sommeil. Or, comme la maladie demande de prompts secours dans le principe, il s'agit de chercher à bien connoître la cause première, la cause active, pour agir de concert avec la Nature; mais, dans tous les cas prévus ou non prévus, si les accidens proviennent de la mauvaise qualité du lait de la nourrice, il faut en changer, ou bien il faut sevrer l'enfant de cette nourriture pendant vingt-quatre ou trente-six heures, en y suppléant, pour alimens, par quelques panades légères, en lui faisant boire à peu de distance une infusion théiforme de fleurs de tilleul édulcorée, soit avec le miel, soit avec le syrop de violette ou celui de guimauve, du reste faire tirer pendant ce temps le lait vicié de la nourrice, rétablir son estomac par de bons alimens, par un régime doux, afin de chercher à faire naître une nouvelle production laiteuse; ce qui est très-difficile : si, au contraire, l'enfant est sevré, & que son état de crise provienne des mauvais levains & de la mauvaise coction de son estomac, il faut le mettre au régime des enfans, proportionner ses alimens aux circonstances, lui faire prendre de petits remèdes pour relâcher le ventre, lui faire boire de l'eau de tilleul, qu'on édulcorera chaque fois avec le miel. Alors, si ces premiers secours ne

I 4

suffisent pas, on purgera le nourrisson avec sirop de chicorée, une once ou une once & demie; on en fera de même pour l'enfant sevré, c'est-à-dire avec manne en sorte, une once ou once & demie, suivant sa forte ou délicate constitution, on fera fondre la manne dans un petit verre de bouillon gras, & on donnera pour boisson du bouillon coupé.

Telle est la conduite qu'on peut varier suivant les circonstances, suivant la force du sujet; mais il est toujours vrai de dire que nonseulement les convulsions dérangent les fonctions de l'économie animale, mais même portent atteinte à tout ce qui a rapport à l'action visuelle : la section suivante en sera la preuve, & en indiquera les moyens curatifs; cependant il est à propos d'annoncer que dans toutes les crises convulsives, le remède oculaire le plus simple & le plus naturel, est de bassiner le front, les tempes & les yeux, avec une infusion théiforme & dégourdie de fleurs de mauve. Ce remède, quoique souvent prescrit dans cet ouvrage, devient le plus sûr moyen de parer aux accidens premiers, sur-tout si l'on a l'attention de l'emploier aussi souvent que les crises paroîtront l'exiger; ainsi qu'il a été plus amplement expliqué dans la section qui regarde les effets de la dentition, & les accidens qui en résultent.

SECTION II.

*Des yeux louches & du strabisme, qui souvent
est l'effet des convulsions.*

QUOIQUE l'homme soit l'ouvrage le plus
parfait du Créateur, & le seul animé de son
soufle, il est cependant, de tous les êtres
existans, celui qui abuse le plus de sa faveur
& de ses priviléges : on le voit tout occupé
de son intempérance & de ses plaisirs ; en être
l'esclave, & traîner honteusement sa chaîne ;
on reconnoît qu'il oublie aisément ce qu'il a
été, ce qu'on a fait pour lui ; qu'il néglige
les soins qu'il doit donner au prodige de sa reproduction ; qu'il abandonne à des mains mercénaires, ce qui devroit faire le sujet de sa
gloire & de ses délices. Voilà ce qui dégrade
l'homme raisonnable, & qui ne l'assimile pas
même à l'instinct naturel des brutes, qui ont
un soin tout particulier de leur progéniture.
Tel est le malheur de l'humanité naissante ;
tel est le reproche qu'on peut faire à cet oubli
paternel ; en effet le corps d'un enfant naissant
est une cire molle, susceptible de toutes les
impressions ; c'est un roseau flexible qui se
prête à toutes les situations ; d'où il résulte que
le peu de précautions & d'attentions des nour-

rices, eſt ſouvent la cauſe des yeux louches, quelquefois même du ſtrabiſme.

Les yeux louches ou ſtrabiſme imparfait eſt une diſpoſition vicieuſe de l'organe de la vue, qui fait que, quand l'un des deux yeux ſe dirige vers un objet, l'autre s'en écarte : cependant un ſeul Œil peut être attaqué de cette maladie, ſans que l'autre en ſoit affecté ; parce que le dérangement de l'un ne porte pas atteinte au bien-être de l'autre. Le ſtrabiſme parfait ou imparfait, ne paroît pas être un vice de conformation, quoiqu'il puiſſe être un accident de la naiſſance, ou une ſuite des autres cauſes ſecondes ; mais on peut dire que c'eſt toujours le dérangement des axes optiques, & que de ce dérangement provient le ſtrabiſme, ſoit parfait, ſoit imparfait ; dans le dernier cas il eſt rare que les yeux ſoient également viciés, parce que la cauſe première vient preſque toujours de ce que les bonnes nourrices ont ſouvent la mauvaiſe habitude de mettre le berceau des enfans à contre jour, ſoit de la lumière naturelle, ſoit de l'artificielle, d'où il réſulte que les muſcles relâchés par les efforts que fait l'enfant pour enviſager les rayons lumineux, n'ont pas la même action, & qu'ils ne s'accordent pas avec celle de leurs antagoniſtes ;

ce qui a lieu d'après l'extrême foibleſſe dont ils ſont encore ſuſceptibles. On peut dire auſſi qu'il eſt pluſieurs autres cauſes déterminantes du louche des enfans, qui vient du peu de précautions des parens; ce qui arrive lorſqu'on leur préſente differens objets à la fois, ou qu'on ſouffre, que, parvenus à un certain âge, ils cher-chent à imiter ceux qui ont la même maladie.

Le ſtrabiſme parfait peut avoir lieu de diffé-rentes manières; il peut être occaſionné par les convulſions des enfans & autres maladies, parce qu'il arrive que, dans les efforts convul-ſifs, on voit toutes les fibres muſculeuſes entrer en contraction, porter le globe en tout ſens, & finir par la déſunion des axes. Il eſt une autre eſpèce de ſtrabiſme qui arrive aux perſonnes avancées en âge, & qui a pour effet la pa-ralyſie locale; mais il ſe trouve quelquefois qu'elle peut être la cauſe d'une malheureuſe ophtalmie qui a déterminé la ſuppuration du globe, en portant atteinte, ſoit aux muſcles, ſoit aux nerfs moteurs de l'Œil; quelquefois même il ſe rencontre que le ſtrabiſme eſt l'effet de l'obſtruction de ces mêmes nerfs, ce qui n'eſt que paſſager ou au moins de peu de durée; au lieu que dans, le louche des enfans, la ma-ladie devient critique de plus en plus, ſur-tout lorſqu'on emploie, pour curatifs, des moyens

contraires ou de peu d'utilité. Le diagnostic
du strabisme se connoît à la première inspection ; mais le pronostic exige des connoissances
certaines de la nature de la maladie, parce
que, dans le cas de paralysie décidée, la maladie est incurable ; tandis que, dans les autres
circonstances, on peut parvenir, avec l'aide de
petits remédes, à rétablir la direction des axes,
sur-tout dans la jeunesse.

Les Praticiens observateurs, tant anciens
que modernes, ont employé différens moyens,
si non pour guérir, du moins pour diminuer
le strabisme ; mais rarement le succès a répondu
à leur attente. L'usage du miroir m'a toujours
paru le moyen le plus efficace & le plus sûr
qu'on puisse employer ; sur-tout en prenant
les précautions nécessaires pour maintenir &
fortifier la direction des axes que le miroir a
rétablie ; on doit en excepter cependant les enfans qui sont encore au berceau, parce qu'il
est une manière plus simple de réparer le dérangement d'une exposition à contre-jour, en
plaçant leur barcelonnette, ou berceau, dans
le sens contraire, ainsi que les objets qui les
attachoient ; en couvrant légèrement le globe
sain d'un velours ou étoffe noire, pour laisser
à l'Œil malade le temps de se réparer & de se
rectifier. Si les deux yeux sont également

louches, on employera les mêmes fecours, c'eft-à-dire le velours ou mafque de l'Œil, huit jours fur l'un, huit jours fur l'autre; on en continuera l'application le temps fuffifant pour obtenir le bien-être, & on aura la pré- caution de ne pas démafquer l'Œil, ni à la lumière, ni dans un jour trop éclairé : du refte on baffinera matin & foir le front, les tempes & les yeux, avec l'eau fraîche animée d'eau des Carmes ; fçavoir dix à douze goutes d'eau de méliffe pour une once d'eau de rivière ou de fontaine.

Les moyens curatifs qu'on pourra employer pour les enfans un peu plus avancés en âge & jufqu'à quinze ans feulement; feront d'abord l'ufage du miroir, qu'on placera fur une table en face du jour ; le malade fe tiendra affis de- vant le miroir, tenant toujours l'Œil ouvert dans la même direction, ayant une autre per- fonne derrière pour l'avertir du dérangement, afin de le rétablir promptement ; on reftera dans cette même pofition une heure le ma- tin, une heure l'après-diner, ce qu'on obfer- vera pendant un mois ou cinq femaines de fuite : fi les deux yeux font également louches, on fera de même qu'aux petits enfans, c'eft-à- qu'on mafquera un des globes pendant huit jours, & l'autre fucceffivement ; lorfqu'on

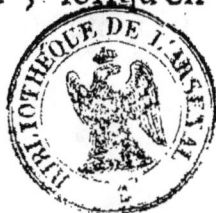

ceſſera l'uſage du miroir, on fera couler promptement entre les deux paupières, quatre à
cinq goutes d'un vin aromatique.

VIN AROMATIQUE.

Sa compoſition.

Vin blanc de Macon, une pinte ;
Thim, lavande, romarin, petite ſauge,
de chaque une bonne pincée ;

laiſſer infuſer le tout pendant trois jours,
ſoit au ſoleil ou autrement ; clarifier enſuite
la liqueur, & la renfermer dans de petites
bouteilles bien bouchées, pour s'en ſervir au
beſoin.

VIN AROMATIQUE.

Son uſage.

Prendre un tuyau de plume à écrire coupé
tranſverſalement & le plonger d'un bout dans
la liqueur pour en tirer quelques goutes, qu'on
fera couler entre les deux paupières, & une
ſeule fois ſeulement ; engager au ſurplus le
malade à faire mouvoir le globe du haut en
bas, de droite à gauche, & ne lui permettre
de prendre l'air qu'environ douze à quinze
minutes après. Tel eſt le plan curatif que j'ai
ſouvent indiqué, & que je me ſuis toujours
propoſé de rendre public : on peut répéter

ce traitement trois ou quatre fois l'année à égale diſtance, afin de laiſſer à la Nature le temps de faire elle-même des efforts ſecondaires.

Il eſt une autre eſpèce de ſtrabiſme qu'on peut regarder comme incurable, lorſqu'il provient de léſion faite au globe, ſoit par inciſion, ſoit par contuſion; mais, dans tous les cas, on doit prendre l'avis du Médecin, le ſeul capable de juger de la poſſibilité des remédes; autrement c'eſt fatiguer, c'eſt gêner un organe auſſi délicat, & l'expoſer à des accidens dix fois plus graves; telles que les ophtalmies & autres maladies de cette eſpèce.

SECTION III.

Du vice ſcrophuleux & des atteintes qu'il porte aux yeux ſur-tout dans l'enfance.

SI quelque choſe eſt capable d'humilier l'amour-propre de l'homme, & de le rappeler à lui-même, ce ſont les infirmités qui accompagnent ſa naiſſance & le cours de ſa vie. Quelle différence entre ce qu'il eſt & ce qu'il auroit du être, ſans cette faute irrémiſſible, ſans cette faute première; mais tel eſt le ſort des humains que rien ne peut

changer ; c'eſt à eux à ſe conduire en conſé-
quence ; c'eſt aux remords de leur conſcience
que j'en appelle, lorſque, par des excès d'im-
tempérance, ils ont affoibli les forces de la
Nature, ils ont imprégné leur ſang d'un vice
héréditaire. Quant à eux, s'ils ſont ſouffrans,
c'eſt parce qu'ils ſont coupables; mais hélas
que de victimes innocentes ont & auront à
leur reprocher les écarts d'une jeuneſſe liber-
tine. Puiſſe cette vérité faire ſenſation, &
produire un double avantage pour les filiations
à venir ; alors un père tendre & vertueux
n'empoiſonneroit pas le germe de ſa réproduction de tous ces venins morbifiques qui
affligent notre enfance ; alors, de pere en fils, la
Nature reprendroit ſes droits, la population
ſa force première, & l'on ne verroit plus ces
vices ſanguins, ces humeurs ſcrophuleuſes ſe
perpétuer de génération en génération.

L'humeur ſcrophuleuſe eſt un épaiſſiſſement
de la lymphe dans les glandes conglobées;
l'engorgement ſe manifeſte ſur-tout au cou,
quoique les glandes du méſentère n'en ſoient
pas à l'abri ; on peut dire que cette maladie
eſt un vice de progé niture qui ſe communique de père en fils, & qui eſt ſouvent entretenu par l'air épais & aqueux qu'on reſpire, par
la mauvaiſe qualité des nourritures qu'on
prend ;

prend ; ces malheureux enfans ont le teint pâle
& livide ; on leur voit le nez & les lévres gonflés , les yeux battus , c'eſt-à-dire les humeurs
de l'Œil moins tranſparentes , le tour des paupières cerné , ce qui annonce l'embarras & l'ex-
travaſation des fluides : on les voit paſſer de
criſe en criſe juſqu'à l'âge de puberté où les
révolutions de cette époque paroiſſent faire
ceſſer les accidens externes , ſans que les parties internes en ſoient débaraſſées ; c'eſt donc
un ver rongeur , qui ſouvent a pour cáuſe premiére un vice vénérien , qui s'eſt familiariſé
avec le ſang , qui, quelquefois paſſe juſqu'à la
troiſiéme & quatriéme génération ; il eſt cependant des cauſes productrices que nous ne
devons qu'à nous mêmes , telles que les nourritures acides & fermentées , les alimens indi-
geſtes & mal-ſains , le fréquent uſage des eaux
froides & crues , en un mot , tout ce qui peut
produire un chyle épais & groſſier. C'eſt donc
de cet état que naiſſent l'engorgement des
glandes des paupières & l'obſtruction des points
lacrymaux , de ſorte qu'il faut de toute néceſſité
que la conjonctive devienne elle-même rubéfiée,
quelle produiſe ces ophtalmies , ces vaiſſeaux
variqueux , ces hypopions ou amas de pus
entre les lames de la cornée tranſparente , ainſi
qu'on l'obſerve ſi ſouvent dans cette maladie.

Tome I.   K

Tels font les funestes exemples qui font tant de malheureuses victimes, & dont le nombre ne fait qu'augmenter au lieu de diminuer, parce qu'il faudroit pour guérir, gêner ses goûts, renoncer à ses inclinations, parce qu'on auroit besoin de faire une suite de rémédes, de prendre une infinité de précautions pour purifier la masse du sang de ce vice impur qui se propage d'âge en âge, qui se présente sous différentes formes, & qu'on appelle la gourme des enfans; c'est donc sur ce terme générique qu'on se repose, parce qu'on espère que la Nature fera plus que les remédes; mais c'est une erreur sur laquelle on cherche à se faire illusion; ce qu'il y a de certain, c'est que cette humeur est pour l'ordinaire un vice du sang qu'on ne peut trop tôt chercher à combattre, parce que plus le reméde sera éloigné, plus la maladie fera de progrès; il est donc de la prudence de mettre les enfans au régime, d'établir un exutoire au bras, qui, avec l'aide des purgatifs, puisse faire une dérivation heureuse, & qu'on ne doit pas supprimer sans de grandes précautions; mais le point essentiel est de chercher à bien connoître le tempérament des enfans, afin de faire un choix d'alimens, qui conviennent à la forte ou délicate constitution du sujet.

Chercher à guérir une ophtalmie scrophu-

leufe par un reméde local, c'eft courir, comme
on le dit, après la pierre philofophale ; c'eft couper la tête de l'hydre cent fois renaiffante : il
faut donc attaquer la caufe première pour pouvoir guérir les effets qui en font la fuite. Voici
de quelle manière je procéde. Lorfqu'on me
préfente un enfant maltraité par cette cruelle
maladie, je le mets au régime des enfans ; je fais
établir en la forme indiquée le fain-bois au
bras gauche, que je conferve pendant une
année, plus où moins ; je défends toutes les
crudités. Je profcris tout ce qui eft capable
d'augmenter l'épaiffiffement de la lymphe, tels
que les laiteux, les flatueux & les caféeux ; enfuite, après plufieurs jours de préparation, je
purge le malade deux fois, à un jour de diftance,
avec les purgatifs pris dans la claffe des minoratifs, & proportionnés à la force du tempérament ; ce que je réitère de fix femaines en
fix femaines, une feule fois feulement : dans les
intervalles, j'ordonne aux riches comme aux
pauvres de boire à volonté d'eau de miel, délayé à froid, d'en manger même fur le pain ;
mais j'ajoute fouvent, pour ceux de la première
claffe, le fyrop de Belet ; fçavoir, tous les matins, à jeun, & pendant une quinzaine de jours,
plein une cuiller à caffé de ce fyrop, dans une
taffe d'eau de tilleul ou de véronique des bois ;

K 2

je fais bassiner trois fois le jour, le front, les tempes & les yeux, avec une infusion de fleurs de mauve, & j'ordonne l'application de la pommade ophtalmique, une seule fois le jour; ce que l'on continue, autant de temps que la maladie paroît le requérir; après quoi, je fais faire usage de doux résolutifs, des astringents, des toniques, & de suite des toniques spiritueux; observant de faire mâcher de temps à autre des feuilles de cochléaria.

L'humeur scrophuleuse est donc, comme je viens de le dire, un vice du sang; mais un vice, qui souvent est développé & entretenu par l'air épais & fœtide qu'on respire : aussi n'est-il pas de ville en France où le nombre des sujets scrophuleux soit plus multiplié qu'à Paris; c'est dans cette Cité immense où les maladies des yeux sont en plus grand nombre, & peuvent être portées à un dixième; c'est dans cette capitale où la Nature est en défaut, par les déjections, par les nodosités qu'elle procure à tous les membres : dans le bas-âge, ce sont les engelures qui vous mettent les fers aux pieds & aux mains; dans un âge plus avancé, c'est la goutte qui vient enchaîner l'activité de l'homme, & le rendre, pendant des mois entiers, l'esclave de ses tourmens; mais ce seroit m'écarter de mon plan, si je cherchois à produire les caufes à en indiquer dans cette Section, les moyens curatifs, parce que le traitement de l'une & de l'autre maladie trouvera fa place.

SECTION. IV.

De l'Ophtalmie en général, de fes caufes, & de fes effets en particulier.

QUELQUE frêle, quelque délicate que puiffe être l'exiftence de l'homme, elle n'en eft pas moins le plus beau préfent du Créateur, par les apanages glorieux qu'il y a réunis. On peut dire que l'homme eft le fouverain chef des animaux; tous font à fes ordres; c'eft en partie pour lui, c'eft pour fon ufage qu'ils ont été, qu'ils font & qu'ils feront; les avantages fuivant l'intention première, ne font pas plus grands pour le riche que pour le pauvre, parce que le régne eft égal & la foumiffion la même. Tel eft l'empire de l'homme fur le grand théâtre de la Nature, qui de fon côté lui offre toutes les autres productions néceffaires à fa vie & à fa confervation : c'eft donc la faute de cet être intellectuel & penfant, s'il abufe de toutes ces faveurs; c'eft de l'abus qu'il en fait, que viennent nos maux, & le peu de précautions que nous paroiffons prendre pour les

K 3

guérir. Voilà le grand reproche que l'homme peut se faire à lui-même ; voilà ce qui arrive tous les jours dans les maladies les plus simples, & qui deviennent graves, faute de secours, ou avec des secours souvent aussi mal combinés, que peu réfléchis ; de ce genre sont ceux qu'on emploie sur-tout dans l'ophtalmie.

De toutes les maladies qui portent atteinte au globe de l'Œil, & successivement au méchanisme de la vision, c'est sans doute l'ophtalmie qui est la plus commune & la plus fréquente, parce qu'elle a, pour cause première, ou l'acrimonie ou l'épaississement des fluides, tant sanguins que lymphatiques : on distingue l'ophtalmie en parfaite, en imparfaite, en séche, en humide. L'ophtalmie parfaite est celle qui porte le feu & l'irritation dans tout le corps du globe, de manière que non-seulement les membranes externes sont rubéfiées & sensibles, mais même les internes, telles que la choroïde & la rétine ; c'est pourquoi il arrive que dans une ophtalmie humide & parfaite, la pupille & toutes ses adhérences ne peuvent souffrir les impressions des faisceaux de lumière, qui seroient dans le cas de pénétrer le globe, parce que les fibres de l'iris trop fatiguées par la douleur, ne sont plus susceptibles de leur mouvement de dilatation & de restriction ;

alors les rayons lumineux qui partent de tous points, qui se présentent en tout sens, augmenteroient l'irritabilité des fibres, & ne trouveroient plus les membranes disposées à recevoir leurs impressions premières : de cette fermentation interne & externe, il en résulte un flux de larmes corrosives & brûlantes, qui font en partie le produit de la glande lacrymale; ce qui désigne l'extrême acrimonie du sang, & la nécessité de prendre les moyens les plus prompts pour calmer & adoucir les effets de l'inflammation ; parce que de ces effets, il peut en résulter la suppuration de la membrane crystalline, & quelquefois du crystallin lui-même ; alors la confusion devient générale ; il arrive même que le passage des faisceaux de lumière est totalement intercepté.

Tel est souvent le résultat ou les suites de l'ophtalmie, tant interne qu'externe ; il peut même arriver que ce foyer ardent de la maladie, se porte entre les lames de la cornée transparente ; c'est alors qu'il fait plus ou moins de dégâts, suivant la nature ou le séjour de l'humeur ; c'est aussi d'après des suites aussi funestes, que naissent ces hypopions, ou amas de pus, qui, après avoir percé les lames de la cornée transparente, après avoir détruit les chambres antérieures de l'humeur aqueuse, entraînent fouvent dans les interftices de cette membrane, les fibres de l'iris, d'où réfultent ces tumeurs, des ftaphylomes imparfaits ; c'eft pourquoi l'on peut dire que l'effet le moins malheureux, eft lorfque la réfolution peut avoir lieu, & qu'il ne refte que des cicatrices, fuites moins dangereufes qu'un ftaphylome décidé, qui d'ordinaire eft fans reméde.

L'ophtalmie imparfaite eft féche ou humide ; elle eft auffi prefque toujours l'effet de l'épaiffif-fement ou de l'acrimonie du fang, dont les globules rouges paffent dans les vaiffeaux lym-phatiques de la conjonctive, qui ne font que la continuité des vaiffeaux fanguins ; or, pour peu que ces vaiffeaux fe dilatent, la partie rouge y paffe aifément & produit une ophtalmie fé-che ; s'il arrive que ce foit le réfultat de l'é-paiffiffement ou bien celui de l'acrimonie ; c'eft une ophtalmie humide, parce que je le répéte, la glande lacrymale, en fourniffant une lymphe acrimonieufe irrite la membrane conjonctive, au point de déterminer fouvent un chémofis, quelquefois même une ophtalmie parfaite. Il eft une infinité d'autres accidens de même nature, auxquels on donne le nom d'*ophtalmie imparfaite* ; de ce nombre eft la rupture des vaiffeaux fanguins de la conjonc-tive, d'où fuit l'épanchement de fang dans le

tissu cellulaire de cette membrane; ce qui est
occasionné, soit par des toux violentes &
convulsives, soit par des contusions, soit enfin
dans le moment d'une colère ou d'une ivresse
extrême; alors ces sortes d'événemens ne sont
que passagers, s'ils sont traités par les émolliens & les adoucissans, ainsi que je me re-
serve d'en parler ailleurs.

Le diagnostic des ophtalmies quelconques,
doit toujours être pris de la nature du vice
qui domine & qui les produit, tel que la dartre,
l'érésipelle, le scrophule, le mal vénérien, le scor-
but & autres: c'est à chaque maladie désignée par
l'une ou l'autre de ces causes, qu'il faut chercher
à porter secours; c'est en prenant les vrais moyens
d'y parer, qu'on doit agir efficacement sur
les effets qui en résultent sur les yeux; autrement c'est une guérison palliative, & non ra-
dicale; on peut même ajouter que ce sera toujours nouvelle douleur, nouveau tourment,
lorsqu'on ne pourra pas dire *sublatâ causâ, tollitur effectus.* Telles sont les causes, tel est le
principe de l'ophtalmie en général; c'est à l'observateur intelligent à scruter la Nature, à la
suivre dans tous ses détours, afin de pouvoir
varier ou multiplier les remédes, suivant les circonstances; parce qu'il est encore des ophtalmies qui, dans une fiévre maligne ou putride,

ont pour cause la métaftafe de l'humeur au cerveau, & qu'il en eft d'autres qui s'annoncent par la fuppreffion des cours périodiques ou des hémoroïdes ; par des fuites de couches ou dépôts laiteux ; par des rhumes de cerveau négligés ou mal évacués ; enfin, par des douleurs de rhumatifme, de fciatique, de goute, &c.

Les remédes qu'on emploie pour les ophtalmies font en général à peu près les mêmes ; les plus fimples font les meilleurs ; ils doivent être pris tant intérieurement qu'extérieurement, & c'eft de cette application heureufe que dépend le fuccès du traitement : or, pour diminuer dans le principe d'une ophtalmie pour laquelle on craint l'incendie général du globe, pour diminuer dis-je, le plus ou moins de douleur ; le premier foin doit être de fuivre un régime doux & mitigé ; c'eft-à-dire de faire prendre les pédi-luves le matin, les mani-luves le foir, de la manière qui a été prefcrite dans la fection, qui a pour titre *Des Bains* ; faire mâcher au malade, ayant les pieds ou les bras dans l'eau, foit des feuilles de cochléaria, foit gros comme un pois de racine de pyrethre ; donner aux enfans une tifane compofée avec le chiendent, les figues graffes, édulcorée avec gros comme une aveline de miel ; prefcrire aux

adultes, foit la même boiffon, foit une eau
de veau herbacée, foit une eau de poulet,
foit tout autre liquide adouciffant ou calmant;
faire boire dans la matinée quatre à cinq taffes,
à demi-heure de diftance & dans le cours de
l'après-dîner à volonté, de l'eau de miel feulement, ou une eau légère de fyrop de vinaigre
framboifé.

A l'égard du régime qui convient, il confifte
comme je viens de le dire, dans une diette
mitigée, c'eft-à-dire qu'il ne faut ni nourriture
trop folide, ni ragoûts; quatre repas légers
dans la journée fuffifent, ayant toujours la
précaution de tenir le corps libre par des
remédes à l'eau de fon. Pour ce qui eft des
moyens externes, ils confiftent dans les douches & topiques légers qu'on peut employer
& multiplier fuivant les circonftances. Lorfque
ces rémédes préparatoires auront fuffifamment
adouci & délayé les humeurs, on doit purger
deux fois, à un jour de diftance, fuivant les
indications, (voyez Section *Des purgatifs*),
après quoi faire ufage de la pomade ophtalmique en la manière indiquée dans l'article de
ce rémède; en faire ufage autant de temps que
la maladie paroîtra le requérir, & finir le traitement par le doux réfolutif de fang de pigeon,
par les aftringens, les toniques, & enfin par les

toniques ophtalmiques fpiritueux ou électriques fpiritueux, de la manière indiquée dans cette Section.

Si l'ophtalmie a pour caufe, foit une chute, foit une contufion ou autre de cette nature, on faignera du bras le plus-tôt qu'il fera poffible; mais on ne doit réitérer la faignée que dans un cas très-urgent, dans la crainte de fixer de plus en plus la ftagnation du fang; fi au contraire, la maladie provient d'une fuppreffion d'évacuations périodique, il faudra une faignée du pied, du double de celle du bras. Si enfin l'ophtalmie paroît avoir été occafionnée par un flux hémoroïdal fupprimé ou trop éloigné, on doit, fans perdre de temps appliquer les fangfues au fiége, au nombre de quatre, cinq ou fix au plus; c'eft la faignée qui femble remplir le mieux le vœu de la Nature, & qu'on ne rifque pas de répéter dans les maladies des yeux; j'avouerai franchement que je ne fuis pas plus le partifan de la faignée à la jugulaire, que de l'application des fangfues, foit aux paupières, foit à la temporale, parce que j'ai fouvent vu des accidents, fans avoir encore obfervé des fuccès réels; j'ai bien reconnu, à la vérité, que ces faignées locales ont paru d'une application heureufe pendant vingt-quatre heures, & quelquefois plus; mais ce font de

ces fuccès apparens, & auxquels on ne doit pas
fe fier; car la faignée, par fa dérivation, en
privant les vaiffeaux de la partie la plus fluide
du fang, laiffe la partie la plus épaiffe comme
ftagnante; ce qui paroît calmer la maladie, &
même en éteindre l'incendie. Mais qu'arrive-t-il
alors? C'eft que le fang, en fe reportant de
nouveau dans l'extrémité de ces petits vaiffeaux,
trouve un obftacle encore plus confidérable que
le premier, par la molleffe & le relâchement
des parties; par conféquent il faut plus d'efforts de la part du fang pour entraîner les
globules ftragnants; plus de coups de pifton
pour fe frayer une route dans les voies de la
circulation; de manière que, de proche en
proche, cette fermentation fe communique
aux parties nerveufes & mufculeufes, d'où fuit
néceffairement la douleur, la confufion dans
tout l'organe, ce qui quelquefois, & même
fouvent, décide une ophtalmie dix fois plus
dangereufe que la première.

Voilà ce que j'ai obfervé avec la plus fcrupuleufe attention, & ce qui me fait dire avec
quelque confiance, que les faignées locales
relâchent les folides, diminuent les forces corporelles, fi néceffaires pour vaincre les obftacles
de la vifion. J'ajouterai même, qu'après dix-
huit ans de pratique, j'ai toujours remarqué

que la pommade ophtalmique , par le mélange
de fes ingrédiens , par fon action ftimulante ,
eft beaucoup plus propre à vaincre , & divifer
les globules qui font ftagnation , qui décident
la maladie locale , parce qu'elle agit d'une
manière fenfible fur les folides comme fur
les fluides. Je dirai toujours avec la même
confiance , qu'il eft également préjudiciable
de mettre le malade à une diéte trop rigou-
reufe , parce que le fang a befoin d'être rafraî-
chi & renouvellé par un chyle doux & balfamique ; parce que c'eft de cet état de tranqui-
lité que dépend le fuccès des remédes ; c'eft
pourquoi je me fuis toujours très-bien trouvé
d'une diéte mitigée.

Il eft un moyen que je ne puis taire , un moyen
qui m'a fouvent réuffi dans les ophtalmies re-
belles , & qui remplit en partie les mêmes indications que la faignée du pied ; c'eft de placer un
écran devant les yeux du malade , de lui faire
approcher les pieds du feu , fans cependant rif-
quer de fe brûler , de le laiffer dans cette pofition
volontaire l'efpace de vingt-cinq à trente minutes , ce qu'on pourra répéter trois à quatre
fois le jour , fur-tout dans les premiers périodes
de la maladie. Tout le monde fentira l'effet
révulfif de cé moyen , tout fimple qu'il eft ; c'eft
pourquoi je n'entrerai pas dans de plus grands

détails ; mais je ne puis finir cet article intéreffant , fans chercher à prémunir le lecteur
contre l'idée vulgairement reçue, qui eft qu'un
malade affecté de la vue , doit refter renfermé
dans une chambre bien clôfe , & éviter l'impreſ-
fion de l'air : c'eft un préjugé vulgaire , & fans
fondement, à moins que la maladie ne foit au
dernier période ; & voyant même le malade dans
des douleurs infurportables , encore ferois-je
ouvrir les fenêtres de fon appartement , afin
que l'air pût fe reproduire & procurer plus
de calme au fang en le rafraîchiffant ; ce qui ,
pour la crife , eft auffi utile que néceffaire.

L'air en général eft un tonique qui fortifie les
folides , & donne plus d'action aux fluides. Ce
n'eft donc pas le grand air qu'il faut craindre ,
mais l'air factice , l'air empoifonné ; ce font ces
rideaux artiftement fermés , ces vents coulis
mille fois plus redoutables que la plaine campagne ; je dois dire , avec certitude , que l'impreſ-
fion du grand air n'a jamais influé en mal fur la
multitude prodigieufe des malades qui viennent
me trouver de toutes parts , & je puis même
affurer que les pauvres guériffent dix fois plus
vîte que les riches , qui fe cafernent , & qui
engourdiffent le fang en fe couvrant trop fortement la tête & le corps ; c'eft une remarque
qu'il eft aifé de faire , & dont on peut tirer de
grands avantages.

ADDITION A LA PRÉSENTE SECTION.

Des effets malheureux que produit une Ophtalmie négligée, ou mal gouvernée.

L'ORDRE de la Nature a des régles immua-bles, des régles qui ne souffrent de contra-riété qu'autant qu'elles sont forcées par les causes secondes ; & les causes secondes sont pour l'ordinaire le dérangement des solides, ou le défaut de circulation des fluides ; quelque-fois même il arrive que la réunion des deux se trouve en opposition ; c'est donc d'après ces différens degrés de compression & d'irritation qu'on voit ces corps désunis, ces tumeurs enkistées qui annoncent la contrainte où se trouve cette même Nature, & les efforts in-utiles qu'elle fait pour se débarasser de la gêne continuelle qu'elle éprouve, parce que le mo-ment précieux, le moment favorable a souvent été emploié à des remédes trop chauds, ou trop froids ; parce qu'il a été négligé ou que les soins ont été mal entendus. Tels sont les évenemens qui embarassent tous les jours les Praticiens les plus expérimentés, & qui font que le malade reste dans un état aussi désespéré qu'il paroît désespérant. Voilà les exemples qu'on qu'on ne ceſſe de voir, en obſervant, & dont le ſuivant donnera la preuve la plus ſenſible ? Puiſſe-t-il ſervir, je ne dirai pas de précepte, mais d'exemple dans de pareilles circonſtances.

J'avois fini mon premier volume, lorſque des parens, juſtement allarmés ſur le ſort d'une ſœur, âgée de trente-deux ans, & au moment d'un aveuglement qu'on regardoit comme certain, comme incurable, lorſque les parens, dis-je, firent avec la victime cent trente-cinq lieues, pour venir chercher dans la Capitale les moyens de faire révoquer un arrêt auſſi redoutable. Près de deux mois s'étoient déjà écoulés dans des tentatives infructueuſes, lorſqu'on ſe décida à venir me chercher dans ma retraite. Au premier aſpect, je reconnus des yeux dans le dernier état de dépériſſement, mais cependant encore ſuſceptibles de ſecours, & formant un cas d'obſervation réellement capable de donner des notions inſtructives : enſuite, ayant laiſſé le temps à la malade de ſe remettre du mouvement de la voiture, qui étoit pour elle inſuportable, puiſqu'elle lui procuroit des foibleſſes, des vomiſſements affreux, je trouvai que la cornée tranſparente du globe de l'Œil droit étoit devenue comme opaque ; qu'elle avoit acquis une protubérance contre nature, &

Tome I. L

que les efforts qui s'en étoient suivis avoient
relâché l'adhérence de la sclérotique avec les
lames de la cornée , l'avoient, dis-je, relâchée
dans toute sa circonférence , au point que la
désunion de ces deux membranes étoit démontrée par un lacis de fibres , par un rézeau de
vaisseaux sanguins & lymphatiques; ce qui prouve
évidemment que la sclérotique & la cornée ne
font que contiguës , & non pas continues ; je
remarquai que les différentes ophtalmies qui
avoient été suivies d'hypopions plus profonds
les uns que les autres , avoient rompu les cellules
de l'humeur aqueuse , porté le trouble & la confusion dans le cryftallin , de manière que la
malade n'appercevoit les gros objets qu'à travers une espèce de gaze très-épaisse. A la maladie du globe se réunissoit le relâchement de la
paupière inférieure qui venoit former un bec-
de-lièvre , qui servoit comme de goutière aux
fluides de l'Œil , à peu de distance du point
lacrymal ; ce qui donnoit lieu de craindre le
défaut d'action de son sphincter , le relâchement du sac, l'obstruction du canal nazal , & de
suite l'œdème ou fistule lacrymale.

D'après cet examen, je portai les mêmes yeux
observateurs sur le globe de l'Œil gauche ,
& je trouvai qu'il avoit conservé sa forme naturelle , quoique la cornée transparente fût

mafquée par plufieurs prolongemens de cicatrices, fuite malheureufe de différents hypopions dont les effets internes avoient agi moins
profondément que fur le globe précédent, de
manière que cet Œil, fur la vue du quel on
ne comptoit plus, étoit celui qui faifoit l'objet
de mes efpérances, parce que la cornée étoit
la même dans les parties non dilacérées par les
cicatrices, parce qu'elle avoit confervé fa dia-
phanéité ordinaire, parce que l'épanouiffement
de ces mêmes cicatrices me laiffoit appercevoir
que les fibres de l'iris n'avoient pas perdu de
leur couleur naturelle ; d'où je pouvois con-
jecturer que les cellules de l'humeur aqueufe,
& celle de l'humeur cryftalline confervoient
encore leur état de perfection, & pouvoient
redevenir fufceptibles de l'impreffion active des
faifceaux de lumière.

Cet examen plufieurs fois répété, je quef-
tionnai la malade fur ce qui avoit précédé ;
elle m'apprit que, dès fa plus tendre enfance,
elle avoit été fujette à des maux d'yeux continuels ; ce qui provenoit d'un cerveau très-
humide, & dont le *mucus* abondant exhaloit
une odeur fœtide ; que continuellement fati-
guée par des glandes œdémateufes, par des engelures ouvertes & fluentes, elle avoit fait de
fortes maladies ; que l'âge de puberté s'étoit

L 2

déclaré avec peine , mais fans dérangement ;
que les retards qu'elle éprouvoit , que les fpafmes qui en étoient les fuites , ne lui venoient
que de la multitude de faignées qu'on avoit
cru devoir lui faire , ce qui avoit rendu fon eftomac lent & pareffeux , fur-tout , depuis la
quantité prodigieufe de pilules qu'elle avoit
prifes ; que fon fommeil étoit toujours inquiet ,
toujours agité , toujours fuivi de douleurs lancinantes qui fe faifoient reffentir au cerveau
& dans toute l'habitude du corps ; que , depuis
quelque temps les jambes lui enfloient , &
qu'elle fe trouvoit fouvent le col , les bras & les
cuiffes couvertes de puftules acrimonieufes ,
qui fe diffipoient auffi aifément qu'elles renaif-
foient ; mais que depuis quinze à dix huit mois ,
les fluxions réitérées fur les yeux avoient fait des
progrés à l'infini , fur-tout depuis le commencement de l'hyver dernier , où elle avoit reffenti
dans l'intérieur de l'OEil droit des douleurs fi
cruelles , qu'il lui fembloit que le globe reffor-
toit à chaque inftant de l'orbite , & que cependant ces mêmes douleurs, fans être auffi aiguës,
paroiffoient lui défigner un corps étranger qui
la fatiguoit fans ceffe.

D'après ce détail circonftancié , qui me fit
faire un nouvel examen des yeux , je crus
pouvoir & devoir me rendre aux inftances d'une

famille qui ne me demandoit que de diminuer les douleurs, que de prendre les moyens d'empêcher la perte totale de la vue : mais, pour y parvenir, il me falloit faire un facrifice ; auffi fut-il convenu que la malade fe rapprocheroit de moi avec une de fes fœurs, de manière que mon premier foin fut de chercher à combattre les vices d'un tempérament fcrophuleux-dartreux, qui, chez elle, étoit héréditaire : en confequence je fis établir au bras un exutoire momentané & enfuite permanent ; je mis la malade au régime, en profcrivant les farineux, les laiteux & flatueux, en lui faifant boire au diner & au fouper les eaux minérales & épurées de Paffy, qu'elle mélangeoit avec le vin ; en la purgeant tous les mois, à peu de diftance du cours périodique, en la préparant, pendant quelques jours avant, avec deux verres de tifane de vinache, qu'elle prenoit, l'un le matin, l'autre le foir.

C'eft ainfi que, graduellement, j'ai eu la fatiffaction de voir diminuer la tenfion nerveufe par les effets d'une circulation plus libre & plus active ; alors la malade reprit fa gaieté naturelle, & n'eut plus ces fpafmes mélancholiques dont elle étoit tourmentée. Tel a été le fuccès des remédes internes, qui, pendant quatre mois n'ont fait que retablir & accélérer le bien-être des yeux, pour lesquels, dès le premier moment je mis en usage le tabac, les mastications de racine de pyréthre, les bains ou douches d'eau de laitue, ainsi que les topiques légers de la même plante ; mais le reméde qui devoit agir le plus efficacement étoit la pomade ophtalmique dont le triomphe est devenu aussi visible que sensible ; il est vrai que j'en diminuois ou augmentois l'activité suivant les circonstances : je la mettois deux fois le jour entre les deux paupières, dont j'enduisois même les parties supérieures externes ; dans moins de six semaines la malade alloit & venoit librement ; enfin, après quatre mois & demi, elle est repartie pour sa province, pouvant lire très-aisément mon écriture; ce qu'elle faisoit, avec l'aide de l'Œil gauche seulement, parce que le prolongement ou épanouissement des cicatrices continuellement atténué, & divisé par la pommade, livroit passage aux faisceaux de lumière, qui n'ayant plus d'obstacles que les points de cicatrice, pouvoient se peindre aisément sur les organes de la vision. On ne pouvoit pas espérer le même succès pour le globe de l'Œil droit, puisqu'il y a tout lieu de présumer que, les cellules de l'humeur aqueuse étant rompues, il doit en résulter un trouble & une confusion permanente qui forme

obſtacle au méchaniſme de la vue ; mais le bien-
être qui s'en eſt ſuivi pour le globe, eſt la
diminution de volume, ce qui eſt arrivé par la
réunion de la ſclérotique avec le lymbe de la
cornée tranſparente ; c'eſt pour la paupière inférieure le retour naturel de ſon cartilage, & la
libre circulation dans ſes glandes.

Telle eſt la ſituation de la malade, qui de
retour dans ſa province, obſerve toujours le
même régime, conſerve le même bien-être,
qui ſe perfectionnera, tant dans les ſolides que
dans les fluides par l'uſage des liqueurs ophtalmiques ſpiritueuſes, par le moyen des fumigations ſéches, & enfin par le bain journalier
de l'eau ophtalmique, ou de celle de joubarbe
préparée ; mais on ne peut s'empêcher de dire
que c'eſt à l'activité permanente de la pomade
ophtalmique que ſont dus l'amélioration du
globe de l'Œil droit, & le retabliſſement de la
cornée tranſparente de l'Œil gauche, parce qu'en
pénétrant la ténuité des vaiſſeaux, elle a diviſé
les globules ſtagnans, & débarraſſé le globe
de la ſurabondance de ſes humeurs par le flux
de ſes larmes. La pommade ophtalmique plus
ou moins mitigée eſt donc le purgatif le plus
aſſuré de l'Œil ; mais je ne puis trop répéter
qu'elle doit agir librement pendant trois heures
ſans aucune compreſſion quelconque ; autre-

ment ce feroit s'oppofer à fes efforts, & empêcher le mouvement des paupières qui eft fi
néceffaire; ce feroit, en un mot, répercuter ou
arrêter le fuperflu des humeurs que la Nature
a befoin d'évacuer. Puiffe cette réflexion fervir
à faire fupprimer les compreffions qu'on fait au
globe de l'Œil, & à convaincre que c'eft faire
réfluer les égouts de la Nature fur elle-même.

SECTION V.

De la nature des Purgatifs, & de leurs effets dans les maladies des Yeux.

LE TOUT-PUISSANT avoit créé l'homme
dans l'état de nature innocente, parce que rien
d'imparfait ne pouvoit être l'ouvrage de fes
mains; mais, bientôt après, l'homme féduit,
l'homme ambitieux fut déchu de cet état de
gloire pour être abandonné à lui-même, &
devenir la victime de toutes les infirmités
humaines; cependant la juftice de Dieu avoit
prévu toute chofe; car, en laiffant l'homme
livré à fes penchants & à toutes les viciffitudes
de la Nature, il lui a laiffé auffi toutes les reffources pour fe nourir, & tous les médicamens
pour fe guérir : c'eft donc l'abus, ou le peu de
connoiffance des moyens, qui rend l'homme

valétudinaire & malheureux ; & c'eſt par l'effet
de cet abus, que ſe prolongent & ſe per-
pétuent les maladies des yeux ; ce qui arrive
par l'uſage trop fréquent, par l'effet trop actif
des purgatifs.

Lorſque quelque humeur peccante vient
déranger l'ordre qui régne dans l'économie
animale , alors les ſolides comme les fluides
éprouvent une gêne, un embarras qui ne tardent
pas à ſe manifeſter ; tel eſt l'effet de la révolution & de la confuſion des humeurs , d'où naiſſent ces inſomnies , ces rêves affreux , ces dégoûts , ces pertes d'apetit , ces maux de tête ,
ces peſanteurs de corps , ces douleurs lancinantes, qui affectent, tantôt une partie , tantôt
l'autre : voilà donc les premiers périodes d'une
maladie qui , pour l'ordinaire , vient ſe déclarer
par une langue ſurchargée de l'épaiſſiſſement
de la lymphe, par un pouls ſouvent dur & con-
vulſif , par des urines épaiſſes & chargées de ſels
acrimonieux , par des aigreurs d'eſtomach , qui
annoncent la mauvaiſe qualité des ſucs gaſtri-
ques , & le mauvais ferment des humeurs qui
les corrompent : voilà donc l'avertiſſement
premier de nos maladies & de nos infirmités
auxquelles on peut remédier dans le principe ;
mais, pour peu qu'on tarde ou qu'on devienne
indocile à la voix de la Nature , les accidens

deviennent plus graves , & la maladie se manifeste par une fermentation qui devient plus ou
moins générale , qui prend plus ou moins de
malignité. C'est donc alors qu'il faut recourir
aux Praticiens expérimentés , pour se tirer d'un
labyrinthe où l'on est entré, lorsqu'on auroit pu
en être quitte pour un régime de quelques jours,
ou des médécines de précaution. Voilà ce
qui est fait pour humilier l'intelligence humaine,
lorsqu'on la compare à l'instinct des brutes , qui
n'ont besoin que d'elles-mêmes pour connoître
les maux qu'elles éprouvent , & chercher les
moyens d'y remédier.

Les purgatifs en général sont pris dans les trois
régnes de la Nature ; c'est de cette pharmaco-
pée universelle qu'on tire l'assemblage de ces
antidotes préparés , qu'on présente au malade,
sous la forme de poudres , pilules , opiates,
tablettes , essences, élixirs , goutes , baumes ;
tisane & enfin ce qu'on appelle vulgairement *médecine noire* , ou l'extrait de différens
purgatifs. J'ai cherché , comme bien d'autres ,
à connoître les propriétés des plantes étran-
géres ; je me suis tourmenté bien des fois
pour suivre l'ordre classique qui est établi ;
mais j'ai toujours reconnu que les plantes étran-
géres perdoient une partie de leur propriété
naturelle , parce que le transport , le temps & le

changement de climat en altéroient les vertus ;
ce n'eft pas cependant qu'il n'y ait des exceptions à la régle générale ; mais, malgré cette
confidération, j'ai cru devoir me renfermer
dans l'étude & l'ufage des plantes ufuelles &
indigénes, telles que les a données ce célébre
Médecin Botanifte, (M. Chomel), dont
l'ouvrage eft très-digne d'éloge. D'ailleurs j'ai
toujours remarqué qu'en fait de maladies des
yeux, les purgatifs trop actifs, font toujours
contraires & même nuifibles ; c'eft auffi, pour
ne pas contrarier la Nature, ni me trouver en
défaut, que je me fuis attaché à choifir les
purgatifs dans la claffe des minoratifs, avec la
feule précaution d'employer le temps fuffifant
pour la préparation du fujet.

Lorfque la maladie n'eft pas entretenue par
un vice particulier, voici mes formules les
plus ufitées, & dont je me fuis toujours affez
bien trouvé ; ce n'eft pas cependant qu'on ne
puiffe les varier ou les changer fuivant les circonftances ; mais j'ai cru devoir cette fatisfaction
au Public.

Pour un Enfant d'un an à trois :

Manne en forte, une once & demie ;
fondue, & paffée dans un petit verre de
bouillon gras :

ce qu'on peut répéter deux fois , à un jour
de diftance avec les précautions ordinaires , qui
font de tenir le fujet chaudement , & de le faire
boire de temps en temps.

Pour un Enfant de trois à fept ans.

Manne en forte , une once & demie ;
Follicules de féné , un gros ;
Coriande , une pincée ;

dans une légère décoction de *jus de pruneaux* ,
pour un petit verre.

La médecine également répétée à un jour
de diftance.

Pour un Enfant de fept à douze ans :

Manne en forte , une once & demie ;
Follicules de féné , un gros & demi ;
Agaric , un demi-gros ;
Coriande , une pincée ;

dans une infufion de *chicorée-fauvage* , pour
un petit verre.

La médecine réitérée de même , à un jour
de diftance.

Pour une jeune perfonne de douze
à dix-huit ans.

Manne en forte , deux onces ;
Follicules de féné , deux gros ;

Agaric , demi-gros ;
Coriande , une pincée ;

dans une infusion de *chicorée-sauvage* , pour un verre.

La même médecine répétée de même à un jour de distance.

Pour une personne de dix-huit à trente ans,
& au-dessus de cet âge.

Manne en sorte , deux onces ;
Follicules de séné , deux gros ;
Sel d'epsom , demi-gros ;
Agaric , demi-gros ;
Coriande , une pincée ;

dans une infusion de *chicorée-sauvage* & *pimprénelle,* pour un verre ; le tout répété de même à un jour de distance.

Ces sortes de purgatifs doivent être précédés, non-seulement par des boissons préparatoires, par des lavemens plus ou moins multipliés, mais même par des tisanes dépuratives, & analogues aux vices du sang , s'il en existe. Voilà quels ont été mes procédés en médecine , toutes les fois que les circonstances ont paru le requérir. Persuadé, d'ailleurs, qu'il est des crises & des constitutions particulières qui demandent plus d'action & de précautions ; aussi j'en défère sur cela,

à l'expérience confommée de nos Praticiens
fi recommandables ; mais je dois les prier d'avoir
toujours égard à l'extrême délicatelle des yeux,
& à l'irritabilité qui en réfulte.

Il eft un article lié à cette Section, qui concerne les vomitifs de la première clalle ; mais je
dois dire que ces fortes de remédes agiffent avec
trop d'irritation ; que je les ai fouvent vu employer dans les maladies des yeux, avec peu de
fuccès, même dans les goutes féreines, parce
que j'ai remarqué que la fecouffe nerveufe qui
en eft le réfultat, comprime les refforts de la
circulation, & porte un érétifme marqué dans
toutes les parties déjà trop irritées & trop irri-
tables ; c'eft pourquoi, dans un befoin urgent,
je me fuis toujours fervi des vomitifs à petite
dofe, ou des apéritifs avec le fel de nitre, le
tout proportionné à la forte ou délicate conftitution du fujet ; d'où il eft aifé de conclure qu'on
ne peut pas prefcrire des dofes déterminées,
qui doivent varier fuivant les circonftances : du
refte, en fait de médecine, j'ai toujours évité,
autant que j'ai pu, les poudres, pilules & autres
de cette nature, parce que, comme je l'ai déjà
obfervé, ces fortes de remédes forment un
ftimulant plus ou moins actif qui irrite trop les
membranes de l'eftomac ; ce qui peut être
très-favorable dans certaines occafions, mais ce

qui eft toujours redoutable dans les maladies
des yeux : enfin , pour lever toute difficulté ,
& vaincre la répugnance qu'on peut avoir
pour les purgatifs en boiffon , je ne puis que
répéter de nouveau ce que j'ai déjà avancé ;
c'eft , la médecine prife , de faire couler dans la
bouche quatre à cinq goutes de jus de citron ,
qu'on avalera peu-à-peu ; cet acide agira
efficacement fur la manne , & empêchera les
naufées qui en font d'ordinaire la fuite , de
manière que le malade pourra fe répofer tranquillement , & attendre les effets du purgatif ,
qui ne manquera pas d'agir par les voies ordinaires ; du moins c'eft une expérience qui ne
m'a jamais manqué , & fur laquelle on peut
compter.

SECTION VI.

Des Bains , des Demi-bains , des Pédi-luves , des Mani-luves qui font d'ufage dans les maladies des Yeux.

LE corps de l'homme eft la réunion de toutes
les perfections , & il n'eft rien dans la Nature
qui approche de fa ftructure admirable , puifque
tout ce qui refpire a des perfections particulières,
mais non pas en auffi grand nombre que le

corps de l'homme. En effet eſt-il rien de plus
ſurprenant que les prodiges de force & d'adreſſe
dont il donne tous les jours des preuves ; rien
ne paroît réſiſter à ſa volonté, & tout céde à ſes
efforts ; c'eſt donc par une méchanique toute
divine , par un aſſemblage, par une diſtribution
parfaite de toutes les parties nerveuſes , muſculeuſes , que l'homme eſt un chef-d'œure de
perfection , qui annonce grandeur, majeſté ,
& l'image de Dieu même : voilà ce qui rend
l'homme ſi orgueilleux , ſi fier de ſon exiſtence; mais hélas ! le moindre dérangement
dans ſes fonctions, la moindre obſtruction, le
plus petit accident détruit bientôt cette belle
ordonnance , & lui apprend que chaque inſtant
peut le faire rentrer dans le néant d'où il a été
tiré ; auſſi arrive-t-il qu'on eſt obligé d'avoir
recours à tous les moyens que l'intelligence
humaine a pu imaginer : or , dans le cas d'érétiſme , de chaleur, de criſpation nerveuſe &
d'inflammation , l'expérience a appris qu'on
emploie avec ſuccès les bains, les demi-bains,
les pédi-luves , les mani-luves & autres ſecours
de ce genre.

Lorſqu'il exiſte un orgaſme conſidérable
dans les fluides , il en réſulte une fermentation
qui ſe communique de proche en proche à
toute l'économie animale, qui détermine ces

douleurs ,

douleurs, ces maux de tête, ces migraines qui font toujours les avant-coureurs, soit de ces inflammations ardentes, soit de ces irritations douloureuses qui semblent tirailler le globe, soit en un mot de ces ophtalmies rébelles qui donnent souvent le change à l'Obfervateur: telle eft la caufe de toutes les révolutions qui arrivent particulièrement aux yeux, comme à la partie la plus délicate, & la plus fufceptible de ces fortes d'impreffions. Il s'agit donc, pour calmer ces accidens, d'empêcher que l'embrâfement ne devienne plus confidérable; c'eft alors qu'il faut rafraîchir, tant intérieurement qu'extérieurement: or les remédes internes font les adouciffans & les délayans; les externes font les demi-bains, les bains de fauteuil, les pédiluves, les mani-luves, les lavemens & autres.

Dans les maladies des yeux, & dans les affections du cerveau, j'ai toujours reconnu que les bains entiers, bien loin de calmer les douleurs, ne font au contraire que les augmenter, parce que le fang eft porté avec trop de rapidité vers les parties fupérieures, parce que ce tranfport fubit ne fait que les gonfler & les tendre davantage, de manière qu'il exifte une tenfion dans les folides, & une gêne dans les fluides; il eft vrai que bientôt après, le calme fe rétablit & la contraction ceffe; mais le

Tome I.   M

coup eſt porté, & le reméde devient inefficace. J'avoue que, s'il étoit poſſible d'entrer dans le bain la tête la premiére, ce ſeroit parer à tous les accidens ; ce ſeroit en tirer un grand ſecours ; mais malheureuſement cela n'eſt praticable que dans les bains de rivière ; encore faut-il ſçavoir plonger, parce que l'effroi qui en réſulteroit, pouroit déterminer des ſuites & des accidens plus graves que la cauſe même ; c'eſt pourquoi j'ai toujours préféré les demi-bains : en effet quel eſt le but qu'on ſe propoſe en faiſant prendre les bains ? C'eſt de détendre, de rafraîchir, d'adoucir le ſang ; or le demi-bain, ou bain de ceinture, ne produira pas à la vérité un effet auſſi prompt, mais beaucoup plus ſûr, parce qu'il diminuera de proche en proche la tenſion des ſolides, parce qu'il ne gênera pas la circulation du ſang ; parce qu'il le rafraîchira plus ſûrement ; parce qu'il en fera même une dérivation heureuſe, parce qu'il ne relâchera pas les membranes d'un eſtomac foible & pareſſeux, parce qu'en un mot, ce ſera remplir le vœu de la Nature ſans danger & ſans accidens.

La chaleur du demi-bain doit être de vingt-un, vingt-deux, vingt-trois degrés ; ſa durée de trente-cinq à quarante minutes pour les enfans, & d'une heure ou d'une heure & demie au plus pour les

adultes : on pourra boire, pendant ce temps, une
ou deux taffes d'infufion de tilleul, ou d'o-
rangeade, dont on édulcorera chaque taffe
avec le miel, ou bien deux verres d'eau de
poulet ou autre ; mais ce qu'il eft effentiel de
fçavoir, c'eft le danger qu'il y a, en fait de maladies des yeux, de lire, ou de s'appliquer pendant le temps du bain, parce que c'eft en empêcher les bons effets ; c'eft mettre de la conten-
fion dans des parties qui ont befoin de calme
& de tranquillité.

Il eft un autre bain, qui n'eft fufceptible d'aucun inconvenient, qui fe raproche davantage
du cerveau, & que j'appelle les *mani-luves* ; on
peut employer ce moyen plufieurs fois dans la
journée, & même pendant le temps du demi-
bain : il s'agit pour cela, d'avoir un vafe en forme
de cuvette de cabinet, pour que les avant-bras
puiffent être à l'aife l'un contre l'autre, & dans
cette pofition, ne porter l'eau que jufqu'au
deffus du coude, ayant foin d'obferver toujours
le même dégré de chaleur, c'eft-à-dire de vingt-
un à vingt-deux ; on doit refter dans cette attitude l'efpace de quinze à dix-huit minutes pour
les enfans, & du double pour les autres. Il eft
une précaution qu'on peut prendre pour
empêcher le bain de fe réfroidir, & la vapeur de
fe porter en haut ; c'eft d'attacher une ferviette

autour du col, en forme de linge à barbe, qui
doit venir se reporter sur la cuvette : je puis
dire que, dans les maladies inflammatoires des
yeux, j'ai souvent obtenu, à la faveur de ce
bain, des succès au-delà de mes espérances.

Le bain de vapeurs peut se faire avec différentes décoctions, telles que celles de mauve,
de guimauves : on place ce bain dans un vase
de chaise de garde-robe ; on le prend assis, les
jambes un peu écartées, on en prend, dis-je, la
vapeur à un degré de chaleur supportable ; on y
reste l'espace de quinze à vingt minutes ; ce qui
peut se répéter aussi souvent que le cas le requiert : ce bain est très-utile dans les cours périodiques retardés, dans les hémorrhoïdes suppri-
mées, & même dans de violens maux de tête,
qui portent toujours atteinte aux yeux ; ce
moyen, ou reméde, est donc un révulsif aussi
avantageux que les pédi-luves, dont on ne doit
faire usage que le matin seulement, ayant soin
de ne porter l'eau qu'audessus des malléoles,
tant internes qu'externes ; de tenir le corps dans
la direction la plus élevée, afin de rendre la
dérivation la plus avantageuse que faire se peut.
La durée de ce bain (le pédiluve) ne doit être
que de douze à quinze minutes pour les enfans, de vingt-cinq à trente pour les adultes,
parce qu'autrement ce moyen, au lieu d'être

révulfif, deviendroit répercuffif. Voilà ce que l'expérience m'a appris, & ce que les effets de la Nature m'ont démontré. Pour ce qui eft des lavemens, je préfère l'eau de fon, dans le cas d'inflammation, & l'eau de graine de lin, lorf-que les urines font embaraffées ; mais je dois ajouter que le vrai moyen d'en tirer un avan-tage falutaire, c'eft d'en faire ufage le moins qu'on pourra.

Je ne puis quitter cette Section, fans faire mention des bains de vapeurs ou des fumiga-tions chaudes qu'on fait porter fous les yeux du malade, dans les maladies de cet or-gane ; mais, quelque émollient, adouciffant ou réfolutif que foit l'effet de ces vapeurs, j'ofe dire qu'elles en produifent un contraire à celui qu'on fe propofe, parce que cette humi-dité vaporeufe peut bien agir fur les folides ; mais il eft d'expérience qu'elle diftend les glan-des des paupiéres, relâche les vaiffeaux, & leur ôte ce mouvement fyftaltique fi néceffaire à la circulation. Voilà des faits inconteftables, & que j'ai moi-même reconnu par l'emploi & l'ufage que j'ai fait de ces mêmes remédes ; c'eft pour-quoi j'ai cru devoir prévenir le Public fur un moyen qui n'a de réel que le faux calme qu'il paroit produire ; je dois cependant dire que ce bain de vapeur eft néceffaire pour ramollir

M 3

& détendre les vaisseaux sanguins de la conjonctive, & même dans le cas de chémosis de cette membrane ; qu'il est utile pour adoucir & faciliter le dégorgement d'une tumeur œdemateuse de fistule lacrymale ; autrement c'est agir au détriment du globe de l'Œil, en portant le trouble dans les humeurs aqueuse & cryſtalline ; c'est vouloir diminuer l'action d'une partie auſſi délicate, d'une partie que le temps & les années ne rendent que trop langoureuse & trop pareſſeuſe.

La manière de se servir des fumigations humides, est de mettre la liqueur presque bouillante dans un fumigatoire fait exprès, ou dans une taſſe qu'on couvrira de la main, pour en porter la vapeur avec l'autre, & la plus chaude qu'on pourra supporter aisément, soit sous les yeux, si c'est une extravasion de sang, soit sur les paupiéres, si c'est un chémosis, soit sur la tumeur de fistule lacrymale ; ayant soin, dans tous les cas, de faire agir & mouvoir les paupières ; du reste on peut en faire usage trois à quatre fois le jour, selon les circonstances ; mais, la maladie ceſſée, il est abſolument eſſentiel de chercher à rétablir l'action organique de l'Œil avec le secours des liqueurs ophtalmiques spiritueuses, tant en aspiration nazale, qu'en évaporation oculaire : le bien être qui doit réfulter des bains en général, eft de calmer les nerfs, de rafraîchir, de faciliter la libre circulation du fang, & de diminuer les affections fpafmodiques qui fomentent ou entretiennent les maladies des yeux ; c'eft pourquoi on peut & l'on doit en faire ufage dans toutes les circonftances qui ont rapport à ce genre de maladie.

CHAPITRE VI.

De l'Enfance, & des progrès de l'Adolefcence.

QUELQUE bienfaifante qu'ait été la Nature à notre égard, il n'en eft pas moins vrai de dire que l'homme eft de tous les animaux, celui dont l'enfance eft la plus longue. Ne peut-on pas même ajouter que l'enfance eft le berceau imparfait de nos idées & de nos perceptions ; que c'eft une jeune plante fufceptible de toutes les impreffions, végétative & qui pouffe des rameaux avant que de rapporter des fleurs ; un enfant ne voit & ne connoit que le moment préfent ; la mouche qui vole l'occupe ; une autre lui fuccéde, & produit le même effet : ce petit être n'a pas même l'inftinct d'éviter les dangers dans lefquels il fe précipite ; tout ce qui eft nouveau à fes yeux lui paroit beau ; s'il femble prodiguer

M 4

des careffes à fa Nourice, à fa Bonne, c'eft par
crainte, c'eft par habitude, c'eft par le befoin
qu'il a de leurs fecours: tel eft le premier période
de la vie, qui cependant développe infenfiblement le germe de ce qu'on doit être; c'eft
alors qu'il devient un être intéreffant par toutes
les efpiégleries, tous les tours d'adreffe dont il
eft fufceptible. Un enfant n'a à la vérité nul
ordre, nulle tenue dans fes idées, mais la har-
dieffe, qui eft l'appanage de fon âge, lui fait
fouvent faire & dire des chofes au-deffus de fa
portée, & dont il ne connoit le mérite, que
par les impreffions qu'il communique; un
enfant eft comme un Oculifte, qui cherche à
connoître la vérité; le premier tâche de lire
dans les yeux de celui à qui il parle, ce qu'il
peut efpérer ou redouter, le fecond cherche
à démêler la vérité; tant il eft vrai de dire que
les yeux font le tableau fidéle des impreffions
de l'âme.

On compte ordinairement l'enfance, depuis
la première année de la naiffance jufqu'à la douziéme ou quinziéme où commence l'adolefcence, qui s'étend jufqu'à la vingt-cinquiéme
ou trentiéme année. Voilà ce qu'on appelle
la première époque de la vie de l'homme, qui
n'eft qu'une forte de végétation plus prompte
pour les uns, plus lente pour les autres; car

il eſt vrai de dire qu'un enfant, qu'un adoleſ-
cent oublie aiſément le paſſé ; ne s'occupe que
du préſent , & ne penſe nullement à l'avenir :
c'eſt donc à tort qu'on répéte ſans ceſſe , que
cet âge eſt le plus beau moment de la vie , puiſqu'il n'eſt pas celui où l'on peut agir & penſer
avec intention , avec réflexion : tel eſt l'état de
l'enfance , tel eſt même celui de l'adoleſcence.

Le corps d'un enfant peut être comparé à ce
jeune arbre , dont la ſéve trop abondante pouſſe
au dehors une glue , ou humeur de gourme qui
gêne ſon développement ; ce n'eſt qu'après
s'être débaraſſé de ces ſucs morbifiques , qu'on
le voit croître & étendre ſes rameaux avec toute
les forces d'une ſéve vigoureuſe , & cette ſéve
eſt le produit des ſucs nourriciers que lui fournit
la terre : tel ſol eſt bon pour tel arbre , qui ne
vaut rien pour tel autre ; parce que l'eſprit végé-
tatif de celui-ci eſt plus foible , & demande des
ſucs nourriciers plus délicats. Je ne puis donc
trop le répéter ; ſi vous voulez avoir des enfans
forts & vigoureux , ſi vous voulez éviter des
maladies , qui ne ſont dues qu'à leur intempérance , donnez-leur des nourritures ſaines , &
de facile digeſtion ; des nourritures proportionnées à leur foible ou délicate conſtitution ;
ayez ſoin de les vêtir ſelon les ſaiſons ; de leur
faire prendre l'air , de régler leur lever & leur

coucher ; du reste , laiffez leur tout l'exercice qu'ils défirent ; mais ne leur donnez à manger que peu à la fois & fouvent ; c'eft le feul moyen de leur former un bon eftomac , & c'eft d'un bon eftomac , que dépend la bonté des yeux.

SECTION PREMIÈRE.

Des Vers des Enfans , & de la foibleffe qui en réfulte pour la Vue.

La vie d'un enfant eft une mer orageufe, fans ceffe agitée par des vents contraires. C'eft à chaque inftant nouveaux écueils, nouveaux dangers , nouveaux précipices : le moment où l'on croit jouir du calme le plus heureux , eft fouvent celui qui raméne les horreurs de la mort ; tel jour qui étoit brillant la veille, beau le matin , devient orageux le foir ; c'eft alors que le vaiffeau perd fa direction , qu'il fillonne à travers des flots d'écume , des flots entaffés les uns fur les autres ; c'eft alors que les vents furibonds , que les vents déchaînés de toute part brifent les mats, déchirent les voiles , couvrent l'onde de leurs horreurs , & ne préfentent plus aux paffagers qu'une maffe flottante au gré des fougueux aquilons. Tel eft le tableau métaphorique des accidens de l'enfance, de ceux de l'adolefcence : c'eft à cet âge que la Nature fait des efforts pour fe débaraffer de ces venins morbifiques qui viennent la furprendre & l'affaillir de toutes parts ; ce n'eft pas affez d'avoir à combattre la crifpation des nerfs, les vices du fang ; il faut encore que la Nature cherche à fe débaraffer de ces vers rongeurs qui, en abforbant les fucs gaftriques & nutritifs de l'enfant, mettent le corps dans un état de marafme, qui porte infenfiblement les mêmes atteintes au globe de l'Œil.

Nous voyons tous les jours, avec autant de furprife que de douleur, un enfant en apparence bien portant, qui tout-à-coup change de figure, dont les yeux font vifs & femillants dans un moment, ternes & langoureux dans un autre ; dont le corps, malgré la faim dévorante qu'il appaife, s'affoiblit de jour en jour, & s'amaigrit de même ; plus on le purge, plus on femble diminuer fes forces ; on diroit même que tous les fucs nouriciers tournent en pure perte ; mais hélas ! ces fucs multipliés, ces fucs abondans font abforbés par cette quantité prodigieufe de vers qui fourmillent dans les inteftins grêles, & particulièrement dans le *duodenum*, ce qui fait que les enfans fe plaignent de douleurs & de coliques ; les vers s'engendrent dans le corps de l'homme, non par corruption, mais par manducation ou aspiration de l'œuf qui doit se féconder. Le ver ne peut s'engendrer par corruption, parce qu'il lui faut un principe premier, & ce principe est l'œuf, qui passe avec les alimens, sur-tout avec ceux qui n'ont souffert aucune cuisson, tels que les fruits cruds & autres ; l'œuf vermi-porte peut encore pénétrer dans l'estomac par aspiration, parce que l'air que nous respirons, & sur-tout celui du soir, se trouve chargé d'une infinité d'atômes qui sont autant de germes producteurs.

Il est des enfans qui sont plus sujets aux vers les uns que les autres ; de ce nombre sont les sanguins, qui le sont cependant moins que les scrophuleux, parce que les humeurs de ces derniers sont plus épaisses & plus visqueuses ; on rend les vers par haut & par bas ; on les rend par la bouche, lorsque, ne trouvant plus de nourriture assez abondante dans les intestins, ils se portent dans l'estomac, provoquent une espéce de toux qui les fait rendre. On donne différens noms aux vers qui naissent dans le corps de l'homme ; les plus ordinaires sont, les *strongles*, qu'on nomme ainsi, parce qu'ils sont longs & ronds ; les plus rares sont les différentes espèces de *tænia* ou *vers-solitaires*, qui pour l'ordinaire ne souffrent pas de compagnons, mais dont les effets n'en sont que

plus funeftes; il eft une autre efpèce de ver,
qu'on nomme *afcarides*, qui s'engendrent dans
le *rectum*, dont on rend des milliers à la fois,
fans autre douleur qu'une démangeaifon, qu'un
picotement léger : enfin ce feroit entrer dans
des détails trop longs que de vouloir rendre
compte d'une infinité prodigieufe d'autres vers,
à qui les Auteurs ont donné différens noms,
fuivant les différentes parties du corps où ils
font placés.

Les remédes curatifs des vers font pour l'ordinaire les vermifuges connus; le meilleur contre
ceux des inteftins, eft de boire tous les matins,
à jeun & pendant une quinzaine de jours, deux
cuillerées d'huile de noix : pour ce qui eft du ver
folitaire, ou qu'on dénomme ainfi, tout le
monde fçait qu'on fait ufage de la poudre de
fougère mâle, incorporée avec le lait, & à une
dofe proportionnée aux forces du malade;
mais les moyens les plus efficaces contre les vers
du *rectum* font, de prendre des lavemens avec
une infufion de fumeterre, d'établir pendant
quatre à cinq heures un fuppofitoire fait avec
un morceau de lard, auquel on attache un
fil pour pouvoir le retirer aifément; tels font les
vermifuges dont on peut faire ufage fans crainte; auxquels je ne puis m'empêcher d'ajouter
le récit des effets que j'ai éprouvés dans mon
bas âge.

Mon enfance avoit été des plus heureuſes, & je touchois même au moment de l'adoleſcence, lorſque tout-à-coup cette fraîcheur première, dégénéra en un état de maraſme, qui, en moins de ſix mois me conduiſit aux portes de la mort ; j'étois ſans ceſſe tourmenté par une faim canine ; je ne dormois ni le jour ni la nuit ; je ſouffrois des douleurs d'entrailles inexprimables, & qui n'étoient pas exempts de convulſions, enſorte que la pâleur de la mort étoit peinte ſur mon viſage ; j'avois les lévres décolorées , le nez affillé, les yeux quelquefois rouges & ſémillants, quelques fois ternes & à demi-éteints ; enfin j'effrayois tout le monde, & tout le monde redoutoit la préſence d'un corps décharné , d'un moribond , qui avoit épuiſé toutes les reſſources de la médecine , & toute la pharmacie vermifuge : c'eſt ainſi que je cherchois à lutter contre mon ennemi particulier , contre la mort qu'il devoit me procurer, lorſqu'une bonne femme de campagne, qui venoit pour demander quelques graces à mon père, affura ma Bonne , que je devois avoir un ver rongeur , dont elle étoit aſſurée de me délivrer , ſi elle vouloit s'entendre avec elle ; ce que la Bonne eut bien de la peine à promettre, malgré l'état déſeſpéré & déſeſpérant où j'étois ; cependant la femme de campagne vint le lendemain avec la graine de camomille fimple ; elle en mit plein un dé à coudre dans la moitié d'une pulpe de pomme cuite , qu'elle me fit manger à jeun , & enfuite un quart-d'heure après, l'autre moitié avec autant de graine le tout bien incorporé : le reméde pris , une bonne heure fe paffa dans un état d'affoupiffement affez tranquille ; mais le réveil fut des plus orageux ; & ma Bonne , qui ne m'avoit pas perdu de vue , me crut empoifonné ; confufe & défefpérée , elle appella du fecours , voulut qu'on retint fa complice , mais un befoin preffant , accompagné de douleurs cruelles , de convulfions affreufes , me fit prendre dans fes bras , me fit rendre le vers monftrueux qui me dévoroit. Délivré de mon ennemi , je tombai dans un état de foibleffe extrême , & dont on me tira avec peine. Le Médecin , le Chirurgien , l'Apothicaire appellés , on fit l'ouverture de ce ver , qui n'étoit ni ftrongle , ni tænia , mais dont le milieu du corps formoit cinq nodofités près les unes des autres , & que la mort laiffa la liberté de dénouer ; ce ver étant dénoué , avoit dix-fept pouces de long , & vingt-huit dans toute fa longueur ; la circonférence de la tête, étoit prefque du double de celle du corps; elle étoit velue , & la queue très-afilée. L'ouverture faite , on lui trouva dans l'intérieur de la pomme, de la graine de camomille, ce qui ne laisse pas de doute sur l'efficacité de ce remède, que j'ai toujours indiqué depuis, à la même dose & avec le même succès, suivant la forte ou délicate constitution du sujet. Pour ce qui est du ver, il fut remis à l'Apothicaire, qui étoit un homme instruit, pour être placé dans une phiole avec l'esprit de vin ; je l'ai souvent vu depuis avec une sorte de satisfaction : pour moi, délivré de mon persécuteur, je repris bientôt ma santé première, & cette bonne constitution, qui depuis ne m'a pas encore abandonné.

Lorsque le physique d'un enfant se trouve attaqué & dévoré par une fourmillière de vers, qui absorbent tous les sucs nutritifs, alors le corps tombe dans l'affaiblissement, dans une espéce de marasme ; il s'établit une fiévre lente, qui consume graduellement le sujet. C'est dans ces momens de crise, que les yeux deviennent quelquefois rouges, quelquefois enflammés ; mais le plus souvent ternes & livides ; dans le premier cas, on a recours aux émolliens, aux adoucissans ; dans le second, on a soin de bassiner le front, les tempes & les yeux matin & soir, avec l'*eau ophtalmique*, dont on trouve la composition dans le second volume, & dont l'effet est de fortifier extérieu-

rement

rement les parties foibles & délicates ; voilà les seuls moyens dont on puisse se servir, dans un genre de maladie, qui n'est entretenu par aucun vice du sang, & qui n'a lieu que par une suite des dérangemens intérieurs ; mais le plus essentiel est d'attaquer la cause première, pour pouvoir réussir avec pus de sûreté sur la cause seconde ; ainsi qu'il arrive dans tous les événemens de la vie ; autrement il faut s'attendre à des retours plus critiques que la maladie première, & faire des remédes, dont le plus efficace n'est suivi d'aucun succès. Telle est la conduite que doit tenir, telles sont les réflexions que doit faire un Praticien qui a des connoissances.

SECTION II.

De l'Albugo & de l'Hypopion qui surviennent à la cornée transparente.

LA Nature toujours belle, toujours grande dans ses productions, a cependant besoin du secours de l'art & de la main de l'artiste pour perfectionner son ouvrage. Est-il rien de plus merveilleux & de plus magique, que l'effet d'un verre, qui livre passage aux objets qu'on lui expose, qui, avec le secours d'un autre

Tome I. N

verre, qui fait l'effet d'une glace étamée, les représente & les réfléchit; il n'est donc pas surprénant, ainsi que je l'ai démontré, que la rétine qui est un corps qui fait l'office d'une glace, avec le tain, que lui fournit la choroïde, produise le grand phénomène de la vision.

Mais, s'il arrive que le verre, qui livre passage aux rayons de lumière, ait des taches, soit internes soit externes, qu'il soit lésé, soit dans une partie, soit dans une autre; alors sa transparence n'a plus lieu dans l'endroit qui a souffert quelque altération; c'est ce qui arrive, c'est ce qu'on reconnoît tous les jours par rapport au globe de l'Œil, sur-tout, lorsque la cornée transparente se trouve ombragée par des taies, qui font le résultat d'un malheureux albugo, ou par des cicatrices, qui font le produit éruptif d'un amas de pus entre les lames de la cornée, & qu'on appelle hypopion.

Il est une différence très-grande entre l'albugo & l'hypopion. L'albugo est une pustule avec point blanc, qui se manifeste seulement sur la membrane qui revêt la cornée transparente, & qui est produite par la stagnation de la lymphe nouricière; au lieu que l'hypopion est un amas de pus ou d'humeur concrète, qui se porte, soit entre les lames de la cornée, soit dans les chambres antérieures & postérieures de l'humeur aqueuse. L'albugo se manifeste par une légère inflammation qui est aussi gênante, que sensible, en ce que le malade croit toujours avoir une ordure ou grain de sable qui roule sur le globe de l'Œil, lorsque ce grain de sable n'est autre chose, que l'élévation de la pustule ou vaisseau engorgé, de manière que celui qui souffre fatigue beaucoup le globe, en frottant la paupière, d'où il arrive une inflammation plus forte, & de suite, un petit larmoyement avec difficulté de supporter la lumière. Tel est le principe de la maladie, tels sont les effets de l'albugo, qui souvent détermine une ombre ou taie sur la membrane qui revêt la cornée transparente, mais dont la cure s'opère naturellement par le mouvement alternatif des paupières, sans qu'il soit besoin de poudres caustiques, d'eaux aluminées & autres ; c'est pourquoi l'on a raison de dire qu'il ne faut rien faire aux yeux sans nécessité, & qu'on ne doit y toucher qu'avec le pied ou le coude ; quelque familière que soit cette dernière expression, elle porte néanmoins un caractère de vérité, dont il ne faut pas s'écarter.

L'hypopion, au contraire, est, comme on vient de le dire, le dépôt interne du globe ; c'est un amas de pus qui se forme entre les lames de

la cornée tranſparente ; c'eſt un foyer ardent qui
décide preſque toujours une ophtalmie parfaite. Les douleurs qu'il cauſe ſont plus ou
moins vives , plus ou moins pulſatives , ſuivant
la nature , la force & l'acrimonie de l'humeur
qui en eſt le principe ; auſſi arrive-t-il qu'un
hypopion , qui a pour cauſe un vice du ſang
ou une fiévre inflammatoire , eſt toujours plus
redoutable , parce qu'il eſt à craindre que la
matière devenant de plus en plus corroſive , ne
perce toutes les lames internes de la cornée , ne
vienne s'épancher dans les chambres antérieure
& poſtérieure de l'humeur aqueuſe , ne porte
atteinte à la capſule cryſtalline , à ſon humeur,
& au cryſtallin même ; ce qui fait , qu'il
tombe quelquefois en ſuppuration. Voilà ce
que j'ai ſouvent vu , & ce qui me fait dire de
même : *Principiis obſta.*

Lorſque l'hypopion n'attaque que les premières lames de la cornée , & que l'humeur ſe
fait jour par une éruption extérieure ; alors il ſe
manifeſte par la réunion des bords de la plaie
une cicatrice plus ou moins grande , formant
un épanouiſſement , qui maſque quelquefois
la majeure partie de la pupille , quelquefois la pupille entière ; or , d'après des effets
auſſi compliqués , les faiſceaux de lumière ne
peuvent plus paſſer , & la viſion dans cet Œil ſe

trouve interceptée, quoiqu'il n'y ait de léfion réelle que la cicatrice.

. La cornée tranfparente n'eft pas la feule membrane fufceptible de dépôts & d'engorgemens; cela arrive fouvent à la fclérotique; mais fi les mêmes caufes qui attaquent cette membrane font auffi douloureufes, du moins ne font-elles pas auffi redoutables pour la vifion, parce qu'il n'exifte aucun rapport intrinféque, parce que l'humeur fe diffipe intérieurement, ou fe fait jour extérieurement; tels font les fignes diagnoftics & pronoftics de l'albugo & de l'hypopion.

Les remédes curatifs de l'hypopion & de l'albugo ne peuvent & ne doivent pas avoir lieu par le moyen de l'opération, quelque praticable qu'elle puiffe être; je dis que l'opération ne doit pas avoir lieu, parce qu'il eft impoffible de faifir l'inftant heureux de la Nature, l'inftant où la matière eft formée; c'eft pourquoi il pourroit en réfulter pour le globe de l'Œil, ce qui arrive ordinairement dans l'ouverture d'une tumeur critique, dont la matière n'eft pas encore mûre, c'eft-à-dire une régénération fongueufe, dix fois plus douloureufe que la première, & fouvent pour le globe de l'Œil l'évacuation de l'humeur aqueufe, avec une cicatrice, qui peut-être ne fera pas fuivant le vœu de la

Nature. D'ailleurs, ce qu'on doit craindre, ce qu'on doit redouter, c'eſt que les inciſions faites à la cornée, dans ce genre de maladie, ne ſoient toujours plus apparentes que la cicatrice natu-relle. L'opération ne doit pas avoir lieu, parce qu'il eſt fort douteux que la ſection faite à la cornée ſoit aſſez directe pour faire une dériva-tion heureuſe, lorſque l'humeur purulente ſe trouve épanchée dans la chambre antérieure ou poſtérieure; mais en outre, pourquoi vou-loir ôter à la Nature la reſſource de la réſolu-tion, ce qui ſe voit très-ſouvent; pourquoi, dis-je, ne pas lui laiſſer la liberté de former une iſſue plus heureuſe, plus propre à évacuer la quantité de l'humeur dont elle veut ſe débaraſ-ſer; enfin, pour preuve dernière, que d'incon-véniens, que d'accidens n'arrivent-ils pas tous les jours au globe de l'Œil, après l'opération hazardée d'une tumeur qui contenoit une humeur ſanieuſe & purulente.

Le traitement curatif & local de l'albugo, eſt le même que celui de l'hypopion; il eſt le même, ſoit dans les enfans, ſoit dans les adul-tes; il ne diffère que dans les doſes des remédes & dans leur durée. Il en eſt de même du trai-tement général; c'eſt pourquoi l'on ſuivra en cela les préceptes donnés dans l'article *Régime*, &, pour les purgations, celui qui a rapport à cet objet. Quant aux remèdes locaux, on ne peut trop se presser d'éteindre l'incendie dans le principe, sur-tout si la matière n'est pas encore formée, & que la vigueur des pulsations ne fasse que commencer ; on se servira, en été, trois à quatre fois le jour, de bains légers, faits avec l'eau de laitue, & de son application, en forme de topique, on se servira de même de l'eau de mauve & des pulpes de pomme en hiver, ainsi qu'il est prescrit dans l'article *Régime* ; on mettra aussi en usage les pédi-luves, les mani-luves, les lavemens émolliens, les potions tempérantes, les boissons analogues à l'âge, à la force du tempérament & à la nature de la maladie : c'est enfin dans ce moment de crise, qu'on se servira de la pommade ophtalmique, une seule fois le jour, pour tâcher d'atténuer & diviser l'humeur ; mais, si l'on reconnoît que la matière est mûre ou prête à mûrir, il faudra faire succéder aux premiers topiques, les quatre farines résolutives, qu'on délayera avec l'infusion des fleurs de sureau, avec les fleurs, pour s'en servir en topique & le double du temps chaque fois.

Si la cure de l'hypopion se détermine par résolution interne, ou par l'éruption externe, on sera toujours dans le cas de continuer la pommade ophtalmique, afin de favoriser les

N 4

efforts de la Nature ; ou ne permettra la cicatrcie , que quand l'humeur peccante sera totalement évacuée ; autrement ce seroit risquer le retour d'une maladie plus grave que la première , ainsi que nous le verrons dans la Section suivante. L'effet de la pommade ophtalmique sera donc de déterger la plaie & de favoriser la cicatrice ; après quoi il faudra faire usage du doux résolutif du sang de pigeon , du bain des yeux astringent, & des liqueurs ophtalmiques spiritueuses , afin de fortifier & de rétablir ce que la crise auroit affoibli. Tels sont les remèdes les plus convenables à ce genre de maladie , dont les suites sont toujours rédoutables, c'est pourquoi, la cure portée à sa perfection , on pourra se servir pour le bain des yeux du matin , de l'eau ophtalmique , ou de celle de joubarbe préparée ; ce que l'on continuera assez de temps pour que le bien-être en soit assuré.

Les cicatrices de la cornée transparente, qui proviennent de l'hypopion , forment, ainsi que les boutons de la petite vérole , une espéce de bourrelet , dont les prolongemens couvrent la pupille , & empêchent le passage des rayons lumineux ; dans les deux cas, je me trouve souvent forcé de donner un nouveau degré d'activité à la pommade ophtalmique ; ce

que j'effectue en y joignant le mercure doux,
le précipité blanc ; c'est-à-dire que, sans rien
changer aux doses de la pommade ophtalmique
première, je diminue de moitié celle du mercure
doux que je remplace par le précipité blanc ;
ce qui fait toujours la même dose, mais dont
les effets sont différens, parce que le précipité, en ne se divisant pas aussi aisément que
le mercure, en se portant sans cesse sur l'endroit affecté, agit plus efficacement, pour
atténuer & diviser les prolongemens des cicatrices. Voilà ce que j'observe tous les jours avec
satisfaction, & dont je n'ai pu me dispenser de
faire part au Public.

SECTION III.

De la Hernie du globe de l'Œil ou Staphylôme, de ses causes, & de ses effets.

RIEN de si grand, de si majestueux que l'organi-
sation interne de l'homme ; rien de mieux ordonné & distribué, que l'assemblage des parties du
corps ! Quel ordre, quelle harmonie dans cet
ensemble ! Quelle distribution des solides & des
fluides ! Tout se meut, tout agit avec une précision extrême ; est-il rien qui puisse se comparer à l'action & à la réaction de l'aorte ascen-
dante & descendante : c'est un tuyau de pompe

foulante, dont le cœur lui fert de pifton, &
qui par mille canaux divers, porte à toutes les
parties le principe de la vie. Peut-on rien de
plus merveilleux, que la ftructure des poulmons, de l'eftomac & des inteftins ; mais
fur-tout l'artifice dont la Nature fe fert pour
retenir en place ces différens organes. Cependant, foit par l'intempérance de l'homme, foit
par l'effet des maladies, ou les efforts qu'il eft
obligé de faire, foit enfin par les plaies auxquelles il eft expofé, on remarque que les inteftins font les plus fufceptibles de dérangement, de manière qu'on peut dire que la
même chofe arrive au globe de l'Œil lorfqu'à
la fuite des plaies ou ulcères, il fe fait ouverture dans les membranes externes, alors les
parties qui y font entraînées, font faillie au-
dehors : tel eft quelquefois l'effet de l'hypopion, qui procure une hernie, ou ftaphylôme
plus ou moins confidérable.

Le ftaphylôme eft une tumeur protubérante
qui arrive, foit à la cornée tranfparente, foit
à la fclérotique : elle a fouvent pour caufe les
abfcès internes du globe que je viens de défigner fous le nom d'hypopion, quelquefois auffi
elle eft la fuite & l'effet des léfions occafionnées par quelques inftrumens tranchans, pi-
quans ou corrodans : on donne différens noms

aux ftaphylômes, fuivant les différentes formes ou figures qu'il préfente. On les diftingue en *ftaphylômes faux* ou *vrais*; mais, de quelque nature que foit le ftaphylôme parvenu à un certain point, c'eft toujours une des maladies les plus graves du globe de l'Œil, parce que, pour l'ordinaire, il n'eft fufceptible ni de réfolution ni d'opération, parce qu'il produit des fluxions continuelles, des maux de tête violens, & fouvent des infomnies qui rendent la maladie en quelque forte infupportable.

Je diftingue le ftaphylôme en parfait & en imparfait; le ftaphylôme imparfait eft celui qui arrive à la fuite des hypopions, dont la fuppuration fe fait jour au-dehors, & dont l'humeur âcre & corrofive entraîne fouvent après elle, foit une partie de la tunique de l'humeur aqueufe, foit des fibres de l'iris ; alors, fi l'on n'a pas foin de fecourir la Nature embaraffée, il fe forme à l'ouverture de la cicatrice, une petite hernie, qui groffit peu-à-peu par l'impulfion de l'humeur aqueufe, de manière que la hernie, ou le ftaphylôme, croît & fe multiplie au point de gêner la clôture des paupières & leurs mouvemens; c'eft pendant tout ce travail contre Nature, que le ftaphylôme prend un dégré de confiftance & d'extenfion que l'opération même ne peut plus réparer, ainfi que

Tome I.   * N 6

je l'ai vu pratiquer en Allemagne fans aucun
fuccès ; trop heureux le fujet opéré, quand
il n'en réfulte que la fuppuration totale du
globe, & qu'elle ne produit pas des carcinô-
mes qui en exigent l'extirpation entière. On
connoît les différentes efpéces de ftaphylômes à la couleur qui prédomine ; celui
de l'iris eft noir, & la pupille inégale, au
lieu que la hernie de la tunique de l'humeur
aqueufe eft grisâtre, & la pupille toujours la
même.

Le ftaphylôme parfait n'eft donc pas fufceptible d'opération chirurgicale, quoiqu'elle
ait été fouvent tentée par les Anciens, & quelquefois par les modernes, parce que la ligature qu'on eft forcé de faire pour emporter
la tumeur ou hernie, doit procurer & procure au globe de l'Œil un étranglement, qui
doit déterminer une ophtalmie plus confidérable que celle qui a fourni la matière première : d'un autre côté, tenter la ponction du
ftaphylôme à l'aide de l'inftrument, c'eft former
dans ce fac herniaire, une hydropifie continuellement renaiffante : quant à moi, je ne connois
qu'un cas où la poffibilité de l'opération puiffe
être admife, c'eft celui du ftaphylôme faux ou
imparfait, c'eft-à-dire celui dans lequel l'humeur concréte s'eft épaiffie entre les premières

mières lames de la cornée transparente ; alors on peut avec l'instrument donner issue à cette humeur ; mais il en résultera toujours une cicatrice, qui pourra intercepter les faisceaux de lumière & gêner par conséquent l'action de la pupille.

Le traitement curatif du staphylôme imparfait demande tous les soins, & exige toute la prudence du Médecin-oculiste, pour savoir diminuer ou multiplier ses moyens suivant les circonstances ; c'est pourquoi, lorsque l'humeur abondante, que fournit l'hypopion, paroît entraîner après elle une partie de la tunique de l'humeur aqueuse, ou des fibres de l'iris, soit même que l'une ou l'autre se trouve déjà engagée dans la cicatrice ; alors il faut avoir soin de bien laver & doucher le globe de l'Œil avec une infusion théiforme de fleurs de mauve, ensuite fermer les paupières, appliquer une compresse séche en forme de pelotte & remplie d'un coton fin, en porter la pression sur la partie affectée à l'aide d'un bandeau que l'on comprimera plus ou moins suivant la nature de la maladie & la force de la hernie, ce qu'on répétera quatre à cinq fois le jour, afin de reconnoître s'il ne survient pas d'inflammation nouvelle. Lorsqu'on pourra s'assurer que l'Œil est à l'abri de cet accident, on se servira pour doucher le globe, d'une infusion théiforme de

fleurs de fureau, demi-froide, du topique fec
continuellement renouvellé ; mais, dès qu'on
aura lieu de préfumer que le déplacement de
la tunique ou des fibres de l'iris ne fera plus le
même dans l'ouverture, il faudra alors fe fervir,
trois à quatre fois le jour, d'un doux réfolutif,
tel que le fang de pigeon, afin de mettre la
plaie dans le cas de fe cicatrifer le plus promptement poffible, fe fervant toujours, pour le bain
de l'Œil, de l'infufion de fleurs de fureau &
du topique fec, dont on rendra de plus en
plus les compreffions douces & faciles. Voilà les
moyens qui me réuffiffent le mieux dans les ftaphylômes imparfaits, même lorfque la tumeur
commence à devenir de plus en plus protubérante ; je crois qu'on doit toujours les
préférer à ceux dont les fortes & dures
compreffions ne peuvent qu'irriter ou rappeller
une ophtalmie nouvelle.

La réunion des bords de la cicatrice une fois
bien affurée, on laiffera l'Œil à découvert, afin
que l'impreffion de l'air, qui eft toujours tonique, puiffe concourir avec le bain de l'Œil
à la perfection de la cure, & ce bain eft tout
uniment une eau fimple animée d'eau des
Carmes ou de Cologne. Lorfque la cicatrice
fera bien confolidée, on pourra fe fervir, une
feule fois le jour, & pendant quinze jours à

trois femaines, de la pommade ophtalmique , afin de lubréfier le globe & d'empêcher l'épanouiffement de la cicatrice ; on termine enfin le traitement par l'ufage des liqueurs ophtalmiques fpiritueufes , & pour bain des yeux du matin , on fe fert de l'eau ophtalmique en la manière qui fera indiquée.

SECTION IV.

Des Céphaliques , tels que les Errhins , les Fumigations féches , les Frictions de la Fontanelle & les Mafticatoires.

L'ART méchanique eft , de toutes les connoiffances , celle qui exige le plus d'exactitude & de rapport de convenance. La moindre léfion , le plus petit dérangement porte le trouble & la confufion dans les objets les plus grands comme les plus déliés. Que de refforts , que de chevilles ouvrières ne faut-il pas employer pour faire agir les mouvemens d'une pendule , ceux d'une montre ! Mais auffi que de difficultés , que d'inconvéniens n'arrive t-il pas pour en réparer les défectuofités ! Ne pourroit-on pas dire qu'il en eft de même de l'organe de la vue ? Que de moyens que de précautions ne faut-il pas mettre en ufage, pour rétablir & fortifier fon action organique, lorfque l'âge & le tems, lorfqu'une maladie ou des accidens viennent déranger l'ordre de la Nature. C'eft alors que j'indique les céphaliques, tels que les errhins, les fumigations féches, les frictions de la fontanelle, & les mafticatoires.

Les remédes céphaliques font ceux qui portent le calme au cerveau, qui peuvent adoucir les humeurs & en faciliter la circulation. C'eft pourquoi dans le cas d'obftructions & d'engorgemens, qui affectent les yeux & la tête, on peut fe fervir des poudres errhines, telles que les fternutatoires plus ou moins actifs, plus ou moins dofés; ces fortes de poudres, en fe portant dans le nez, picotent la membrane nazale, déterminent le mucus à couler, &, par l'activité de leur action, agitent & provoquent cette membrane; ce qui détermine ces contractions nerveufes ou plutôt ces éternumens capables de donner du ton aux folides relâchés & de la circulation aux fluides engorgés. Les poudres errhines, & fternutatoires, font donc un reméde actif; mais elles doivent être proportionnées à la forte ou délicate conftitution du fujet. C'eft pourquoi l'on pourra en augmenter ou diminuer les effets d'après les indications.

P O U D R E S

POUDRES STERNUTATOIRES.

Pour les Adultes.

Poudre de muguet, un gros ;
Poudre d'iris de Florence, un gros ;
Poudre de cabaret, un gros·;

le tout bien pulvérisé & tamisé ; le renfermer dans une tabatière, qu'on tiendra au sec, pour s'en servir au besoin.

Pour les Enfans & Adolescens.

Poudre de bétoine, un gros ;
Poudre de maron-d'inde, un gros ;
Sucre - royal, un gros ;

le tout bien pulvérisé & tamisé, avec la précaution de tenir la boîte fermée, & de n'en laisser faire usage aux enfans, qu'en présence de ceux qui en ont soin.

LEUR USAGE.

Lorsqu'après différentes causes d'engorgemens ou d'obstruction, la Nature paroîtra réclamer l'usage de ces stimulans, on en prendra, tous les matins, une petite prise, comme le tabac d'Espagne ; on la prendra, dis-je, le matin, au réveil, & pendant huit à neuf jours ; mais, si

Tome I. O

après quatre à cinq minutes, la première prife ne fait pas effet, on en répétera une feconde, & rien de plus. Il eft une poudre capitale, dite de *Saint-Ange*, que tout le monde connoît; mais dont je redoute les effets dans les maladies des yeux, parce que je la regarde comme trop active, & plus propre à crifper les nerfs qu'à les rétablir dans leur état naturel; cependant on peut en faire ufage dans les apoplexies féreufes, dans les premiers jours d'une goute fereine, par obftruction; pour enfuite fe fervir de la poudre ftimulante ou fternutatoire.

Les fumigations féches ont été mifes en ufage par les anciens & par les modernes; les uns faifoient fumer des feuilles de tabac, de petite fauge, de romarin; les autres faifoient refpirer fur le charbon ardent la vapeur du karabé; mais j'ai toujours remarqué que le karabé, auffi crifpatif que mal-odorant, ne pouvoit produire qu'une irritation contraire au befoin de la Nature; & que d'ailleurs la vapeur en étoit détruite par celle du charbon qui fatiguoit le cerveau, & irritoit les yeux de plus en plus; c'eft pourquoi j'ai cru devoir faire préparer une poudre céphalique, dont j'ai toujours obtenu de bons effets, & dont voici la compofition.

POUDRE A FUMIGER.

Baies de génièvre pulvérisé, deux onces;
Sucre candi, pulvérisé, une once;
Feuilles de myrrhe pulverisées, un gros;
Benjoin pulvérisé, un gros;

le tout bien mêlangé & tamisé, sera renfermé dans une boîte, pour s'en servir au besoin.

USAGE:

Avoir un fumigatoire fait exprès en forme de navette, d'un pied de long, sur sept à huit pouces de haut, avec deux anses un peu allongées; le fumigatoire recouvert de même métal, ou de fer-blanc battu, avec charnière, & travaillé à jour, afin que la vapeur puisse aisément passer: l'intérieur du fumigatoire doit avoir une soucoupe de fer battu ou de tôle, qu'on tire avec une petite pince, & qu'on remet aisément de même, après l'avoir fait suffisament chauffer, pour pouvoir torréfier la poudre, sans l'absorber trop promptement; la soucoupe remisedans le fumigatoire, on répand dans sa circonférence une pincée de cette poudre, ensuite on le ferme & on le présente au malade, pour en porter la vapeur sous les yeux de droite à gauche; pendant l'usage de ce reméde, on doit tenir la

O 2

bouche un peu fermée, afin que la vapeur ne puisse ni faire tousser, ni affecter la poitrine. Le malade doit recevoir cette vapeur pendant l'espace de dix à douze minutes, ayant soin de faire mouvoir les globes, de clignoter les paupières, ce qu'on pourra répéter une ou deux fois le jour, & pendant une quinzaine de jours, suivant le besoin.

Un fumigatoire en forme d'entonnoir, qui se porteroit directement sur les globes, ne rempliroit pas le vœu de la Nature, parce que, dans le cas de maladies des yeux, les remédes oculaires doivent, non-seulement agir sur le globe, mais même sur toute la circonférence qu'ils doivent adoucir, relâcher ou fortifier: telle est la conduite ordinaire ; tels sont les effets qu'on doit en attendre. Comme il arrive qu'on n'a pas toujours un fumigatoire tout prêt, & qui d'ailleurs est couteux ; voici un moyen bien simple, & qui remplira le même but: il faut faire chauffer une brique, la mettre sur un réchaud qu'on placera sur une table, à la portée du malade, & sur laquelle on répandra peu-à-peu une pincée de cette poudre, ayant soin de couvrir d'un mouchoir la tête du respirant, afin que la vapeur ne puisse pas se perdre par l'impression de l'air ; du reste, prenant la même précaution de masquer la bouche, sans cependant s'ôter toute respiration, & restant à la vapeur avec les mêmes soins, & le temps ci-dessus prescrit.

EFFETS.

Les effets de cette poudre sont de vivifier les globes, de fortifier les parties nerveuses & musculeuses, par conséquent de faciliter la circulation des fluides, & de donner du ton & du ressort aux solides affoiblis : voilà les heureux succès que je reconnois tous les jours, soit après l'usage de la pomade ophtalmique, soit dans les vues foibles, soit dans les larmoye-mens, soit enfin dans les migraines, dans les violens maux de tête, qui arrivent aux personnes qui abondent en humeurs séreuses & muqueuses ; je ne puis donc trop en recommander l'usage & la préférence sur toutes les autres poudres.

FRICTIONS AROMATIQUES SPIRITUEUSES.

Personne n'ignore les effets & les propriétés de l'eau de mélisse, dite *des Carmes* ; c'est, après l'eau de Cologne, la liqueur dont l'action soit la plus douce & la plus amie du cerveau ; c'est pourquoi dans les goutes sereines humides, soit parfaites, soit imparfaites ; dans les contu-sions, soit de l'os frontal, soit de l'occiput ;

je fais ufage de cette liqueur en friction fur la
fontanelle ; c'eft-à-dire que , fans couper les
cheveux , on en répand fur la fontanelle, &
peu-à-peu, environ plein une cuiller à caffé,
ayant foin de frictionner avec le bout des
doigts, toute la circonférence ; ce que je répéte
pendant fept à huit jours de fuite, une feule
fois le jour , le matin de préférence : on peut
recommencer de même après huit jours de
repos , & ainfi de fuite.

Des Maftications, & de l'ufage où l'on eft de fumer.

Dans les ophtalmies parfaites ou imparfaites,
j'ai pour habitude de faire mâcher aux jeunes
perfonnes , une ou deux fois le jour, des feuilles de cochléaria, & aux adultes , gros comme
un pois, de racines de pyréthre, ayant la précaution de faire battre cette dernière avec le
marteau , pour ne pas donner aux dents la
peine de la trituration ; lorfque les eaux font
fuffifament évacuées , & qu'il ne refte plus,
foit aux feuilles, foit à la racine , d'action ftimulante, il faut cracher le tout, pour enfuite
fe rincer la bouche avec l'eau & le vinaigre,
afin de refferer & de fortifier les alvéoles des
dents qui fouvent fe trouvent trop diftendues,
par l'évacuation des parties féreufes : cette

maʃtication, en picottant les glandes ʃalivaires, dérive de proche en proche l'humeur acrimonieuʃe des yeux, & ne peut que produire une révulʃion avantageuʃe.

Lorʃqu'un malade eʃt dans l'uʃage de pouvoir fumer ʃans lui faire d'impreʃʃion, ʃans fatiguer ʃa poitrine, j'indique volontiers une ou deux fois le jour la fumigation faite avec la pipe & les feuilles ʃéches de petite ʃauge, de thym, de romarin & autres ; mais cependant je dois dire que les fumigations ʃéches avec les poudres ci-devant indiquées, ʃont de beaucoup préférables, parce qu'elles gênent bien moins le malade, & qu'elles ont encore une propriété plus active : je dois ajouter que ces ʃortes de fumigations ne doivent être employées que dans le beʃoin de fortifier les yeux, que dans le cas d'engorgement ʃans inflammation ; c'eʃt pourquoi on ne ʃçauroit être trop prudent dans l'ordre qu'on doit établir pour en diriger l'uʃage.

SECTION V.

Des Rhumes de cerveau, & des dangers qui peuvent en réʃulter pour les Yeux.

OUVRIR la tête de l'homme, conʃidérer l'ordre économique qui régne dans toute la

O 4

diſtribution de ſon compoſé organique ; ceſt trouver à l'aide du ſcapel, prodiges ſur prodiges, merveilles ſur merveilles, qui répétent à chaque inſtant le chef-d'œuvre de l'Artiſte divin. Peut-on rien de plus admirable que la texture de la dure-mère, qui tapiſſe l'intérieur du crâne ; que de ſinus ; que de ramifications de nerfs ; que de prolongemens de vaiſſeaux ſanguins, de vaiſſeaux lymphatiques ; tout eſt dans l'ordre, & cet ordre ne peut être interrompu ; eſt-il rien de plus ſurprenant que l'extrême délicateſſe des membranes, ſur-tout de la pie-mère, qui revêt, non-ſeulement la ſubſtance du cerveau, mais même qui s'engage dans toutes ſes circonvolutions, qui vivifie tout ce qu'elle entoure, qui ſert comme de gaine à tout ce qu'elle protége. Où trouver rien de plus artiſtement établi que cette faulx qui, comme une cloiſon, ſépare les deux hémiſphères du cerveau, forme cette voute qui met le cervelet à l'abri de tout accident & de toute compreſſion. Enfin peut-on un baromètre plus ſuſceptible d'impreſſions que la glande pituitaire, qui, dans les fraîcheurs, dans les rhumes de cerveau, eſt ſuſceptible de la plus grande extenſion.

Avant que d'entrer en matière ſur les cauſes & les effets du rhume de cerveau, il eſt néceſſaire de rendre compte du sentiment qui partage les anciens & les modernes sur l'évacuation de l'humeur qui en est le principe. Les premiers considéroient le cerveau comme le principal réservoir d'une pituite séreuse, qui se multiplie plus ou moins, qui s'évacue de même, qui, avec l'aide de l'os cribleux découle, soit par le pharinx, soit par le conduit nazal; les modernes, au contraire, prétendent, qu'il ne peut se faire aucune déjection du cerveau à l'aide de l'os cribleux, parce que tous les trous en sont bouchés par les filets nerveux, & par les prolongemens de la dure-mère; ils ajoutent qu'il en est de même de tous les trous, de tous les sinus qui se trouvent à la bâse du crâne, & qui livrent passage à tous les autres nerfs; c'est pourquoi la surabondance des sérosités se perd en refluant sur elle-même, en se portant de proche en proche dans le tissu cellulaire.

Je ne chercherai pas à discuter l'avis des uns, celui des autres; mais ce qui doit intéresser tout lecteur peu instruit sur l'article, est de connoître la cause & l'origine des rhumes de cerveau. On peut dire en général, que le principe de cet accident arrive, lors qu'ayant chaud, on passe dans un air froid ou humide; alors l'insensible transpiration se trouve interceptée; on éprouve une espéce de tension dans les fo-

lides, d'altération dans les fluides, qui, en s'in-
finuant de proche en proche condenfe la lymphe, détermine au cerveau une compreffion
qui devient générale, une compreffion qui
porte même fur les branches des nerfs optiques,
de manière que les globes deviennent comme
gonflés ce qui dure tout le temps néceffaire ;
pour que les vaiffeaux fe dilatent, pour que la
circulation reprenne fon cours : c'eft dans cet
intervalle que la membrane pituitaire, qui revêt
la partie offeufe & cartilagineufe du nez, devient elle-même gonflée & tendue, de manière qu'il en découle par les glandes & pores
excrétoires une furabondance de lymphe féreu-
fe : c'eft, dis-je, dans ces momens de contrariété
avec la Nature, que cette lymphe devient vifqueufe & acrimonieufe ; qu'elle fe porte dans
les jugulaires, & de fuite dans la poitrine ; ce
qui forme un amas de vifcofités qui s'attache
aux poulmons, & détermine, ce qu'on appelle
rhume de poitrine.

Le peu de précautions qu'on prend dans les
rhumes de cerveau, pour en diminuer la tenfion, & en faciliter le relâchement, vient du
peu d'accidens momentanés qu'on en éprouve ;
cependant il eft certain, qu'un rhume de cerveau négligé, & mal mouché, peut déterminer
des engorgemens très-graves, par le féjour de

l'humeur , par celui des incidens, qui font quelquefois la caufe & le principe de ces maux de
tête , de ces migraines périodiques , de cette
foibleffe de vue, qui n'arrive que trois ou quatre
mois après l'explofion;voilà ce que j'ai fouvent vu
& reconnu avec cette fenfibilité naturelle à tous
les vrais Obfervateurs ; voilà ce qui fait illufion
aux malades , qui ne vont pas à la fource de
la maladie , parce qu'ils ne fçavent pas que
de l'épaiffiffement de la lymphe, en général , dépendent le trouble de l'humeur aqueufe , de la
cryftalline , & de fuite les maladies les plus
graves.

Lorfqu'on fe trouve attaqué ou furpris par
un rhume de cerveau, on ne fçauroit prendre
trop tôt toutes les précautions pour en calmer
l'impreffion , & en diminuer les rigueurs ;
les premières font , pour les pauvres, de fe tenir
chaudement , & , pour les riches, de fe couvrir
la tête pendant la nuit avec une ferviette
chauffée à la vapeur du fucre brûlé ; de délayer
les humeurs par des mucilagineux , par des
adouciffans propres au tempéfament;de mâcher,
tous les matins , foit des feuilles de cochléaria,
foit de la racine de pyréthre ; d'oindre , tous
les foirs , en fe couchant la partie cutanée
qui eft entre les fourcils , avec un peu d'onguent rofat paffé au feu ; de prendre , tous les

matins , au lieu de tabac, & comme le tabac , une poudre céphalique composée avec :

Poudre de caffé bien pulvérifé, un gros ;
Sucre ordinaire , & le moins rafiné , un gros ;
Poudre de maron-d'inde , un gros ;

le tout bien mêlangé, pour s'en fervir comme deſſus , & même dans la journée.

Lorſque le rhume de cerveau ſe trouvera totalement diffipé , il ſera néceſſaire de faire uſage, pendant quelques jours, & une ſeule fois le jour, des liqueurs ophtalmiques ſpiritueuſes, tant en aſpiration nazale , qu'en évaporation oculaire, évitant , autant qu'on le pourra, les endroits humides & aqueux. Pour moi, j'avoue que ſi j'étois cruellement fatigué par des vio-lens maux de tête , par un rhume de cerveau opiniâtre, je n'héſiterois pas un inſtant à faire uſage de la pommade ophtalmique, qui, en tout état de cauſe , ne peut jamais nuire aux yeux, & que je regarde comme le ſtimulant le plus décidé , comme le dépuratif le plus aſſuré du cerveau , même hors le cas de maladies des yeux; c'eſt pourquoi j'en ferois uſage pendant trois à quatre jours de ſuite, & en la manière indiquée, bien perſuadé que cela diminueroit de beaucoup le volume des humeurs, & ren-droit la circulation plus libre.

On peut encore dans les maux de tête, migraines, rhumes de cerveau & autres, qui annoncent la compreſſion de la membrane pituitaire, ou des ſinus frontaux; on peut, dis-je, faire uſage des feuilles de bétoine fraîches, & nouvellement cueillies; on peut s'en ſervir en forme de ſuppoſitoire nazal, c'eſt-à-dire, frotter fortement, entre les doigts, une ou deux de ces feuilles pour les inférer en forme de bourdonnets dans l'une des deux narines, lui laiſſer faire ſon effet pendant l'eſpace de quinze à vingt minutes, pour l'ôter enſuite & en faire de nouveau autant ſur l'autre. Il eſt certain que le ſuc de cette plante, en picotant la membrane nazale portera de proche en proche les mêmes effets ſur les parties affectées, ſoit par compreſſion, ſoit par irritation, & en fera découler une lymphe muqueuſe qui ſoulagera le malade. La bétoine, que les Botaniſtes appellent *betonica purpurea*, eſt une plante aromatique céphalique, qui croît particulièrement dans les bois; ſes feuilles ſont d'un vert foncé, & ſes fleurs de couleur purpurine. Les perſonnes qui fument, & qui redoutent les rhumes de cerveau, peuvent ſe ſervir de feuilles ſéches, mêlées avec celle de tabac.

Il arrive tous les jours qu'on ſe ſert de topiques, qu'on applique, ſoit ſur le front, ſoit

sur la fontanelle ; c'eſt avec ce ſecours qu'on
cherche à diminuer les violens maux de tête,
& qu'on y parvient quelquefois, mais c'eſt
toujours au détriment de quelques parties,
parce que ces ſortes d'émoliens, en relâchant
trop vîte les fibres, produiſent le même effet
ſur la membrane pituitaire, & la rendent ſenſible aux moindres impreſſions de l'air : alors
on ne doit pas être ſurpris de la multitude de
rhumes de cerveau, dont on eſt ſans ceſſe
affecté ; ce qui, en rendant les yeux humides
& larmoyans, produit inſenſiblement le relâchement des ſolides, & le défaut de circulation des fluides ; mais, par une ſuite des contraires, il eſt d'autres perſonnes qui ne craignent pas d'employer ſur la fontanelle les glaces
& glaçons : c'eſt un reméde dont les anciens ſe
ſervoient avec peu de ſuccès dans les gouttes
ſereines, puiſqu'ils ont toujours regardé cette
maladie comme incurable : je le croirois de
même qu'eux, ſur-tout lorſqu'on ne diſtingue
pas les différens genres de gouttes ſereines,
lorſqu'on n'employera que des toniques auſſi
actifs, des toniques qui, par leur compreſſion
criſpent les ſolides, empêchent la circulation
des fluides, & décident même de nouveaux
embarras ; voilà ce que je vois arriver tous les
jours, ſans qu'on prenne les vrais moyens d'y

remédier. Cependant je me propose de donner mon avis & d'indiquer mes moyens, lorsque je traiterai de cette maladie importante ; mais, en attendant, je ne puis trop prévenir le Lecteur des dangers qu'entraîne nécessairement un rhume de cerveau négligé ou mal gouverné.

SECTION VI.

Du Miel de Narbonne, du Gâtinois, & autres ; de leur utilité pour atténuer & diviser les humeurs.

LA PHYSIQUE expérimentale est de toutes les sciences, celle qui est la plus susceptible de perfection : depuis qu'elle est cultivée avec soin, on voit tous les jours ajouter de nouveaux fleurons à sa couronne : les uns, avec l'aide de l'agent électrique, donnent des chaînes à la foudre, & lui prescrivent la route qu'elle doit tenir ; les autres, avec le secours de l'air inflammable, planent dans les airs, & cherchent une direction qui puisse les associer à l'inconstance des vents ; voilà les hautes découvertes qui, dans le moment où j'écris, occupent les Grands comme les petits, les Lettrés, comme les non-Lettrés ; voilà ce qui fait rumeur dans la Capitale, ce qui émerveille les Villes de pro-

vinces, & furprend les habitans des campagnes ;
mais il n'en eft pas de même de la Phyfique
rurale ; le cercle de fes connoiffances eft cir-
confcrit, & l'ami du vrai, ou le vrai Philofophe
ne cherche qu'à les perfectionner, qu'à les allier
avec le bien de l'humanité ; on peut dire que
tout fixe fon attention, même jufqu'à la mouche qui vole, fur-tout, lorfqu'elle peut devenir
la bienfaitrice de fes befoins, & qu'elle lui
fournit un nectar d'autant plus précieux, qu'il
eft l'extrait le plus fubtil de toutes les plantes.

Il feroit fuperflu de répéter ce que tant
d'autres ont dit de cet ordre admirable, de ce
régime républicain qui régne parmi ces infectes
utiles ; mais ce qu'il eft néceffaire de fçavoir,
eft que toutes les mouches à miel ne font pas
propres à le recueillir, ou au moins à le tranfmettre ; qu'il n'y a que les véritables abeilles,
qui, douées comme les autres d'une efpéce de
trompe, ou pompe afpirante, fortent de leurs
ruches dès la pointe du jour, vont recueillir le
fuc qui couvre les fleurs de la campagne, &
reviennent, chargées de ce précieux butin,
expectorer promptement dans des creufets,
qu'elles ont préparés, cette efpéce de mâne
celefte. Il y a trois fortes de miel, qu'on nomme
le *miel-vierge*, le *blanc* & le *jaune* ; le premier,
eft celui qu'on tire des gâteaux de cire fans
preffion,

preſſion , le deuxiéme avec preſſion , & le troiſiéme à l'aide du feu & avec preſſion. Le miel
le plus eſtimé , eſt celui de Languedoc & de
Provence , mais particulièrement le premier,
lorſqu'il vient du petit bourg nommé *Corbière*,
qui eſt près de Narbonne ; ce qui lui a fait
donner le nom de *Miel de Narbonne*; la Cham-
pagne , la Touraine, la Picardie fourniſſent auſſi
d'aſſez bons miels ; mais celui de Normandie eſt
mauvais ; il eſt colliquatif & mal odorant ; il eſt
encore une autre eſpéce de miel, qu'on recueille
aux environs de Paris, qui a moins de ſaveur
& de conſiſtance que les autres : celui qui nous
vient de l'étranger , & dont on fait le plus de
cas, eſt, ſans contredit, celui de Malte, qui
eſt d'un blanc grumelé , & qui conſerve la
quinteſſence de tous les aromates ; mais il eſt
cher , & ne peut convenir qu'aux riches ; c'eſt
pourquoi le miel de Gâtinois doit être préféré
comme un des bons , & le moins couteux.

Le miel a des propriétés qui ne font dues
qu'à lui-même , & qui n'ont pas beſoin de
préparations ; ce qui fait que le bon miel délayé
à froid dans un breuvage quelconque , peut
être regardé comme le calmant le plus avantageux , comme l'apéritif le plus naturel & le
plus heureux ; je dis, *délayé à froid*, parce que
le miel qu'on incorpore avec les drogues pour

Tome I. P

le faire bouillir, perd toutes ſes qualités bien-
faiſantes, & devient aſtringent tonique ; c'eſt-
pourquoi, lorſqu'on veut édulcorer une boiſſon
froide, ou demi-froide, on prend plein une
cuiller à caffé de miel, qu'on délaye peu-à-peu ;
ce qu'on répéte chaque fois. Je ne crains pas de
dire que cette édulcoration eſt dix fois plus
avantageuſe que le ſucre, que tous les ſyrops
tirés au feu ; & j'ajoute que, depuis le temps
que je ſuis à l'obſervation, j'ai toujours obtenu,
avec un peu de patience, des ſuccès au-delà de
mes eſpérances, ſur-tout dans les enfans dont
les humeurs ſont épaiſſes & viſqueuſes, dans les
enfans qui ont une diſpoſition à devenir ſcrophuleux, ou qui le ſont réellement. Voilà la
juſtice que je dois rendre au miel en général,
& en particulier au miel de Corbière. Mais,
comme il eſt d'un prix exceſſif, on peut choiſir
le meilleur des autres. Je ne doute pas, & je
ſuis même perſuadé, qu'un remède auſſi ſimple,
auſſi naturel ne ſera pas approuvé de tout le
monde ; les uns diront que le miel eſt un
incraſſant, plus propre à épaiſſir les humeurs
qu'à les rarefier, qu'à les diviſer ; les autres,
que le miel ne peut pas avoir toutes les propriétés qui conviennent plutôt à certains
genres de maladie, qu'à un autre. Je n'ai qu'une
réponſe à faire ; c'eſt que le miel, par ſa nature,

eſt l'eſſence ſubtile de toutes les plantes ; par
conſéquent il doit contenir tous les ſels &
eſprits volatils qui l'aromatiſent, d'où il eſt aiſé
de conclure que le miel eſt un baume naturel,
un baume aromatique, balſamique, & qui
bien différent du ſucre rafiné, ne peut être
nuiſible dans aucune eſpèce de maladie. Du
moins, voilà ce que j'ai éprouvé, & ce que j'é-
prouve tous les jours, ſans avoir eu à me plaindre des reproches qu'on cherche à lui faire, je ne
puis donc trop encourager les partiſans du miel
à en faire uſage, & ſur-tout pour les enfans.

CHAPITRE VII.

Des marques de l'Adoleſcence ou de la Puberté ;
âge ſecond ou deuxiéme époque
de la vie de l'Homme.

J'AI cherché à établir le premier âge de l'enfance, avec toutes les infirmités qui accompagnent ſa naiſſance ; j'ai démontré que cet être
animé, n'avoit d'autres ſenſations que celles
de ſes beſoins ; j'ai prouvé qu'il apporte en
naiſſant le germe de toutes les infirmités qui
doivent l'aſſaillir, qui ſe développent plus ou

moins vîte , qui font plus ou moins funeftes ,
fuivant le plus ou le moins de précautions qu'on
prend pour l'alaiter , le nourir , le foigner & le
vêtir ; femblable , en cela, à ce jeune arbre , qui ,
malgré les précautions qu'on prend pour entretenir fa féve , a befoin de tous les fucs nouriciers
de la terre pour pouffer fa première tige , d'où dépend une heureufe ramification ; ne feroit-ce pas
en effet l'occafion de dire qu'il en eft de même
de l'adolefcence , qui eft le temps le plus précieux pour la Nature , & le plus favorable pour
former un homme fort & vigoureux ; c'eft-
pourquoi l'on ne fçauroit prendre trop de
foins , ni employer trop de précautions pour
maintenir le bien-être , ou réparer les torts de
la Nature , qui , n'ayant pas été aidée , peut fe
reffentir de la négligence où l'on a été de fon
enfance. Il n'eft donc pas étonnant de voir ce
jeune adolefcent encore foible & langoureux ;
de le voir , aux yeux livides & plombés , nous
menacer , ou plutôt nous annoncer les avant-
coureurs d'un accident funefte. Tel eft le fort
de l'adolefcence première , parce qu'alors , les
mauvais levains , les mauvais fucs nouriciers ,
font fermenter un refte d'humeur de gourme ,
qui fe manifefte , foit fur une partie foit fur une
autre , qui rend dix fois plus graves les différens
genres de maladies dont j'ai rendu compte , &

auxquelles cet état d'effervefcence eft encore plus fujet.

Le terme de l'enfance, ou le commencement de l'adolefcence, fe comptoit chez les Romains à l'age de douze ans , lorfque nous ne le portons que de quatorze à quinze ; c'eft à cette époque que la Nature achève de mettre la dernière main à fon ouvrage ; c'eft alors qu'elle prépare toutes les marques de la virilité , & perfectionne celles qui conftituent le fexe ; c'eft alors que l'intelligence commence à fe développer, qu'on voit cette candeur admirable, cette noble timidité fe peindre dans le cœur, pour agir de même dans les yeux , qui font le tableau démonftratif des fenfations de l'ame ; on peut dire que ce n'eft plus cet enfant , qui, comme un perroquet, prononce au hazard des naïvetés dont il ne peut apprécier ni le prix ni le mérite ; c'eft un être dont l'intelligence eft marquée par une voix plus forte, par un maintien plus honnête, par des précautions plus ménagées : ce ne font plus ces yeux errans & indécis ; on ne voit plus la Nature gênée & embaraffée ; c'eft un teint de lys & de rofes ; c'eft un vifage tout rayonnant des prodiges qui s'opèrent dans tout fon enfemble ; enfin c'eft l'entière & libre poffeffion de l'ame qui porte dans toutes les actions ce fentiment précieux, ce sentiment intime, celui de la réflexion & de la précision.

Quelle différence entre l'enfant & l'adolescent! Le premier jouit de tout & ne profite de rien, lorsque le second met tout en usage pour se concilier l'estime des uns & l'amitié des autres. Heureux celui qui, ainsi favorisé, sait résister au torrent impétueux des passions qui le tourmentent, & le tyrannisent sans cesse; mais, pour peu qu'il s'écarte de ses devoirs, on voit qu'après avoir persévéré pendant un temps, il fait souvent des écarts impardonnables dans un autre, parce qu'il oublie ce qu'il doit à Dieu, aux hommes, ce qu'il se doit à lui-même. Telle est la foiblesse de l'homme, & ce qui nous fait dire : Hélas! Seigneur, le libre arbitre est le sceau de ta justice; mais que de bien, que de mal la fougue des passions n'entraîne-t-elle pas après elle! de combien de maux n'est-elle pas susceptible! c'est un torrent qui accumule flots sur flots, qui, en grondant, qui en grossissant de toute part, vient détruire ce qu'il rencontre, menacer ce qui l'approche, de manière que c'est toujours pour le voyageur, nouveaux dangers, & pour le bâtiment nouveaux précipices : c'est donc avec raison qu'on peut dire aussi qu'une jeunesse, livrée à elle-même, est toujours au moment de faire nau-

frage, fur-tout, lorfqu'elle n'a pas le bonheur
de trouver un Pilote heureux, un Mentor fage
& prudent, un Mentor qui, par fes exemples,
fes bons confeils, fçait peindre les chemins
ténébreux du vice, pour faire trouver doux
& agréable les fentiers découverts de la
vertu. Voilà le Phœnix qu'on ne fçauroit trop
rechercher, qu'on ne fçauroit trop favorifer;
cependant voilà ce dont on s'occupe peu, parce
que des grands-parens croyent avoir tout fait,
lorfqu'ils fe font délivrés de la préfence d'un
enfant, qu'ils tiennent captif, dans ces Mona-
ftères, dans ces Communautés, dans ces Mai-
fons d'éducation, où une févérité trop altière,
& trop forcée, rend la vertu plus à charge que
praticable. Mais auffi, à peine fortis de ces
fépulchres falutaires, de ces afyles fcholafti-
ques, à peine délivrés du joug d'un Maître
trop févère, on les voit s'écarter de la route
directe, oublier le fanctuaire de la vertu, &
brifer enfin les chaînes incommodes qu'on avoit
forgées aux vices & à l'intempérance.

Voilà l'erreur de tous les fiécles, & particulièrement du fiécle où nous vivons; parce
qu'un père voluptueux & fenfuel, craint l'afpect
de fon fils; parce qu'une mère encore jeune,
redoute la conduite embaraffante de fa fille.
Cependant qu'elle eft la loi de la Nature? Quels

P 4

sont les devoirs de la paternité ? Ils ont été connus & pratiqués de tout temps, mais ils se sont perdus de génération en génération ; il n'est donc pas étonnant de voir l'ingratitude des enfans envers leurs parens, & les parens ne doivent accuser que leur éloignement pour ceux qui devroient faire le sujet de leur contemplation & de leurs délices. Tels sont les remords intérieurs sur lesquels on cherche à se faire illusion, pour ne pas déranger le but de ses plaisirs, & celui de ses amusemens. ı

SECTION PREMIÈRE.

De la différence de tempérament qui existe entre les deux sexes, & de l'influence qui en résulte pour les Yeux.

LE CRÉATEUR du ciel & de la terre, grand par lui-même, sans cesse environné de sa Cour céleste, n'avoit besoin ni des hommages ni des adorations d'une nouvelle création, d'une nouvelle progéniture, & tout étoit dans l'ordre, & cet ordre étoit de toute éternité ; cependant Dieu voulut faire plus ; &, après avoir créé l'homme, il forma la femme de la propre substance de ce premier être, afin de lui démontrer l'union intime qui doit exister entre le

mari & fa compagne : c'eft de cette union
première , qu'eft iffu tout ce qui habite la
furface de la terre , & que devroient dépendre
les devoirs de la créature l'une envers l'autre ;
voilà ce qu'ils fe font promis mutuellement ,
lorfqu'ils ont reçu l'ordre de Dieu: *Allez , croif-
fez & multipliez*. Auffi , eft-ce de cette union
conjugale de l'homme & de la femme que réfulte la réproduction d'un nouvel être ; c'eft à
l'age de puberté que fe manifeftent les preuves
de cette poffibilité ; mais ces preuves ont plus
ou moins de peine à s'établir , à fe perfectionner.

Le commencement de l'adolefcence dans un
jeune-homme , eft prefque toujours marqué ,
ainfi que je l'ai dit ci-devant par un refte d'humeur de gourme , qui fe porte de préférence
à la tête , & qui par conféquent fait fon explofion , foit dans les oreilles , foit fur la bouche,
foit fur le nez , fouvent même fur les yeux.
C'eft dans ces inftans de révolutions corporelles
qu'il faut être attentif fur les befoins de la Nature ; qu'il faut chercher à la purger du refte de
fes mauvais levains ; autrement le moment de
puberté fe trouve retardé ; le corps même fouffre
de ce retard , & l'on peut dire qu'il tombe dans
un état d'apathie , dont il fe tire fouvent avec
peine. Tout bien confidéré , j'ai toujours obfervé qu'il eft effentiel , vers l'âge de douze à

treize ans , de faifir l'inftant de la Nature en
défaut , pour mettre , pendant quelques jours
le jeune-homme au régime, & le purger enfuite
deux fois,à un jour de diftance ; mais fi l'humeur
continue à être rebelle , & que les yeux paroiffent s'engorger de plus en plus, j'ai pour ufage ,
lorfque les pulfations du pouls font trop lentes
ou trop fortes , de faire faire une petite faignée,
d'établir enfuite le fain-bois au bras gauche ,
afin de produire une dérivation auffi heureufe
que l'incifion qu'on pratique au corps d'un jeune
arbre , dont la féve eft trop gênée ou trop abondante : pour ce qui eft des yeux, j'emploie les
adouciffans , & de fuite les réfolutifs , les aftringens & les toniques ; mais, lorfque le dévelop-
pément de la Nature fe fait connoître par une
voix plus fonore , par un teint plus vermeil, on
doit fupprimmer le fain-bois , en purgeant de
nouveau , avec les précautions ordinaires.

Les peines & les difficultés qu'éprouve le fexe
mafculin à l'âge de puberté , ne font rien en comparaifon de celles du fexe feminin : né avec un
tempérament plus humide & plus froid,deftiné à
porter le fruit de la reproduction ; c'eft alors que
la Nature a befoin de plus d'art & de préparations pour perfectionner ce grand œuvre. Que
de douleurs de reins , que de coliques inteftines,
pour déterminer la nature à fe débaraffer du

ſuperflu d'un ſang qui, pendant un temps, ne doit avoir de ſuppreſſion que pour être la nourriture & l'aliment du germe producteur. Voilà les avant-coureurs & le période de la puberté féminine ; mais auſſi que de maux, que d'angoiſſes n'entraîne-t-elle pas avant & après ces différentes révolutions. Oui, je le dis avec cette franchiſe qui caractériſe les âmes ſenſibles, il n'eſt pas de connoiſſance en médecine, qui m'ait donné plus de peines, plus d'étude, plus d'entraves que les maladies des femmes ; parce qu'il n'eſt pas de révolution qui ait plus de rapport avec les yeux que celles qui dépendent du ſang ; parce que le moindre dérangement porte au cerveau, par conſéquent, ſur l'organe viſuel, comme le plus délicat & le plus ſenſible. Auſſi voit-on tous les jours de jeunes filles avec un teint livide, avec des yeux plombés, accuſer le relâchement & la foibleſſe de ces derniers ; mais, malgré les plaintes réiterées, il ne faut rien faire aux yeux que de les baſſiner matin & ſoir avec l'eau dégourdie, animée d'eau des Carmes ou de Cologne ; &, pour ce qui eſt du traitement général, ſuivre ce qui eſt preſcrit dans les Sections ſuivantes, en faiſant enſorte de ne pas forcer la Nature dans ſes retranchemens.

J'ai héſité, pendant quelque temps, ſi j'entre-

rais dans le détail des maladies des femmes ;
parce que je trouvois beaucoup de difficultés
à s'expliquer sur un article aussi délicat ; mais, en
considérant le bien de l'humanité , & la multitude des maladies des yeux qui en sont l'effet
ou les suites , j'ai reconnu que ce seroit
omettre un des points le plus essentiel , parce
qu'il arrive tous les jours , que, sans attaquer la
cause première , on fatigue les yeux par une
multitude de remédes qui ne peuvent que les
affoiblir ; il est donc absolument nécessaire de
prévenir le Public sur un fait aussi important ,
& de le convaincre , qu'en rétablissant les
fonctions du corps , on retablira les fonctions
de l'Œil ; qu'il ne s'agit que d'employer des
remédes simples , pour ne pas contrarier les
efforts de la Nature , mais d'être toujours
disposé à la favoriser , à lui prêter la main en
cas de besoin.

SECTION II.

De la foiblesse de Vue, qui est la suite & l'effet
du Chlorosis , ou Pâles-couleurs.

Lorsqu'on éprouve des jours nébuleux dans
le Printems , on en est bien dédommagé par
les avantages qui en résultent , par les charmes

qu'il nous présente ; car, à peine l'astre du jour
fait-il ressentir ses nouvelles influences sur le
sein de la terre réfroidie , que tout semble re-
naître , animaux , végétaux , minéraux ; tout
prend une nouvelle forme, une nouvelle vie :
ce n'est plus cette Nature engourdie par les
rigueurs de l'hiver ; c'est une chaleur active ,
c'est un feu céleste , qui anime tout ce qu'il
couvre , qui réchauffe tout ce qu'il touche.
Est-il rien de plus admirable que cette prairie
renaissante , que cette prairie printannière qui
annonce déjà les fleurs dont elle veut se parer.
Peut-on rien de plus enchanteur que ce parterre
soigneusement cultivé, que ce parterre qui présente l'assemblage de fleurs diversement colo-
riées ; mais, au milieu de tant d'agrémens & de
charmes , il est cependant, parmi ces prodiges
de Nature , des productions dont la tige est langoureuse , dont le coloris est plus foible & moins
nuancé , parce qu'il existe quelques défauts ,
soit dans le germe producteur , soit dans la féve
qui lui sert d'aliment : or voilà ce qu'on voit &
ce qu'on reconnoit tous les jours dans le sexe
feminin , & particulièrement dans les jeunes
filles de douze à treize ans , dont le teint est
décoloré , dont les yeux sont foibles , livides &
enfoncés ; voilà donc le défaut des foiblesses
de la Nature, & la maladie qu'on désigne sous

le nom de *Chlorosis* ou *Pâles-couleurs.*

Les pâles-couleurs, dans les jeunes filles non-réglées, proviennent pour l'ordinaire de l'épaississement de la lymphe ou de toute autre cause, mais particulièrement de la mauvaise digestion de l'estomac, & c'est de cette mauvaise digestion que résultent les accidens qui en sont la suite, sur-tout lorsqu'il y a un vice du sang qui prédomine, parce que les alimens mal digérés ne peuvent que produire un mauvais chyle, un chyle épais, une lymphe grossière & incapable de cette fermentation si nécessaire à la circulation ; c'est pourquoi nous voyons les jeunes sujets attaqués de cette maladie, avoir le teint pâle & les lévres décolorées ; nous les voyons se plaindre de la foiblesse de leurs yeux, tout en accusant la foiblesse de leur corps ; aussi est-ce le moment de dire : Heureuses sont celles qui, favorisées d'une bonne constitution, ignorent même jusqu'au moment qui dévoile la Nature ; mais cette faveur n'est pas accordée au plus grand nombre ; & le plus grand nombre est composé de celles qui ont besoin du secours de l'art, & de toute la prudence du Praticien.

Les pâles-couleurs agissent non-seulement sur le corporel externe ; mais même sur l'interne : c'est dans ces momens de crise où les malades se montrent avec un dégout décidé

pour toutes les nouritures faines, & un défir
défordonnné pour toutes les chofes contraires;
ce qui provient de la mauvaife qualité des fucs
gaftriques; mais,à cette contrariété alimentaire,
fe réunit un fommeil involontaire, une pareffe
extrême, une laffitude continuelle, une mélan-
colie profonde, un oubli de foi-même & de
tous les êtres qui nous environnent. Voilà l'effet
des pâles couleurs, & le peu de reffources qu'elles
laiffent à la Nature; cependant, fi l'on veut rani-
mer leurs yeux & les tirer de cet état de langueur,
il faut de toute néceffité faire agir les remédes
fur les fonctions corporelles: dans ce cas, je profcris les laiteux, les farineux, les caféeux & les
flatueux; j'ordonne une nouriture faine & de
facile digeftion, un exercice journalier mais
modéré, afin de faciliter la libre circulation, &
de rétablir la qualité du fang, qui eft alors plus
rempli de férofités lymphatiques, que de globules rouges; enfuite je prefcris les pédi-luves
tous les matins,pendant fept à huit jours, avec la
ligature au-deffous du genou; c'eft-à-dire, on
prend les deux jarretières, on les ferres à nud
au-deffous des genoux; on met de cette manière
les pieds dans l'eau dégourdie, l'efpace d'une petite demi-heure, après quoi on fe tient debout,
ayant les pieds dans l'eau, on délie les jarretières,
on refte dans cette attitude deux à trois minutes,

avant que de fortir de l'eau. S'il arrive que cette
compreffion fanguine ne faffe ni dérivation ni
répercuffion heureufe dans les vaiffeaux de la
matrice ou fes environs, alors je fais boire, à
tous les repas, une légère teinture d'eau de Squine, fçavoir, un demi-gros de racine de fquine
par pinte ; je fais prendre, tous les matins,
un verre de vin blanc léger, dans lequel on
a fait infufer à froid, pendant trois heures,
une préparation de Mars, particulièrement la
véritable boule de Nancy; ce que je fais continuer plus ou moins de temps, fuivant la forte
ou délicate conftitution du fujet.

Lorfque les pâles-couleurs portent atteinte
aux fonctions de l'Œil, foit par foibleffe de vue,
foit par inflammation des globes ; il faut s'attacher à reconnoître la caufe première, en ve-
nant au fecours des effets qui en font la fuite.
C'eft pourquoi, dans le premier cas, j'ai pour
habitude de faire baffiner, matin & foir, le front,
les tempes & les yeux avec l'eau dégourdie,
animée d'eau des Carmes, & dans le fecond,
avec l'infufion théiforme de fleurs de mauve,
& l'application de la pulpe de pomme ; mais, fi
l'on reconnoit que cette inflammation a pour
caufe première l'épaiffiffement des humeurs,
avec acrimonie de ces mêmes humeurs, il fera
alors à propos de mettre la jeune perfonne au
régime

régime de son âge, de lui établir le sain-bois au bras, & de la purger ensuite doucement, avec les minoratifs ; les pâles-couleurs sont donc, dans les jeunes-filles, le retardement des régles, & la mauvaise constitution du sang ; dans les femmes mariées les annonces d'une réproduction, dont les accidens ne sont que passagers, & dans les filles réglées, les suites d'une suppression, ou les effets des pertes blanches, dont il sera plus amplément parlé, parce que ce genre d'accident devient souvent pour les yeux une maladie plus grave qu'on ne le pense, & à laquelle on ne se presse pas de remédier.

SECTION III.

Du bien-être des Yeux dans l'éruption des régles ; & du mal-aise qui en résulte dans le cas de supreſſion.

Tous les êtres qui existent sur la surface de la terre sont dans le cas de se régénérer, les uns d'une manière, les autres d'une autre : il n'est pas de graine qui ne reproduise le fruit de sa génération ; point de marcottes celui de sa reproduction ; il n'est pas d'arbres, qui, portant des fleurs, ne rapporte des fruits, à moins que cette espéce de fleurs ne soit du nombre des incomplétes, dont les Botanistes expliquent si bien le défaut de génération : telles sont cependant ces variations de la Nature qu'on rencontre tous les jours sur-tout dans les végétaux ; heureusement pour les annimaux, ces phénomènes sont rares, & les circonstances en sont voilées; mais il n'en est pas moins vrai de dire qu'un Observateur prudent & sage n'en est que plus embarassé, lorsqu'il trouve, ou qu'il croit trouver la Nature en défaut. Trop heureux, quand elle se manifeste par des signes non équivoques, par des preuves certaines! Car alors la marche est réglée, & les moyens curatifs plus assurés : telle est dans le sexe l'éruption des régles ; telles sont les suppressions, qui, pour l'ordinaire arrivent par défaut de précautions, ou par des abus impardonnables.

On ne craint pas d'avancer que les yeux sont le tableau visible de la bonne ou mauvaise constitution ; c'est dans ce miroir naturel que se peignent les différentes variations de l'économie animale ; & c'est particulièrement dans les jeunes filles, où l'on en distingue plus aisément les différentes nuances. Quelle différence entre l'état triste & langoureux qu'excitent les pâles-couleurs, & cette vivacité toujours active de

la première éruption des régles : ne pouroit-on
pas dire que la Nature prend plaifir à donner
des preuves fenfibles de fon exiftence, des
preuves qui fe manifeftent pour l'ordinaire de
quatorze à quinze ans ; c'eft alors que les vaiffeaux de la matrice fe débaraffent de la fur-
abondance de cette lymphe laiteufe ; c'eft dans
ce moment que les appendices cœcales, & les
vaiffeaux qui les avoifinent forment ce qu'on
appelle, *flux périodique* ou *flux menftruel* ; je dis
périodique, parce que la Nature prend une
marche réglée , & qu'elle fe prefcrit des bornes
que la maladie feule , que des accidens inopinés peuvent franchir ou retarder. Telle eft la
premiere période des régles , qui ne doivent
avoir d'interruption que dans le temps de la
groffeffe ou de l'alaitement ; qui finiffent pour
l'ordinaire de quarante-cinq à cinquante ans,
qui fe terminent plus aifément chez les unes ,
& plus difficilement chez les autres.

Si la Providence a affujeti le fexe à ce flux
menftruel , c'eft par befoin , c'eft par néceffité,
c'eft en un mot, dans la douce efpérance de le
reproduire , & de pourvoir à la fubfiftance
de l'enfant : d'ailleurs ne reconnoit-on pas
tous les jours , que la fanté de la femme en
dépend totalement ; car combien n'arrive-t-il
pas d'accidens par des fuppreffions qui furvien-

nent, foit naturellement, foit accidentellement;
celles qui paroiffent naturelles font occafionnées
par l'épaiffiffement de la lymphe laiteufe & des
vaiffeaux qui la contiennent, par le défaut de
réplétion des appendices veineufes, qui ne
peuvent fournir le fang néceffaire au flux périodique, & dont le retard eft toujours à craindre;
les accidentelles ont pour caufe un froid fubit
qui faifit le corps, & particulièrement les extrémités, telles que les jambes & les pieds, un
emportement de colère, un chagrin vif &
impétueux, une peur imprévue, ou un mouvement de joie inattendue.

Non-feulement les menftrues font fufceptibles de fuppreffions, mais même de diminu-
tions; elles font fufceptibles de diminution
dans les différentes obftructions des vifcères du
bas-ventre, dans les engorgemens de la matrice,
parce qu'alors le fang & la lymphe laiteufe
gonflent plus difficilement les vaiffeaux vermi-
culaires & ceux qui les environnent; c'eft pourquoi je fais prendre tous les matins, à jeun,
à demi-heure de diftance, deux taffes d'infufion
théïforme de véronique des bois; je prefcris un
régime fec & de facile digeftion; je fais boire à
tous les repas des eaux épurées de Paffy, qu'on
peut mêler avec le vin; obfervant de tenir
le corps libre par des lavemens fimples; ce qu'on

continue en attendant le retour des régles.

Dans le cas de fuppreffion, j'ordonne les pédi-luves avec la ligature ; je les fais prendre pendant trois ou quatre jours, le matin de préférence, enfuite, je fais boire deux taffes d'infufion théïforme de vulneraires fuiffes. Si alors rien ne reparoit, & que la malade fouffre de violens maux de tête, ou des étourdiffemens fréquens, j'indique la faignée au pied comme un moien de révulfion avantageux ; je confeille les eaux épurées de Paffy, trois verres le matin, à demi-heure de diftance : mais, s'il arrive que tous ces moyens ne réuffiffent pas, je mets la malade au régime ; je fubftitue aux eaux épurées de Paffy, foit une tifane, foit une eau de veau herbacée, & j'attends les approches des régles, pour la purger deux fois, à un jour de diftance.

Après avoir établi, autant qu'il eft poffible, ma pratique générale dans ces différens genres de maladies, parce qu'il eft des circonftances qui m'y obligent néceffairement ; il me refte actuellement à rendre compte des influences qu'elles portent fur les yeux, & des moyens curatifs qu'on doit employer. On peut dire, en général, que toutes les fuppreffions, de quelque nature qu'elles foient, font toujours dans le cas de nuire au méchanifme de la vifion ; mais

Q 3

cependant, excepté le cas d'inflammation, on doit se contenter de chercher à fortifier légèrement ce que la Nature paroit vouloir affoiblir; c'est pourquoi les remédes toniques sont les seuls néceffaires; ce qui me fait ajouter qu'il suffit seulement de bassiner le front, les tempes & les yeux, matin & soir, avec l'eau fraîche en été, & simplement dégourdie en hiver; laquelle eau doit être animée de dix à douze goutes d'eau des Carmes ou de Cologne, pour une once d'eau de rivière ou de fontaine; il n'en est pas de même de l'inflammation du globe, lorsqu'elle annonce une ophtalmie qui paroit vouloir s'y fixer, alors il faut mettre en usage tous les émolliens, tous le adouciffans, afin de diminuer la trop grande fermentation; il faut prendre la réfolution de mettre le fain-bois au bras, sur-tout, si l'on a lieu de craindre que l'engorgement soit entretenu par un vice du fang. D'après tous ces procédés, il est aifé de voir, ainfi que je l'ai déjà prouvé, combien il eft effentiel, en fait de maladies des yeux, d'attaquer la caufe première, pour réuffir avantageufement fur la caufe feconde. C'eft ce qui fait dire qu'il n'eft pas de petits moyens en traitement, ni de petits détails en defcriptions; auffi eft-ce au Lecteur à fe rendre auffi indulgent, que facile à fe prêter à des répétitions.

indifpenfables, à des répétitions qui deviennent
même de première néceffité ; pour ne pas
commettre d'erreur, & tâcher d'obtenir une
guérifon affurée.

SECTION IV.

De la foibleffe des Yeux, qui provient des Pertes-blanches.

QUELQUES fautives que nous paroiffent les
opérations de la Nature, il n'eft pas moins vrai
qu'elle a des principes certains, des régles affu-
rées qui dirigent l'ordre économique qui régne
dans les animaux comme dans les végétaux ;
c'eft donc par une néceffité qui femble contraire à fes vues, que le corps de cet arbre fe
couvre de mouffe, que fes branches fe deffé-
chent, que fes feuilles jauniffent, & qu'il
donne dans fa jeuneffe des marques de décrépitude & de vieilleffe ; mais auffi, qu'on aille à la
fource du mal, on verra que la féve virtuelle qui
lui manque, provient de quelques engorgemens
qui ont formé des nodofités, des écoulemens
qui abforbent les fucs nouriciers, & les rendent
de mauvaife qualité ; on verra qu'en prenant
de nouvelles précautions, de nouveaux foins,
on parviendra à lui rendre fon activité & fa

vigueur première ; or voilà le portrait naturel de ces infirmités qui arrivent aux femmes
& aux filles peu soigneuses d'elles-mêmes,
ou qui, dans leur jeuneffe, ont été fujettes à ces
humeurs fcrophuleufes, qui gonflent les glandes,
qui engourdiffent toutes les extrémités, & qui
annoncent l'épaiffiffement de la lymphe & du
fang. Ce font donc ces accidens, fi rares autrefois, mais malheureufement trop communs
aujourd'hui, qui font défignés fous le nom de
pertes en blanc.

Le rapport intime qui exifte entre les fonctions du corps & celles des yeux, fait que le
moindre dérangement qui arrive au premier,
porte néceffairement fes influences fur le
fecond: il n'eft donc pas étonnant de rencontrer
tous les jours des vues foibles dans des corps
langoureux, dans des corps qui, dès l'âge de
quatorze à quinze ans, ne peuvent plus travailler
à la lumière, ne voient plus à enfiler une aiguille :
voilà ce qui fatigue, ce qui défole tous les jours
les Obfervateurs dans les maladies des yeux,
parce qu'ils font perfuadés que pour combattre
la caufe feconde, il faut attaquer la caufe
première ; fans quoi on ne fera que fatiguer les
yeux & les rendre encore plus malades. Les
pertes en blanc, font le fléau du fexe, le dérangement de la fanté, quelquefois même une

cause de stérilité. Ce flux lymphatique est
habituel dans les unes , intermittent dans les
autres ; mais il annonce toujours une dépravation du sang, qui le rend plus ou moins acre ,
plus ou moins corrosif ; souvent même cette
lymphe dégénère en humeur grise , brune ,
jaune & rougeâtre , ce qui dépend du vice dont
le sang est imprégné , ou de la nature de l'obstruction qui en fait le ferment.

Autrefois cette maladie étoit rare dans les
filles sages & vertueuses , & ne se manifestoit
que chez les femmes ; ce qui arrivoit , après
un accouchement laborieux , après un dépôt
laiteux ; mais aujourd'hui , il est difficile ,
& sur-tout à Paris , de trouver quatre à cinq
sujets sur dix qui en soient totalement exempts :
je conviens que l'air épais & fœtide qui enveloppe l'atmosphère de cette Capitale , de cette
grande Ville , ne contribue pas peu à mettre
nombre d'enfans dans ce cas ; je sçais que le
libertinage des pères , l'intempérance des mères
tendent & portent à la dépravation du germe
producteur ; mais il est certain que , depuis dix-
huit ans que je suis à l'observation-pratique ,
j'ai vu cette maladie doubler au moins dans les
jeunes sujets ; ce que je crois devoir attribuer
en partie au luxe , à la cherté des vivres qui
ont déterminé les pauvres comme les riches à

s'empâter, à se glutiner tous les matins l'eftomac
avec une jatte de caffé au lait, d'un caffé qui
n'en porte que le nom, & qui fouvent n'eft
que le réfidu de féves grillées, d'un lait qui
n'eft que de la farine délayée ; voilà avec quoi
l'on fe nourrit aujourd'hui, fur-tout ceux qui font
les moins aifés, parce qu'il y a moins de dé-
penfe à faire, & qu'il leur eft plus facile de
favorifer leurs plaifirs, de foutenir ce luxe déf-
ordonné, qui fait honte à la Nation, qui empêche
les riches de fecourir les pauvres, parce que
ceux-ci couvrent leur mifère par des habille-
mens au-deffus de leur état.

Tel eft le tableau, telles font les réflexions
qui affligent le citoyen honnête & vertueux ;
mais hélas ! c'eft la voix qui crie dans le défert ;
c'eft fans fuccès qu'on vous dit : « Pères & mères,
» fi vous avez contribué à la dépravation du fang
» de vos enfans, ne portez pas vos coups plus
» loin, & tâchez de réparer, par une bonne nour-
» riture, par une nourriture faine, la conftitution
» chancelante de cette jeune-fille, qui a befoin
» de toutes les forces, de toute l'activité de fon
» fang pour favorifer les premières éruptions de
» la Nature. Ne voyez vous pas que ces nourri-
» tures épaiffes & mal-faines décolorent fon vifage,
» abbattent fes forces, & la rendent incapable des
» travaux auxquels vous voulez l'affujettir ; c'eft

» donc dans ce moment de crife qu'il faut re-
» doubler de foins & d'attentions ; c'eft avec des
» entrailles maternelles qu'il faut vouloir, & ne
» pas condefcendre à des défirs bizares, à des
» dégoûts dépravés, qui annoncent les befoins de
» la Nature, & la néceffité de recourir à des Pra-
» ticiens inftruits ».

Le traitement curatif des pertes en blanc, confifte à attaquer les caufes qui les ont produites :
ces caufes font, pour l'ordinaire, dans les jeunes
filles, ainfi que je viens de l'obferver, l'effet d'un
vice du fang, rarement d'un défaut de conformation, mais fouvent d'une nourriture mal
faine & peu fanguine ; elles font la fuite d'une
paffion chimérique & défordonnée ; elles proviennent dans les femmes mariés d'une fauffe-
couche, d'une fuite de couches, d'un dépôt
laiteux, & malheureufement quelquefois d'un
vice honteux : voilà les accidens qui affligent le
fexe feminin, & qui font plus à craindre que
les maladies mêmes, parce qu'une maladie décidée a des périodes marqués, des époques
curatives, au lieu que cette dépravation du fang
fe mafque fous différentes formes, fous différens afpects, & devient toujours un hydre fans
ceffe renaiffant.

En général, les pertes-blanches font ou lai-
teufes ou lymphatiques ; dans les deux cas, elles

ne peuvent provenir que du relâchement des vaiffeaux qui les contiennent, & de la furabondance qui y reflue ; c'eft pourquoi, ce que j'ai vu réuffir le mieux, & ce qui m'a prefque toujours réuffi, ce font les préparations martiales qu'on prend tous les matins à jeun de quinzaine en quinzaine, c'eft-à-dire en laiffant quinze jours de repos ; ce font les eaux minérales, telles que celles de Paffy qu'on boit aux repas, & qu'on peut mêlanger avec le vin pendant un mois ou cinq femaines ; ce font, en un mot, les foins de propreté de foi-même, avec l'eau plutôt froide que chaude, & fans mêlange. Telles font les indications générales auxquelles doit fe réunir un régime doux & de facile digeftion ; c'eft pourquoi on doit éviter, autant qu'il fera poffible, les laiteux, les farineux & les flatueux : à l'égard des rémédes oculaires, ce font toujours les mêmes préceptes qui émanent de cet axiôme indubitable : *fublatâ causâ, tollitur effectus.* C'eft pourquoi on fe conduira en conféquence, & d'après les indications ci-deffus, c'eft-à-dire avec les toniques, & toniques-fpiritueux.

SECTION V.

Des pertes en rouge, qui entraînent nécessairement la foiblesse du corps & celle des Yeux.

IL n'est rien sur la terre & sur l'onde qui n'éprouve des crises, qui ne soit sujet à des révolutions; chaque climat, chaque peuple, chaque âge a les siennes qui lui sont propres; cependant la Nature est la même en tous temps, en tous lieux; & le sang qui circule dans les veines du Chinois, est le même que celui qui remplit celles du François: il n'est donc pas d'exceptions à la régle générale; mais il est des circonstances qui en varient les effets, & ces variations sont plus sensibles dans le sexe, qui a besoin d'une évacuation naturelle & périodique, pour se débarasser du superflu d'une substance qui ne doit servir qu'à une nouvelle reproduction. Le sang, cette partie active & nutritive de notre existence, ne peut éprouver des pertes surabondantes, que les yeux n'en soient affectés: aussi voit-on journellement des femmes, ainsi que des filles, tomber dans un état de maigreur, de marasme, d'anéantissement qui est la suite & l'effet de cette dissolution sanguine, connue sous le nom de *pertes-rouges*.

Les pertes de fang font fufceptibles de deux
périodes différens , & qu'il ne faut pas confondre ; les unes font la fuite des régles immodérées , les autres font des pertes réelles ; les premières ont lieu , lorfque le retour des régles eft
trop fréquent , l'écoulement trop long & l'a-
bondance trop grande ; les fecondes font des
pertes réelles , lorfqu'elles font furabondantes ,
& qu'elles paffent le temps limité par la Nature:
dans tous les deux cas , la caufe déterminante
eft prefque toujours le gonflement des vaiffeaux
laiteux , & la dilatation des apendices veineufes.
Que ce foit une caufe , que ce foit une autre
qui les ait déterminées , le fait n'en eft pas moins
vrai ; mais les moyens curatifs peuvent demander des précautions & des ménagemens particuliers.

Les pertes de fang font toujours une maladie
fâcheufe , & quelquefois dangereufe , parce que
les obftructions & les engorgemens peuvent en
être la fuite ; parce que dans ce cas , les pulfations des artères font lentes & petites , le vifage
pâle & décoloré , les extrémités froides & en-
gourdies ; parce que le dégoût accompagne
fouvent le befoin , & conduit les malades peu-à-
peu dans un état de dépériffement & de ca-
chexie. Voilà les triftes gradations des pertes
fanguines , qui exigent , pour la guérifon ,

que la malade foit au lit , qu'on faffe dans le principe une ou deux faignées au bras , afin de diminuer le volume du fang qui eft preffé , & pouffé avec trop d'impétuofité dans les vaiffeaux ; mais , fi la perte eft ancienne , l'effufion fanguine deviendroit infruétueufe & même dangereufe , parce que ce feroit augmenter le défaut de ton , de reffort , dont les vaiffeaux font affeétés , & dont ils commencent alors à manquer. C'eft pourquoi il faut feulement tenir la malade à un régime doux , à des potions tempérentes & légérement aftringentes & réfolutives , lui défendant les laiteux , qui ne feroient qu'appauvrir de plus en plus la maffe du fang , fans diminuer la caufe de la maladie ; mais ce que je ne puis trop recommander , c'eft l'infufion de véronique des bois , dont on prendra tous les matins deux taffes , à demi-heure de diftance , & qu'on poura édulcorer avec le firop de violette. Cette boiffon , toute fimple qu'elle eft , m'a toujours paru d'un grand fecours dans les pertes , dans les régles immodérées , parce que fa vertu réfolutive qui en eft le principe agit plus efficacement.

Après une maladie auffi grave , après une perte auffi abondante , il n'eft pas furprenant de voir des yeux foibles & langoureux , des yeux qui refufent le fervice : c'eft pourquoi , fans être effrayé de tous les symptôme apparens, il faut cependant chercher à rétablir le ton & le ressort qu'ils ont perdu, il faut bassiner, matin & soir, le front, les tempes & les yeux avec l'eau simple, animée de l'eau des Carmes; il faut faire usage, pendant une quinzaine de jours, de l'eau de Cologne, tant en aspiration nazale qu'en évaporation oculaire; mais, dans le cas où la soiblesse seroit permanente, il faudroit animer l'eau de Cologne avec dix à douze goutes d'esprit volatil aromatique huileux pour une once de liqueur, & se servir, pour le bain des yeux, de l'eau ophtalmique ou de celle de joubarbe préparée. Tels sont les remédes les plus propres à ce genre de maladie, & que j'ai toujours employés en pareille circonstance, à moins qu'il ne survienne une inflammation qui en dérangeroit l'ordre, en forçant la malade de recourir aux moyens désignés dans l'article *Ophtalmie*, ainsi qu'il est amplément expliqué dans la section qui regarde cette maladie.

SECTION VI.

SECTION VI.

Des accidens qui arrivent aux Yeux pendant la grossesse ; & des moyens qu'on doit prendre pour y remédier.

Il n'est pas de leçons plus parlantes , de préceptes plus positifs que l'instinct des brutes aux approches de leur fécondation , au moment de leur réproduction. Dans les uns , c'est un ramage mélodieux qui annonce les prodiges constans de la Nature ; dans les autres , ce sont des soins tout particuliers , pour attendre le moment de la maternité. Peut-on rien de plus admirable que la structure économique de ce nid d'hirondéle , de plus artistement préparé que celui de la fauvette? Que de précautions pour maintenir cette chaleur douce & vivifiante qui doit féconder l'œuf producteur ; que de peines ne prend pas cette lapine pour se fabriquer une retraite souterreine , pour mettre ses petits à l'abri des injures de l'air , & attendre le moment heureux de se dépouiller de son propre poil pour les recevoir. Voilà la loi de la Nature ; voilà l'instinct des brutes , qui n'ont pas à redouter les entraves qu'entraine une vie voluptueuse , & qui rendent la grossesse des femmes toujours sujette à des

Tome I. R

accidens plus ou moins multipliés : de ce nombre
font les fluxions, les ophtalmies que déterminent les révolutions fanguines de la groffeffe
& de l'enfantement.

La groffeffe eft le fruit de l'union conjugale ;
c'eft la paix du ménage ; c'eft le ralliment d'une
intelligence réciproque, c'eft le triomphe des
deux à la fois : autant il eft doux, pour l'un, de
s'entendre dire *mon père*, autant il eft délicieux,
pour l'autre, d'être apellée *ma mère* : mais,
hélas ! ces rofes font fouvent entrelacées d'é-
pines par la mauvaife fanté de celui-ci, par la
perte de celle-là ; telle eft l'inftabilité des événemens ; telles font les révolutions auxquelles
il faut s'attendre. Le fang eft, comme je l'ai
ci-devant démontré, le produit des alimens
qui font diffous dans l'eftomac par l'action
de la falive, & des fucs gaftriques ; ces alimens remués & agités par les fecouffes de ce
vifcère, deviennent une bouillie aigrelette,
connue fous le nom de *chyme*, qui, en fe
portant dans les inteftins grêles, en fe mêlant
avec la bile & le fuc pancréatique, reçoit une
nouvelle liquéfaction, & prend le nom de *chyle*,
qui fe réunit avec la lymphe dans le canal
thorachique, pour enfuite fe porter avec le
fang dans la fous-clavière gauche : voilà donc la
marche & la progreffion du fang qui doit fervir

de substance & de nourriture à une nouvelle progéniture. Cette substance est donc le propre sang de la mère ; c'est pourquoi les femmes & les filles sont sujettes à un superflu sanguin, connu sous le nom de cours périodique, afin que, dans le cas de reproduction, elles puissent, comme nous l'avons dit, nourrir le nouvel être, sans rien perdre de ce qui leur est nécessaire pour soutenir leur vie alimentaire.

Je n'entrerai dans aucun détail sur les prodiges de la grossesse, sur les phénomènes que produit la Nature ; mais je dirai que les dégoûts & les appetits bizares, qu'éprouvent les femmes grosses, pendant les deux ou trois premiers mois, sont suffisans pour envelopper l'estomac de mauvais levains, qui déterminent de mauvaises digestions, d'où résulte un chyle épais, un chyle incrassant, qui porte l'engorgement dans tous les vaisseaux, & successivement dans ceux de l'Œil ; il n'est donc pas étonnant de voir ces différentes fluxions, ces ophtalmies marquées, dont les femmes grosses sont affectées ; je dirai plus, c'est que le sang destiné à la nourriture de l'enfant, ne peut devenir, pendant ce premier temps, que surabondant, par conséquent refluer au cerveau, & déterminer des fluxions sanguines ; dans le premier cas, la conduite que j'ai toujours tenue, est de purger la mère avec des purgatifs doux, tels que la manne en forte, & la follicule de fenné en infufion; répéter cette médecine deux fois à un jour de diftance, fi toutefois le befoin le requiert; dans le deuxiéme, chercher à faire une dérivation heureufe par une faignée au bras; la faire fuivant l'indication : fur-tout, fi elle fe trouve dans les trois ou quatre premiers mois de la groffeffe. Du refte, prefcrire les ftomachiques, ou quelques grains de rhubarbe en poudre, délayés dans la première cuillerée de foupe; mais, en général, le grand principe dans les groffeffes, eft de ne s'occuper qu'à modérer les incommodités légères qui furviennent; qu'à les adoucir, fans entreprendre de les guérir, parce que, dans ce cas comme dans bien d'autres, il faut toujours marcher derrière la Nature, & ne prendre les armes que lorfqu'elle paroit le réclamer.

D'après de pareils principes, il eft aifé de conclure qu'on doit ufer des mêmes précautions & des mêmes ménagemens pour empêcher les effets de cette ophtalmie naiffante; c'eft-à-dire qu'on doit fe contenter des remédes fimples & palliatifs, qui font de mâcher, une ou deux fois le jour, des feuilles de cochléaria, de prendre des remédes ordinaires, foit le matin, foit le foir; de baffiner le front, les tempes & les yeux en hiver, avec une infusion de fleurs de mauve, & l'application de la pulpe de pomme, le faire en été avec l'eau de laitue, & son application de même ; ce qu'on répétera deux ou trois fois le jour, suivant les différentes indications : or c'est ce qu'il n'est pas possible de détailler, parce qu'un Oculiste instruit doit sçavoir simplifier ou modifier les remédes, suivant les circonstances ; sur-tout lorsqu'elles se manifestent au moment de l'accouchement ou les jours suivans.

CHAPITRE VIII.

De l'effet des Passions hystériques, sur l'organe de la Vue.

L'UNION conjugale est d'institution divine ; c'est Dieu lui-même qui a prononcé, les promesses en sont mutuelles, elles sont sacrées, elles se font en face des Autels, en présence de deux témoins, qui s'annoncent pour les garants de cet acte solemnel ; or, d'après des aveux aussi saints, aussi publics, les contractans deviennent propriétaires l'un de l'autre ; ils ne doivent plus faire qu'un même cœur, qu'un même corps, qu'une même ame ; l'autorité qui réside dans l'un, doit aussi avoir lieu dans l'autre ; & il n'y a de différence que dans l'admission des loix, qui accordent à l'homme la direction domaniale, au moins pour le général. Voilà les devoirs ; voilà les engagemens du mari & de la femme. Le premier est un être privilégié de Dieu & de la Nature ; le second moins favorisé, est d'une constitution naturellement foible & délicate ; ce sont, tous les jours, de nouveaux maux, de nouvelles infirmités qui tyrannisent un tempérament malheureux dans ses causes, comme dans ses effets ; c'est donc avec raison qu'on ne cesse de plaindre le sexe & ses foiblesses, dans les écarts qu'il éprouve de la bizarerie de la Nature ; il en est un, entre-autres, qui porte une cruelle atteinte aux yeux, & qu'on désigne sous le titre de *passion hystérique*, ou *suffocation utérine*.

Les passions hystériques sont la réunion de plusieurs maladies différentes ; elles sont sujettes à des paroxysmes plus ou moins fréquens, plus ou moins longs, plus ou moins violens, suivant les différentes causes ou les différentes circonstances qui les accompagnent ; les retours en sont peu réguliers, & ne gardent aucun période certain. Ils sont précédés par des baillemens, par des hoquets, par des feux qui montent au visage ; ils finissent par des soupirs profonds, par l'éruption des vents qui sortent de l'estomac ; dans l'accès des paroxysmes ; il n'y a souvent

nulle connoiſſance, nul ſentiment, il y a même
difficulté d'entendre & de voir, ſans aucune
cauſe apparente, parce qu'il exiſte des convulſions, des paralyſies paſſagères, ſoit d'une
jambe, ſoit d'un bras, ſoit d'une main ; enfin
il arrive que les malades tombent dans des
états très-oppoſés, comme de verſer des larmes
ſans aucun ſujet, ou d'éclater par des rires qui
n'ont aucune cauſe.

Tels ſont les ſymptômes ordinaires de la
paſſion hyſtérique, qui ſont ſuivis de différens
accidens, & qui ſe manifeſtent par une tenſion
nerveuſe, tant interne qu'externe ; par une
chaleur utérine, qui porte l'éréthiſme du bas en
haut, & la criſpation dans toutes les extrémités,
d'où il arrive que les malades éprouvent un en-
gourdiſſement général ; que toutes les voies
baſſes ſe gonflent ; que le bas-ventre ſe trouve
affecté d'une eſpéce de boule qui varie ſes effets
ſuivant les attaques, & qui paroît plus grande
ou plus molle, plus petite ou plus dure, d'après
les efforts convulſifs : il arrive, dis-je, que l'eſtomac & la poitrine ſe reſſèrent au point de déterminer le gonflement du col, la tenſion des
jugulaires, & ſucceſſivement l'embarras du
cerveau avec la perte de la vue : c'eſt alors que
les pupilles ſont dilatées, qu'un terne livide
couvre la cornée, que les yeux reſtent fixes &

R 4

immobiles dans leurs mouvemens : cet état dure
environ une heure plus ou moins, fuivant la
fréquence des accès, & la force du tempérament ;
lorfque la détente nerveufe fe manifefte, la
malade femble revenir comme d'une ftupeur
léthargique, qui lui laiffe une laffitude incroyable ; mais les yeux reftent fouvent dans une
obtufion générale pendant cinq à fix heures de
fuite, de manière que cette maladie ne diffère
de l'épilepfie, que par fes caufes vraifemblables.
Voilà ce que j'ai été fouvent à portée de remarquer, à caufe de la terreur qu'infpire le temps
de l'aveuglement.

Les femmes & les filles font fujetes à cette
maladie, qui quelquefois provient d'un état
contre Nature, ou d'une ftérilité forcée, quelquefois auffi d'un caractère bouillant & colérique, le plus fouvent d'une paffion chimérique
ou d'une amitié défordonnée : on peut juger
des caufes déterminantes à l'afpect des malades ;
les unes ont la trifteffe répandue fur le vifage,
comme dans leurs actions ; les autres font taci-
turnes ou mélancholiques, & fuient la fociété ;
enfin il en eft d'autres peu féantes dans leur
maintien, lafcives dans les propos, libidineufes
dans leurs regards. Tels font les maux bien capables d'allarmer la fenfibilité des parens, & de
plaindre le fujet qui en eft la victime.

Dans une circonſtance auſſi embarraſſante, j'ai toujours remarqué que la perte de vue momentannée provenoit de la criſpation nerveuſe qui demande une détente douce. C'eſt pourquoi j'ai ſouvent employé avec confiance & ſuccès, les demi-bains, préparés avec l'eau de ſavon ; c'eſt-à-dire, on a une boule de ſavon qu'on diſſout dans l'eau avant que la malade y entre, on lui laiſſe enſuite ce ſoin pendant le temps du demi-bain, qui doit durer de cinquante-cinq à ſoixante minutes, l'eau au vingt-un ou vingt-deuxiéme degré, ce qu'on répétera d'un cours périodique poſſible à l'autre; ayant ſoin de faire boire tous les matins trois taſſes d'eau de gruau de Bretagne qu'on édulcorera avec le ſyrop de violette, & dont on fera prendre une taſſe dans le bain, l'autre en ſortant du bain, & la troiſiéme, demi-heure après. Du reſte on fait obſerver un régime doux & de facile digeſtion ; un exercice journalier mais modéré, avec l'attention de tenir le corps libre par des remédes à l'eau de ſon, & qu'on rend même émolliens le plus qu'il eſt poſſible; telle eſt la conduite corporelle qui agira tout naturellement ſur les affections ſpaſmodiques des yeux, qui n'ont beſoin que d'être baſſinés, matin & ſoir, avec l'eau dégourdie, animée d'eau des Carmes ou de Cologne, à moins que la ſitua-

tion des globes ne donne lieu de craindre une
semi-paralysie ou goutte séreine imparfaite ; car
alors c'est à la prudence du Médecin-Oculiste
d'agir en conséquence, & de se conformer à la
Section qui regarde cet article.

SECTION PREMIÈRE.

Des accidens qui arrivent aux Yeux, après un lait répandu ; ou par suite d'un dépôt laiteux.

L E corps est un composé de solides & de
fluides, qui ont chacun leur action & leur propriété, qui agissent suivant l'ordre qui leur est
prescrit, suivant la direction qui leur est marquée ; c'est toujours le même mouvement, la
même circulation que rien ne doit changer,
varier ni altérer ; autrement le trouble & la
confusion s'établissent de proche en proche ; les
flots augmentent, la digue se rompt, & le mal
se manifeste ; semblable en cela au déborde-
ment d'une rivière, qui ne sort de son lit, qui
ne se dérange de son cours, qu'autant qu'elle
est forcée par l'impétuosité des vents, par l'accroissement des eaux ; alors ce n'est plus le
même fluide clair & limpide, c'est une eau

bourbeufe, une eau chargée de toutes les im-
mondices de la Nature. Tel eft, par métaphore,
l'état trifte & malheureux de cette jeune femme,
bien portante d'ailleurs ; qui, à la fuite d'une
couche ou fauffe-couche qui, après des vidan-
ges mal foignées, après un lait mal évacué ou
trop-tôt fupprimé, éprouve des engorgemens
multipliés, fe trouve, pour ainfi-dire, percluse
d'un membre, ou affectée d'une Ophtalmie
meurtrière pour les yeux : voilà ce qu'on nomme
épanchement de lait ou, pour mieux dire,
dépôt laiteux.

Il eft malheureux pour les femmes aifées de
ne pouvoir alaiter leurs enfans, & fuivre en
cela l'ordre de la Nature, qui ne perd jamais fes
droits, & qu'on ne contrarie pas en-vain. Auffi
voit-on tous les jours, que les femmes riches
& oifeufes font plus fujetes aux accidens laiteux, que celles qui, par état ménent une vie
active & laborieufe, parce que l'action fans
ceffe repétée fert de ftimulant aux voies de
la circulation. Les dépôts laiteux font, ou œdémateux ou phlégmoneux ; les premiers fe diffipent pour l'ordinaire par la voie de la réfolution,
les feconds forment des embarras plus ou moins
fenfibles, quelquefois même des engorgemens,
d'où réfultent des abfcès qui viennent à fuppura-
ration ; ces fortes de dépôts arrivent ordinaire-

ment aux jambes , aux cuiffes , aux bras , aux épaules, au col ; fouvent aux yeux ; mais plus rarement aux parties internes , parce que la lymphe qui circule intérieurement eft moins fufceptible de l'impreffion du froid , que les parties externes.

D'après cet expofé , il paroit probable que le lait qui fe trouve furabondant dans les mammelles, ne pouvant pas paffer dans le fang, qui eft trop épais pour le recevoir , eft forcé de fe mêler avec la lymphe , qui eft plus limpide , & qui par conféquent devient laiteufe & plus épaiffe ; d'où il arrive que, ne pouvant plus traverfer les glandes conglobées , il doit en réfulter un gonflement œdémateux ; ces fortes d'accidens attaquent plus fouvent celles qui fe nourriffent d'alimens fucculens , ou qui font étouffer leur lait ; ce qui provient de la répercuffion & du défaut de circulation ; mais, dans tous les cas , il ne faut pas confondre les dépôts laiteux avec l'humeur de rhumatifme , qui d'ordinaire, eft un levain acrimonieux qui irrite les folides, & les rend fenfibles ; d'ailleurs , la faute feroit légère , puifque ce font prefque toujours les mêmes moyens , les mêmes remédes qu'on emploie pour divifer l'un, ou combattre l'autre.

Les dépôts laiteux attaquent plus particulièrement les glandes des paupières que le globe

de l'Œil ; ce n'eft pas cependant que l'ophtalmie parfaite ou imparfaite, qui en eft pour l'ordinaire la fuite , ne porte fouvent le trouble
dans les humeurs aqueufe & cryftalline , dans
les vaiffeaux même de la capfule du criftallin ;
c'eft pourquoi, j'ai cru devoir en faire une maladie du globe , dont voici l'expofé curatif , & la
manière la plus fimple d'y remédier. Après avoir
bien examiné les yeux de la malade , & m'être
affuré d'un engorgement ou dépôt laiteux , ma
régle eft de mettre la fouffrante au régime ,
d'établir le fain-bois au bras gauche , pendant
un an ; de lui faire prendre tous les matins deux
taffes d'infufion de véronique des bois, ajoutant,
en hiver, à tous les répas , une légère teinture
d'eau de Squine , qu'on peut mêlanger avec le
vin ; du refte tenir le corps libre par des remédes
fimples , & la priver de tous les alimens laiteux ,
farineux & flatueux ; la purger , de fix femaines
en fix femaines, avec les purgatifs doux dans
lefquels on peut faire entrer le fel de *duobus* ,
fuivant la dofe qui convient au tempérament.

Telle eft la conduite corporelle à laquelle
je réunis les remédes oculaires , qui font de
mâcher, trois à quatre fois la femaine , foit des
feuilles de cochléaria , foit gros comme un pois
de racine de pyréthre , de fe fervir journellement , pendant cinq à fix femaines de fuite ,

& une feule fois le jour de la pommade ophtalmique, en baffinant trois à quatre fois dans la
journée, le front, les tempes & les yeux, avec
une infufion de fleurs de mauve, & enfuite
en appliquant la pulpe de pomme ou autre.
Lorfque l'ufage de la pommade eft ceffé, & que
la fermentation de l'humeur paroit diminuée;
il ne faut plus fe fervir, pour les yeux, que de
l'infufion de fleurs de fureau, matin & foir, &
plutôt froide que chaude. Enfin, après un an
de combat, plus ou moins, c'eft à dire, après
que les fymptômes des embarras laiteux ont
difparu, il faut fupprimer le fain-bois, avec les
précautions ordinaires, & fuivre encore pendant quelque temps le même régime. Tel eft
à peu-près le période d'une maladie qui m'a
fouvent donné le change, & beaucoup de peines,
fur-tout lorfqu'elle fe trouve compliquée avec
un vice du fang; ce qui n'eft que trop ordinaire,
dans le fiécle intempérant où nous vivons, &
où les femmes fe preffent de jouir d'un moment
dont le fouvenir & les effets deviennent fouvent
bien douloureux. Puiffe cette leçon paffagère
fervir de correctif aux défirs immodérés du fexe,
& rendre les hommes plus jaloux de la gloire
d'une heureufe paternité !

SECTION II.

De l'examen des Yeux, dans le choix d'un état.

L'ÉDUCATION eſt le bien le plus précieux; bien que ni le temps, ni l'inconſtance de la fortune ne peuvent nous enlever; elle fait tout-à-la fois la gloire & l'ornement du riche, comme elle eſt le tréſor & l'appanage du pauvre. L'éducation première & du premier âge eſt & appartient à tous les hommes; l'éducation ſeconde ſe diviſe en deux branches, qui ſe ſubdiviſent encore, l'une eſt claſſique, l'autre eſt méchanique, & toutes deux ont différens rapports entre-elles : voilà ce qui partage les diverſes claſſes de la ſociété, où chacun prend ſon rang, & cherche à acquérir les connoiſſances qui lui ſont néceſſaires, mais, pour cela, il faut des yeux, parce qu'ils ſont le flambeau qui en éclaire la marche. L'éducation en général eſt ſuſceptible d'ornemens & d'agrémens pour les uns, comme elle exige la force & la ſanté dans les autres; de manière que les parens ne peuvent être trop attentifs ſur le choix de l'état de leurs enfans; c'eſt à eux qu'eſt reſervé le devoir de conſulter ſi telle profeſſion ne peut pas nuire à tel tempérament, si les yeux qui en dirigent la conduite sont assez forts pour soutenir le poids du jour, & souvent celui de la nuit. Telles sont les raisons qui m'ont déterminé à cette Section particulière, & à donner quelques notions relatives à ce sujet.

J'ai eté si souvent le témoin des accidens arrivés aux yeux des jeunes-personnes, soit par un travail trop assidu, ou par des veilles trop longues; soit par une application trop forcée ou trop compliquée, pour le genre de vue qui leur est naturel; de manière que je me suis toujours proposé, en donnant mon avis, de rendre, s'il est possible, un service essentiel à l'Humanité. Les adolescens du premier âge ne font ni assez susceptibles de réflexions, ni assez capables de discernement, pour faire choix d'un état qui soit analogue à la foiblesse de leur tempérament, à la délicatesse de leurs yeux; c'est donc aux pères & mères à devenir en ce genre les mentors de leurs enfans; c'est à eux, en consultant leurs goûts & leurs inclinations, de chercher à les décider pour un genre de travail auquel tous les rapports se trouvent réunis : voilà la loi naturelle ; voilà le devoir des parens, d'où dépend le bien-être & le bonheur de ceux à qui ils ont donné le jour ; c'est donc à eux à ne pas se laisser dominer par des arrangemens

de

de famille, par des intérêts personnels ; il faut que leur choix soit pur, qu'il soit sans tache, s'ils ne veulent pas s'exposer aux reproches des jeunes victimes, qui, au moment de jouir du fruit de leurs travaux, sont obligés, souvent même forcés d'en abandonner la cheville ouvrière. Voilà ce que j'ai vu, ce que je rencontre dans les grands comme dans les petits ; dans l'église comme dans la robe, dans l'épée comme dans la finance, & enfin dans tous les ordres de l'état, mais plus particulièrement dans la classe inférieure qui est celle des Artistes, des Ouvriers qui travaillent le fer & l'acier, qui manient le pinceau ou l'aiguille, & pour lesquels la tension oculaire est absolument nécessaire.

Que de choses j'aurois à dire pour traiter la matière à fond, pour décider les parens à devenir les directeurs de la fortune de leurs enfans. Mais il seroit trop long d'entrer dans tous les détails, de rapporter tous les accidens qui peuvent rendre la vue foible & délicate ; c'est ce qui fait que je me renferme dans les causes générales, qui font, que les convulsions du premier âge, que les maladies inflammatoires, que les coups & contusions arrivées à la tête, font bien capables d'affoiblir la vue, d'affecter le cerveau, de relâcher toutes les parties nerveuses & musculeuses, par conséquent, de

Tome I.   S

porter atteinte à celles qui font fi néceffaires au méchanifme de la vifion. Le devoir des pères & mères, eft donc, de ne pas s'en rapporter à eux-mêmes pour le choix de l'état de leurs enfans, mais de confulter les perfonnes d'une réputation connue & avouée dans les différentes maladies qui affectent le corps & les yeux : alors il n'y auroit pas tant de plaintes, tant de réclamations ; on ne verroit plus ces individus mercénaires, ces triftes journaliers, quitter un état qui ne peut les faire vivre, n'ofer en prendre un autre, dans la crainte de devenir borgnes ou aveugles. Que cette allégation foit vraie dans les uns, fauffe dans les autres, il n'en eft pas moins vrai de dire que le fait eft certain dans le principe ; que c'eft un tableau journalier dont je fuis fonvent le témoin, & qui me fait accufer la dureté injufte des parens, le trait fuivant en eft la preuve.

Une jeune perfonne, du nombre de celles qui affichent l'extérieur de la volupté, vint un jour, avec un attirail pompeux, me préfenter un de ces enfans que la Nature donne, mais que les loix méconnoiffent : cette précieufe ridicule crut devoir fendre la foule qui m'environnoit, pour fe faire donner une audience auffi prompte que privilégiée ; mais, comme fon ton, fa mife & fa démarche ne pouvoient

m'en impofer ; je la priai de s'affeoir, & d'attendre que je puffe l'écouter : fâchée ou furprife
que j'euffe autant d'égards pour les pauvres que
pour les riches, elle revint deux à trois fois à la
charge, pour me dire, avec un ton de petite
maîtreffe, « qu'elle étoit preffée, qu'elle avoit
» un rendez-vous, que fa fille, âgée de onze à
» douze ans, n'avoit qu'un petit bobo, qu'une
» mifère, que c'étoit une petite pareffeufe, une
» volontaire, qui ne fe trouvoit jamais plus mal
» qu'à fon *forte-piano*, dont elle rendoit les
» accords diffonans, fous prétexte qu'elle ne
» pouvoit lire la mufique ».

Tout en écoutant la mère, je confidérois &
j'examinois fcrupuleufement les yeux de la fille,
qui reçut un fouflet, pour m'avoir dit qu'elle
n'avoit en elle de coupable que les yeux. Hélas !
lui répondis-je, ma chere enfant, je ne le vois
que trop ; enfuite, m'adreffant à la mère, avec
l'ame pénétrée de fa dureté & de fon injuftice :
« Vous avez bien tort, Madame, de maltraiter
» ainfi cette jeune victime, dont les yeux font
» à demi-éteints, par les effets d'un mercure
» peu mérité, & dont vous lui avez fans doute
» tranfmis la néceffité ; foyez donc, Madame,
» plus indulgente pour un fujet qui a befoin de
» foin & de ménagemens » ; mais, comme fa
bile naturelle ne faifoit que l'échauffer d'avan-

tage, & me laiſſoit appercevoir qu'elle avoit elle-même un Œil de perdu, ma franchiſe ordinaire ne put alors y tenir; &, tout en mettant la main ſur le bon Œil; je lui dis: « Apprenez donc, Madame, à plaindre dans les » autres, ce dont la Nature, ou un accident » a pu vous priver»: cette cruelle alternative changea la ſcéne de face, & je vis, avec ſatis-faction, que la fille étoit plus ſenſible que la mère, qui, d'après ſon dire, reconnut pour la première fois ſon malheur, qui, du reſte, ne craignit pas de s'humilier, en m'avouant la triſte néceſſité où elle avoit été de chercher à épurer le ſang du fruit de ſes plaiſirs & de ſes débauches. Puiſſe le Lecteur mettre à profit une leçon auſſi forte, & me ſçavoir gré d'un exemple auſſi frapant! Puiſſent les pères & mères être plus humains envers leurs enfans, & les enfans plus dociles & plus obſervateurs de leurs devoirs.

SECTION III.

Des Léfions & des Contufions qui arrivent au globe de l'Œil, & fur-tout à la cornée tranfparente.

L'AIR, la terre & l'eau font le domaine de tout ce qui refpire, & tout ce qui refpire cherche à jouir de fes droits, cherche à fe prémunir contre les accidens qui peuvent lui arriver : voilà l'ordre & l'inftinct naturel qui fe trouvent un peu plus dans les uns, un peu moins dans les autres. L'induftrie qui eft l'ufufruit ali-mentaire du pauvre, a des branches fi étendues que chaque état a fes dangers particuliers, & le mercénaire qui en eft le mobile les affronte tous, avec cette témérité qu'infpire le befoin : l'hom-me raifonnable, l'homme capable de réflexion, eft donc lui-même le plus téméraire de tous les animaux; il ne calcule rien; pourvû que le dan-ger ne foit pas trop évident, il fe met peu en peine de fe caffer un bras, une jambe, de perdre un Œil ou les deux à la fois, parce qu'il a l'a-mour propre de vouloir faire tout ce qui tient à fon état & à fon talent; tel eft particulière-ment le François; tel eft l'individu préfomp-tueux de lui-même & de fes propres forces;

S 3

mais, quoique la Nature ait favorifé les paupières de deux rangs de cils défenfeurs ; il eft cependant des états où l'on travaille le fer, dont les éclats, dont les étincelles enflammées portent une cruelle atteinte à la cornée tranfparente ; auffi vois-je arriver tous les jours des accidens funeftes de cette efpéce, & que je défigne fous les noms de *léfions* & de *contufions*.

Quoique la conjonctive, comme je l'ai dit, & comme il eft démontré, ne foit que contigüe à la cornée tranfparente, il eft cependant vrai de dire qu'elle forme dans toute la circonférence des lymbes un prolongement ou membrane qui revêt toute la furface de la cornée ; mais cette membrane, qui eft d'un tiffu lâche & délicat, eft en même temps plus fufceptible de l'impreffion des corps étrangers qui fe portent fur le globe de l'Œil, parce que la moindre preffion, la moindre léfion fait fermer les paupières ; alors un mouvement naturel décide celui qui en eft attaqué, à porter la main fur les mêmes paupières, & à les frotter ; ce qui force de plus en plus le corps étranger à pénétrer la membrane, à attaquer même la première lame de la cornée : voilà ce qui eft la caufe & le principe de ces hypopions accidentels, qui forment amas de pus entre les lames de la cornée, parce que le corps étranger par fa préfence

& par sa résistance , détermine inflammation ,
& l'inflammation un point de suppuration. Les
corps étrangers dont l'effet est le plus à craindre,
sont ceux qui viennent du feu de la forge, ou
en battant le fer sur l'enclume ; ceux auxquels
on est exposé en polissant le cuivre, le fer,
l'acier, l'yvoire , &c.

Lorsque le globe de l'Œil se trouve surpris
par un corps étranger , il faut bien se donner
de garde de porter la main sur les paupières,
encore moins de frotter ; mais le conseil le plus
sage & le plus salutaire , est de fermer l'autre
Œil, & de tâcher d'ouvrir les paupières de celui
qui est affecté , faisant rouler le globe en tous
sens, le présentant en face du vent, le douchant
avec l'eau fraîche ou simplement dégourdie ;
alors la présence du corps étranger détermine
des larmes qui souvent l'entraînent, & le font
sortir de l'Œil : il s'agit donc d'avoir un peu de
courage & de persévérance ; mais on doit éviter
de porter dans les paupières , ou entre ces
parties, soit des graines de lin ou d'orval , soit
des anneaux ou des bagues , qui rendent la
maladie dix fois plus grave qu'elle ne l'étoit,
parce que la membrane qui revêt la cornée
est, comme il a été dit, d'un tissu mou & délicat , parce que la pression & la compression
ne peuvent que fixer de plus en plus le corps

étranger, fur-tout s'il eft ferme ou permanent,
dur ou piquant.

Les accidens des corps étrangers qui arrivent
au globe de l'Œil, font fimples ou compliqués;
les fimples font l'effet du moment par la fortie
du corps étranger qui, tout-au-plus, peut déterminer une petite fluxion, qui n'eft que paffagère; les compliqués deviennent plus ou
moins graves, fuivant la nature du corps étranger, fuivant la léfion qu'il a occafionnée : en
pareil cas, mon premier foin eft de bien reconnoître la pofition & les effets de la caufe
première; alors je cherche à en faire l'extraction,
foit avec l'aide d'une curette ou d'une petite
pince, enfuite je me fers de la feringue d'Anel
avec pifton droit, que je remplis d'une légère
infufion dégourdie de fleurs de mauve, & qui
fert pour laver & nétoyer la plaie, pour rafraîchir & lubréfier toute la circonférence du globe.
L'Œil ainfi débaraffé, je fais ufage deux ou trois
fois dans la journée du doux réfolutif du fang
de pigeon, & en la manière indiqué en la
Section du *Tome II.* qui regarde cet article; du
refte, je continue le bain des yeux, deux ou trois
fois le jour, avec l'infufion de fleurs de mauve;
&, pour diminuer l'inflammation, j'emploie le
topique léger de pulpe de pomme ou de laitue;
quelquefois auffi celui des quatre-farines réfolutives.

Lorſque l'accident eſt ancien, qu'il a été négligé ou mal gouverné, & qu'il ne m'eſt plus
poſſible de reconnoître, ni de faire l'extraction
du corps étranger, alors j'indique une petite
ſaignée, ſoit au bras ſoit au pied, & je fais
promptement uſage, une ou deux fois le jour,
de la pommade ophtalmique, comme le reméde
le plus propre à atténuer & diviſer l'humeur,
comme le reméde le plus aſſuré pour déterminer la ſortie du corps étranger, comme corps
étranger elle-même, & ſur-tout d'après l'abondance des larmes qu'elle procure. Tel eſt l'effet
de la pommade ophtalmique, qui, ſucceſſivement détermine la maladie à la réſolution ; c'eſt
alors que je fais baigner l'Œil avec les infuſions
aſtringentes, & de ſuite avec les toniques ; c'eſt-
à-dire avec les liqueurs ophtalmiques ſpiritueuſes, ainſi qu'il eſt facile de le voir dans la
Section des collyres ; c'eſt donc avec l'aide de la
pommade ophtalmique qu'on peut réparer la
léſion & l'extenſion ; c'eſt avec le fluide ſpiritueux qu'on fortifie les ſolides, & qu'on donne
de la circulation aux fluides : voilà ce qui a fait
& ce qui fait, tous les jours, le ſujet de mes
obſervations.

SECTION IV.

Des coups & des incisions qui blessent le globe de l'Œil.

L'HOMME, jaloux de sa gloire, de son honneur & de ses plaisirs, ne néglige rien pour maintenir les uns, pour favoriser les autres; c'est pour lui, c'est pour son malheur que la terre ouvre son sein, qu'elle remplit les arcenaux & les forges de ces armes meurtrières, qui portent par-tout le fer & le feu; de ces armes, dont l'apprentissage nous rend souvent victimes, avant que d'être en état d'en faire sentir les cruels effets aux autres : c'est de ces mêmes attelliers de Cyclopes, que sort cette trempe de fer & d'acier, préparé pour nos usages & pour nos besoins; mais hélas! il en est qui payent bien cher leur utilité, souvent même avant que d'avoir pu en profiter : tels sont les accidens qui arrivent aux yeux des enfans par un usage trop prématuré des couteaux, ou quelquefois des ciseaux, qu'on laisse à leur portée, & que des surveillans ont négligemment oubliés; tels sont, pour un âge plus avancé, les coups de fleurets, dont un antagoniste bouillant reléve la pointe en avant; tels sont, à la chasse, les coups de fufils imprudemment tirés, & que peuvent recevoir ceux qui font les acteurs ou fpectateurs d'une chaffe. Voilà trois circonftances qui n'ont ceffé & qui ne ceffent d'intéreffer mon zèle, d'affliger mon âme & ma fenfibilité.

On peut dire que le finge eft de tous les animaux celui qui a le plus de rapport avec l'homme ; fon inftinct, approche de la raifon, & c'eft avec une fubtilité incroyable, qu'il faifit l'inftant de prendre ce qu'on lui a refufé : voilà ce qui arrive à un enfant qui voit fa Bonne, fa Sevreufe, tenir un couteau, des cifeaux, une aiguille ; il veut en faire autant ; demande les objets, on les lui refufe ; s'il paroît vouloir y toucher, on le ménace, & de cet état de contrainte nait un défir plus grand encore ; de manière qu'il profite du moment où fes furveillantes ont laiffé ou oublié les objets qu'il défire ; alors il fait comme le finge, il s'en empare furtivement, & cherche à s'en fervir, tout en craignant ; de manière que cette crainte le trouble au point que, pour aller plus vîte, fans connoître le danger, il fe donne un coup de cifeau, de couteau ou d'aiguille dans l'Œil : voilà ce que je vois tous les jours, & ce qui fait quelquefois, trop tard, le défefpoir des parens ; or, pour empêcher de pareils accidens, je ne connois qu'un moyen bien simple, c'est de donner aux enfans des ciseaux, un couteau sans pointe, & sans être afilé.

De pareilles précautions sont bien faites pour parer au malheur ; mais lorsqu'il est arrivé, il faut chercher à y remédier sur le champ, en reconnoissant avec soin la partie malade, la partie lésée ; si l'on trouve alors que le coup ait été assez profond pour percer les lames de la cornée, pour ouvrir les cellules des humeurs aqueuses, pour porter atteinte à la capsule du crystallin, au crystallin lui-même, il y a tout à craindre pour la perte du globe : si, au contraire, il n'y a eu que la perte des humeurs aqueuses ; on peut, dans ce cas, espérer une résolution heureuse, qui, cependant fera toujours cicatrice ; mais, quelque espèce de blessure qu'il ait reçu, il faut mettre l'enfant au régime, lui faire faire une petite saignée au bras, bien laver, bien nétoyer la plaie avec l'infusion de fleurs de mauve ; le faire, à l'aide de la petite seringue d'Anel & piston droit, ensuite avoir soin d'assujetir les paupières comme dans l'opération de la cataracte, avec un taffetas ou linge fin, enduit d'une gomme ou résine douce, lequel servira à recouvrir les paupières, avec bande & compresse appliquée légèrement. Si, dans les trente ou trente-six heures premières, il ne furvient pas d'inflammation , on fera ufage, deux ou trois fois le jour , du fang de pigeon , qui fera toujours précédé & fuivi du bain de l'Œil , avec l'infufion de fleurs de mauve dégourdie, ce que l'on continuera autant de temps que la réfolution parfaite fera à fe former, pour paffer enfuite aux lotions aftringentes , aux toniques & toniques fpiritueux. Le même traitement doit avoir lieu dans les plaies qui intérefferont la conjonctive & la fclérotique, parce que, dans tous les cas, la Nature a plus de reffources , parce qu'elle eft plus adroite que l'art , qui doit toujours craindre qu'il ne furvienne hernie ou ftaphylome.

Rien de plus effrayant que de voir nos jeunes Céfars s'efcrimer dans ces afyles militaires , où l'on apprend à défendre l'honneur de la Patrie , & le fien propre ; c'eft dans ces combats fimulés qu'on apperçoit le feu dévorant de la vengeance; c'eft à qui des deux champions fera le plus adroit, & le plus heureux pour pouffer une botte, qui, par un coup trop relevé ou trop avancé , bleffe & contufionne le globe de l'Œil : dans le cas d'ouverture & de cicatrice, on doit prendre les mêmes précautions que pour les coups de cifeaux ou de couteau ; dans celui de contufion, il faut employer les mêmes moyens que ceux de la Section dernière , en faifant , de plus , une

faignée du pied , fuivant le tempérament du
fujet : mais, fi les armes blanches expofent à
tant d'accidens, les coups de fufil ne le font pas
moins , & fur-tout à la chaffe, où une multitude
de petits plombs s'éparpillent lorfque le fufil
écarte ; alors les tireurs, comme les fpectateurs
font expofés à tous les malheurs dont on voit
tant d'exemples , & dont le trait fuivant eft
bien capable de faire trembler les plus témé-
raires.

Il y a environ huit à neuf ans , que je fus
inftamment follicité par tout ce qu'il y a de
Grands à Paris , & à la Cour , pour aller
à Bruxelles, donner mon avis fur l'état des
yeux d'un jeune Prince , qui , trois à quatre
mois avant , étant à la chaffe , avoit reçu un
coup de fufil qui lui étoit venu en face, qui
avoit criblé fon chapeau, & porté fur le mafque
de fa figure vingt-cinq à trente grains de plomb,
de manière qu'il s'étoit fait une commotion fi
grande dans tout le cutané, qu'au même inftant
la peau s'étoit tuméfiée , les paupiéres s'étoient
gonflées ; le Prince s'étoit écrié à celui qui étoit
le plus près de lui : *Ah , mon père , je fuis aveugle* ; mais le coup imprévu étoit parti d'un tireur
plus avancé , qui l'ame navrée de regrets &
de douleur, gagna la Ville , fe renferma dans
fon Hôtel , & envoya tous les fecours poffibles.

Dans cet intervalle, la chasse interrompue, les tireurs allarmés firent transporter le jeune Prince, dans une maison de campagne voisine, où toute sa famille étoit assemblée, par partie de plaisir : ce fut alors que la figure bouffie & tuméfiée, il força ses deux paupières pour les ouvrir ; en disant, *consolez-vous, ma chère femme, consolez-vous, mes bons parens, mes bons amis, je ne suis pas aveugle, je vois toutes les figures, toutes les couleurs;* mais les secours arrivant de toutes parts, chacun se pressa, chacun donna son avis, de manière que la multiplicité des remédes consistant en compressions, en fomentations trop actives, crispa les nerfs, resséra à l'excès les muscles distendus, les priva de leurs sucs nouriciers, & détermina le commencement d'une goute séreine, qui ne fut pas long-temps à être complette, parce que le traitement général, poussé à l'extrême, diminua l'action des fluides nerveux, si nécessaires en pareil cas, au point que, quand je me rendis sur le lieu, je trouvai ce jeune Prince dans un état d'épuisement, de marasme, de fiévre-lente & d'affaissement nerveux, qui me donnèrent les plus justes appréhensions pour la vie.

Lorsque j'arrivai à Bruxelles, le jour étoit sur son déclin, de manière que je crus ne devoir prendre aucun parti sur la situation des yeux,

qu'on difoit être encore clair-voyans ; en conféquence , pour ne pas donner dans l'erreur ,
j'employai le refte de la journée , à me faire
rendre un compte exact du moment de l'accident & de fes fuites ; du nombre & de la nature
des remédes employés ; enfuite je fis préparer
une chambre obfcure , avec deux globes de
bougies , placées en différens endroits , après
quoi je pris le jeune-Prince par la main , en le
priant de fe prêter à une obfervation qui m'étoit
néceffaire ; je le conduifis dans le lieu , où , après
en avoir fait le tour , & l'avoir placé en face des
bougies éloignées ; je lui dis , *Prince , il y a des
lumières ; pourriez-vous nous dire où elles font ,
& fi l'éclat en affecte vos yeux ;* ce que je repétai
trois ou quatre fois , fans aucuns fuccès ; alors ,
je priai MM. les Médecins , Chirurgiens &
Oculiftes , de vouloir bien fe trouver le lendemain matin , à l'heure du jour la plus favorable
pour l'obfervation des yeux.

Je laiffe au Lecteur fenfible , à juger de
la fituation de mon ame affectée , au milieu
d'une Cour , dont le deuil & la triftefle
étoient peintes dans tous les yeux , même du
dernier des ferviteurs : enfin , le moment de
l'examen arrivé , je trouvai les deux pupilles
extrêmement dilatées & fans action ; je ne
remarquai aucun trouble dans les humeurs
aqueufe

aqueufe & cryftalline, aucun embarras dans le cryftallin, pas même dans l'humeur vitrée, mais le fond de l'Œil étoit d'un verd de mer, qui annonçoit le changement de couleur du *meconium* de la choroïde ; &, dans le centre que je préfumai être celui de la rétine, on appercevoit une teinte d'azur doré, que je fis remarquer à tous les Obfervateurs, à l'aide d'une double loupe ; enfuite, après m'être étendu fur les fignes diagnoftics & pronoftics, je conclus par dire que la maladie étoit une goute-féreine féche & parfaite ; que, fi le Prince avoit cinquante ans, il n'y auroit rien à faire, parce qu'il n'y auroit rien à efpérer ; mais que, n'ayant pas vingt-cinq ans, il falloit chercher à aider la Nature, & rapprocher, s'il étoit poffible, le défaut de fécrétion des humeurs du cryftallin même ; ce qui ne pourroit arriver qu'en rétabliffant les fonctions corporelles, qu'en donnant du ton & du reffort aux parties nerveufes & mufculeufes ; je crus même devoir affurer que les plombs n'avoient pas endommagé les globes, ne les avoient pas même contufionnés, & que fi le Prince s'étoit écrié dans le premier moment, qu'il étoit aveugle, c'eft parce qu'il eft ordinaire à ceux qui ont le vifage frappé, de fermer les yeux ; ce qui étoit arrivé alors, avec d'autant plus de raifon, que la multiplicité des

Tome I. T

plombs, en gonflant la peau, avoient bridé &
ferré les paupiéres, d'où il réfultoit que les remédes chauds employés fucceſſivement avoient
été les feuls dangereux.

Le conſeil aſſemblé & n'ayant rien à m'objecter, il fut décidé, d'une voix unanime, que
mon diagnoſtic & pronoſtic étoit fondé,
& que je dirigérois le traitement, foit général,
foit oculaire ; mais, comme le Prince fût
d'avis de ne point priver mes Concitoyens
des fecours que je leur prodiguois, il fut arrêté
qu'il fe difpoferoit à faire le voyage de Paris,
avec toute fa famille ; ce qui fut exécuté
fous quinzaine, pendant lequel temps je
cherchai à rétablir les fonctions du corps par un
régime doux, à ramollir les nerfs par des bains,
moitié émolliens, moitié favonneux, par des
boiſſons analogues au tempérament ; je cherchai, dis-je, à redonner des fenfations aux
organes affaiſſés, à attaquer les yeux par tous
les remédes poſſibles, & fur-tout, avec la pommade ophtalmique : enfin, arrivé à Paris, j'employai les mêmes moyens, fous la conduite d'un
de nos Médecins le plus célèbre ; après différens
échecs corporels, après deux mois de traitement des yeux, les vaiſſeaux des cryſtallins com-
mencèrent à s'engorger, & à former des cataractes, qui n'étoient nullement glaucomati-

ques, mais dont je jugeai l'opération impraticable, parce que la paralyſie, parce que la gôuteſéreine ſéche ſubſiſtoient toujours.

Malgré toutes les contradictions que j'éprouvois, je ne pus me déterminer à quitter priſe, ſans avoir employé tous les moyens dans l'ordre des poſſibles : ce fut donc pour y parvenir, & tâcher de fortifier l'action du fluide nerveux que je ceſſai les remédes atténuans & diviſans, pour employer les aſtringens, les toniques, & de ſuite les toniques-électriques ſpiritueux ; mais, hélas ! mes tentatives ont été inutiles, & ne m'ont procuré que le mouvement plus actif du globe & des paupières, parce que les parties internes avoient été trop deſſéchées dans le principe, & étoient devenues incapables de reprendre le ton & le reſſort néceſſaires au retour abondant du fluide nerveux ; enfin, lorſque j'eus donné, par écrit ma dernière déciſion, de concert avec M. le Médecin, je priai, ſuppliai le Prince & toute ſa Famille, de vouloir bien faire une conſultation particulière, & par écrit, de tous ceux qui jouiſſent dans la Capitale, d'une réputation acquiſe dans la cure des maladies des yeux ; ce qui fut exécuté, avec un rapport d'avis à peu-près ſemblable ; cependant, les uns furent pour l'opération, les autres alléguèrent des raiſons

T 2

contraires ; quant à moi, en recevant du Prince
les dernières marques de ses bontés, j'ose même
dire de sa tendresse ; je lui dis, avec un cœur pénétré de regrets & de douleur : *Prince, je ne*
puis ni ne dois vous conseiller l'opération ;
mais, si j'étois à votre place, je courrois le
hazard de me faire ouvril l'Œil qui paroit le
plus favorable, afin de n'avoir pas à me repro-
cher un jour, si....., si....., &c. Cette opération a été faite, quelques années après, sans
succès, mais sans accident, ainsi que je l'avois
pronostiqué. Telle est l'origine & la fin d'un
malheur, dont je porterai le souvenir & l'amertume jusqu'au tombeau ; parce que l'accident
n'étoit rien dans le principe, & n'est devenu
grave, que par le trop de précipitation.

Lorsqu'un coup de fusil n'est pas tiré en face,
lorsqu'il se trouve assez éloigné, pour que l'im-
pulsion du plomb ne puisse pas pénétrer le
globe, qui par sa rotondité, par sa forme sphé-
rique, par la tension serrée & compacte de ses
membranes, en est moins succeptible que la
peau, alors les petits plombs roulent sur la
cornée transparente ; & vont s'insinuer dans le
tissu lâche de la conjonctive ; le premier soin
doit donc être de chercher à les extraire, à l'aide
d'une curette, ou petite pince, de se servir de
la seringue oculaire avec piston courbe, pour

bien nettoyer la playe, pour doucher le globe
de l'Œil avec l'infufion dégourdie de fleurs de
mauve, enfuite, d'employer le doux réfolutif
de fang de pigeon, deux ou trois fois dans les
vingt-quatre heures ; mais, fi l'inflammation
paroit vouloir faire des progrès & devenir plus
confidérable, il faut ceffer ce doux réfolutif,
pour empêcher que la contufion ne détermine
quelques dépôts internes, & faire alors ufage,
une ou deux fois le jour, de la pommade ophtalmique, pour atténuer & divifer l'humeur ;
le faire autant de temps que l'inflammation
paroit l'exiger ; après quoi, revenir, pendant
deux ou trois jours, au fang de pigeon, aux
lotions aftringentes, & de fuite aux toniques, & toniques électriques fpiritueux, afin de
bien retablir l'action des folides, & la libre circulation des fluides : toutes ces indications de
remédes ne peuvent pas être prévues à point
nommé, parce que le moment de les employer dépend des circonftances & de la prudence d'un fage praticien.

T 3

SECTION V.

Du danger des coups de fouet portés au visage,
& particulièrement aux Yeux.

ROME la superbe, émule de Carthage, n'a
jamais été ni plus grande ni plus victorieuse,
que lorsque les loix de la République ont été
religieusement respectées, que les décrets du
Sénat ont été fidélement observés ; & les Ordonnances des Tribuns ponctuellement exé-
cutées : c'est donc du bon ordre & de la bonne
administration, que dépendent la confiance &
la sûreté des Plébéïens : c'est à l'ombre de l'autorité Magistrale que le Citoyen honnête &
vertueux, fait pédestrement ses affaires ; qu'il
promene son ennui, ou qu'il cherche le lieu
de ses plaisirs ; mais cet ordre politique ne peut
pas toujours être aussi sagement administré
sur-tout dans les grandes Villes, où le tourbillon des affaires entraîne nécessairement les
difficultés d'une discipline aussi exacte que sé-
vère ; cependant il faut parer aux accidens qui
arrivent journellement par l'imprudence de ces
voituriers brutaux, que l'insensibilité domine
que l'appas du gain accompagne, & qui, en
faisant claquer leurs fouets peuvent blesser

le visage, & ouvrir même un Œil. Tels sont les accidens dont je vois souvent le tableau douloureux, & qui font le sujet de cette Section intéressante pour le bien de l'humanité.

Les grandes Villes font le mouvement perpétuel de la révolution du jour : quelquefois même de la nuit, parce que la multitude de leurs habitans, la multiplicité de leurs besoins, déterminent des embarras qui se succédent les uns aux autres, de manière que, quelque admirable que soit l'administration de la Police, elle ne peut que surveiller, & nullement empêcher la brutalité des uns, la friponnerie des autres. Paris, sur-tout, qui est le rendez-vous général de toutes les Provinces, de toutes les Nations, est aussi le théatre de tous les accidens. Un Citoyen, tout occupé de ses affaires, se croit en sûreté en marchant à cinq à six pas de ce rustre Voiturier, qui, au moment qu'on y pense le moins, vous allonge en arrière un coup de fouet, qui vient vous couper le visage, ou vous blesser un Œil; le temps le plus critique m'a toujours paru celui où les habitans font leurs provisions de bois; alors les Chartiers, dans l'espérance de multiplier leurs voyages, forcent leurs chevaux à coups de fouet, & malheur à celui qui est derrière.

T 4

dans ce moment de surprise, l'homme frappé,
l'homme blessé, tout occupé de son accident,
laisse fuir le Voiturier, dont le crime impuni
le rend une autre fois moins attentif. Voilà ce
qui arrive tous les jours sans qu'on prenne les
vrais moyens d'en arrêter les suites.

Les cicatrices qui arrivent aux yeux avec la
mêche du fouet, sont beaucoup plus dangereuses que celles qui sont déterminées par un
instrument tranchant, parce que la réunion de
la plaie est plus difficile par le déchirement de
ses parois, & par conséquent la suppuration
devient plus longue & plus dangereuse. Voici
la conduite que je tiens, toutes les fois qu'il
se présente un Œil ainsi maléficié. Ma première attention est de bien m'assurer de la
profondeur & de l'étendue de la lésion ; s'il
ne se trouve que les premières lames de la
cornée transparente de déchirées ou de blessées,
j'injecte la plaie avec la seringue & piston droit ;
j'indique toujours pour lotions, l'infusion de
fleurs de mauve. J'ordonne trois ou quatre
fois le jour le topique léger de pulpe de pomme, afin de diminuer l'inflammation, afin
d'opérer la résolution la plus avantageuse ; pour
diminuer l'étendue d'une cicatrice toujours
à craindre ; mais, s'il arrive que le globe de
l'Œil soit totalement ouvert, & que son

composé organique interne en soit affecté, il est certain qu'il doit en résulter une suppuration générale.

Un accident de cette espéce est toujours redoutable ; c'est pourquoi il est nécessaire de mettre le malade au régime, de lui faire faire dans les vingt-quatre heures une saignée du pied ou deux, suivant la disposition du corps & l'étendue de l'accident ; afin de diminuer autant qu'il sera possible l'activité de l'inflammation, les dangers de la suppuration, en employant pour cela tous les anodins, les dérivatifs & les révulsifs. Les premiers moyens sont l'usage, d'heure en heure, des topiques légers, avec les quatre-farines résolutives, délayées dans une eau de mauve encore chaude ; les seconds sont les masticatoires, les pédiluves, les maniluves, & les remédes à l'eau de son ; mais, si le sang est imprégné de quelque vice, il faudra de toute nécessité établir un exutoire à la peau, tel que le sain-bois au bras gauche, afin d'empêcher l'humeur de se porter à la partie lésée, & d'augmenter ainsi la maladie. Tels sont les acccidens dont je suis souvent le témoin, & dont le patient est toujours la victime ; c'est pourquoi il faudroit user de sévérité envers les coupables, & ne pas être aussi indulgent qu'on l'a été dans le trait que je vais rapporter.

Un Chef de Compagnie, un Magiftrat du premier rang dans la capitale, étant un jour forti à pied, fuivi de fon monde, reçut un coup de fouet qui le bleffa au vifage : fes domeftiques indignés, fe faifirent de l'homme, qui, dans fon langage groffier, ajouta l'infolence à l'outrage, de manière qu'on fit venir la garde, & qu'il fut mené chez le Commiffaire, où le Magiftrat eût la bonté de fe rendre. Le Chartier interrogé, le Commffaire, en s'adreffant au Préfident ; ordonnez, lui dit-il, Monfeigneur : alors le Coupable fe jetta aux pieds du Magiftrat, qui lui demanda s'il étoit marié, s'il avoit nombreufe progéniture : « Vas, malheureux, lui dit-il, retournes chez toi, » embraffes ta femme & tes enfans, dis leur, » que c'eft à eux, que c'eft au befoin qu'ils ont » de toi, que tu es redevable d'éviter un an » & jour de prifon ; vas, fois plus prudent & plus » circonfpect à l'avenir ». Tel a été le jugement du Salomon, que la mort vient de nous enlever, & qui prouve, combien la Police doit être furveillante ; combien elle doit renouveller fouvent fes Ordonnances avec la rigueur de fes injonctions ; mais la punition du coupable ne dédomage pas celui à qui on a fait perdre un Œil. C'eſt pourquoi il ſeroit de droit public & de la juſtice du Magiſtrat, de rendre reſponſable les Maîtres de chantiers, les Directeurs des voitures, de la faute de leurs Chartiers, & les condamner en trois‐cents livres d'amende envers la partie mal‐traitée, & plaignante : ce ſeroit mettre le ſceau de perfection aux Ordonnances de Police : ce ſeroit obliger les Directeurs, les Maîtres de chantier, à ne prendre que des Chartiers ſages & prudens, & dont les voitures fuſſent toujours bien numérotées ; ce ſeroit, en un mot, aſſurer la ſûreté du Citoyen, qui ne vit & ne reſpire que ſous l'autorité des loix. Puiſſe le Miniſtère public, toujours ſurveillant, toujours attentif à la ſûreté des Particuliers, ne voir dans ce que je dis, que l'envie d'être utile à mes ſemblables, en les préſervant de ces accidens journaliers, auxquels il eſt ſi difficile de remédier lorſqu'ils ſont arrivés.

SECTION VI.

Des Collyres, des Bains des Yeux, de leur utilité & de leur danger.

Le préjugé vulgaire a été & fera toujours la cause de bien des maux, la source de bien des infirmités, parce qu'il arrive que celui qui est malade refuse souvent de faire les véritables remédes, pour suivre ceux qu'une circonstance particulière a favorisés, ou qu'un heureux hazard a accrédités ; c'est ce qui se rencontre & se voit tous les jours dans les maladies des yeux, qui, comme je l'ai déjà dit, & ne puis trop le répéter, ne font rien dans le principe, mais qui deviennent très-graves, par l'idée populaire qu'on a, qu'il ne faut rien faire à des yeux malades, parce que la Nature est par-dessus tout, parce que ces sortes de maladies se guérissent d'elles-même ; c'est donc en donnant dans une pareille erreur, qu'on attend trop tard, & qu'on finit par faire des remédes, dont le plus grand bien est de ne faire aucun mal : c'est en perpétuant de pareils principes, que les gens de l'art ont trop négligé cette branche de nos infirmités, qui a presque toujours pour cause première, ou l'acrimonie du sang ou son épaississement ; or il est de fait, il est d'expérience que, pour guérir la cause seconde, il faut de toute nécessité remédier à la cause première. Ce ne sera donc pas avec des collyres seuls, avec des remédes locaux seulement, qu'on parviendra à guérir cette ophtalmie rébelle, cet hypopion formé ; & il arrivera même que ces collyres, peu appropriés au genre de maladie, ne feront qu'en augmenter l'activité, & en perpétuer les effets.

Les collyres sont pour l'ordinaire la réunion de différentes drogues, ou l'extrait de différens simples ; mais, pour éviter la confusion, & rendre mes observations plus sensibles, je les classerai sous trois points de vue différens ; les uns, pour diminuer l'inflammation ; les autres, pour obtenir la résolution, & les troisièmes, pour fortifier & rétablir le défaut de ton & de ressort que la maladie a occasionné : ces trois moyens doivent être employés successivement & suivant les différentes périodes de la maladie ; voilà ce que la Nature indique, ce que l'expérience journalière démontre ; d'où il est aisé de conclure que c'est par l'effet d'un heureux hazard, si tel collyre trop actif ou trop chaud, a pu forcer la Nature dans ses retranchemens, si telle fumigation a pu réussir, ce qui ne peut arriver qu'au détriment du globe , & dont on ne s'apperçoit que dans les premiers mois, quelquefois même dans la première année , parce que le feu de la première jeuneſſe maintient les ſolides , favoriſe la circulation des fluides ; mais on eſt tout étonné d'éprouver, quelques années après , un brouillard , une foibleſſe de vue , qu'on ne croit pas devoir attribuer à l'effet rétroactif d'une ancienne maladie. Voilà l'erreur vulgaire , voilà ce qui fait tant de victimes , & ce qui met ſouvent les Praticiens dans le cas d'une fauſſe obſervation.

Les collyres qui doivent commencer le traitement d'une maladie inflammatoire , & diminuer le feu de l'inflammation , doivent être pris dans la claſſe des émolliens , dans celle des adouciſſans ; ils doivent être ſimples & nullement compliqués ; c'eſt pour l'ordinaire , une eau dégourdie, qui doit porter la ſubſtance d'une ou de deux plantes propres à favoriſer les efforts de la Nature , & en déterminer les effets. Les collyres réſolutifs ſont ceux qu'on emploie lorſque l'inflammation eſt à ſon dernier période; ils doivent être tirés de la claſſe des aſtringens & des réſolutifs. Les lotions doivent ſe faire à froid en été , & ſimplement dégourdies en hiver ; les collyres toniques ſont ceux qui doivent achever la cure , & qu'on prend dans la classe des aromatiques, plus ou moins actifs, suivant le besoin ; ils doivent être employés à froid, & durer autant de temps qu'on le jugera nécessaire : en général tous les collyres, mixtes ou simples, ne doivent être préparés qu'en infusion, parce que la décoction porte avec elle des esprits trop actifs, des sels trop irritans ; mais ce qu'on doit éviter avec la plus scrupuleuse attention, ce sont les huileux de tout genre, parce qu'ils bouchent les pores & en empêchent l'exudation, qui souvent favorise les révolutions de la Nature.

Il est une infinité d'autres collyres ou préparations vulgaires, dont on ne cesse de faire usage pour les vues foibles & délicates, parce que le Public toujours confiant, toujours crédule, emploie au hazard tous les remédes qu'on indique, & de cette multiplicité mal-entendue, suit nécessairement un contraste, qui, bien loin de diminuer la maladie, ne fait au contraire, que la perpétuer, & la rendre dix fois plus redoutable, parce qu'il n'est pas possible d'opérer en ce genre une guérison parfaite avec un reméde externe, parce que les humeurs internes du globe correspondent intimément avec celles du sang. Mais telle a été, & telle sera toujours la manie de ceux qui, sans principes, sans connoissance des faits, annoncent & accréditent des remédes, dont l'effet le plus heureux, eft, comme on l'a dit, de ne produire aucun mal: pour moi, j'avoue que je fuis tous les jours furpris de cette confiance aveugle en de pareils moyens, & fur-tout pour la confervation du fens le plus précieux ; il n'eft donc ni raifonnable ni réfléchi de donner ainfi dans l'erreur ; c'eft pourquoi je me réferve à parler de ces prétendus remédes, de ces fecrets fi fouvent annoncés, lorfque j'indiquerai les moyens de maintenir & de conferver la vue jufques dans l'age le plus avancé ; ce qui fera un des articles du fecond volume ; mais, en attendant, je crois devoir prévenir, que les linges fins, que les éponges fines font préférables à tout autre corps pour faire les lotions des yeux ; je puis même dire que je donne la préférence aux linges de leffive, non filandreux, parce que ces derniers renferment une vertu alkaline qui peut être utile dans plufieurs circonftances.

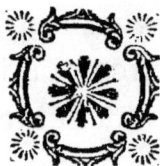

CHAPITRE IX.

CHAPITRE IX.

De la Colère, & de ses dangereux effets pour la Vue.

A-PEINE un jeune-homme commence-t-il à réfléchir, & à faire usage de sa raison, qu'il n'est plus ce qu'il avoit annoncé; qu'il oublie ce qu'il doit être; qu'il devient un présomptueux, un orgueilleux de lui-même; qui se livre à la fougue impétueuse de ses passions: plus son éducation a été gênée & forcée, plus sa liberté lui devient chère & indomptable: c'est un torrent impétueux, qui rompt toute espéce de digue; c'est une volonté déterminée à laquelle rien ne doit résister, parce que la vivacité l'emporte, & que la chaleur de son sang ne connoit pas de retenue. Voilà l'homme sanguin; voilà l'homme favorisé de ce précieux don de la Nature: mais hélas! il le paye souvent bien cher, lorsqu'un mouvement de colère l'irrite & l'enflame, lorsque, tout hors de lui-même, il fâche les uns & maltraite les autres; c'est alors que les yeux, qui sont le tableau de sa fureur frénétique, deviennent quelquefois celui de son malheur; car, je dois le dire, on

Tome I. V

voit tous les jours une infinité de gens qui ont
perdu la vue dans un accès de colère , & qui
n'ont jamais pu la recouvrer , parce que les
axes visuels , dérangés par la contraction nerveuse , ont souvent déterminé un strabisme
incurable.

La colère est , comme tout le monde le sçait ,
un mouvement de l'ame qui exprime une agi-
tation impatiente contre quelqu'un qui nous
obstine , qui nous offense ou qui nous manque ;
mais il est des caractères plus ou moins vifs ,
plus ou moins impatiens les uns que les autres ;
cela dépend de l'extrême fermentation du sang,
qui, en irritant les houpes nerveuses des organes de nos sensations , les portent à cette crispation , qui doit nous faire également redouter
la paralysie des diverses parties, & sur-tout celle
des yeux. Oui , je le dis , & je le dis à la honte
de l'humanité , qui se porte à de pareils excès ;
j'ai vu , pendant le cours de mes observations,
plusieurs accidens de cette nature , auxquels je
n'ai pu remédier ; oui j'en ai vu dont les yeux
sont restés fixes & égarés , sans cependant être
perdus en totalité ; enfin j'en ai vu qui ont
conservé , toute leur vie , une foiblesse de vue
irréparable ; ce qui me fait ajouter , avec connoissance de cause , que les crises de la colère
sont toujours dangereuses , toujours accom-

pagnées d'une fermentation nerveuse, qui, par
ses retours multipliés, peut devenir très-grave
pour l'organe de la vue; il est donc nécessaire
d'en connoître les dangers & les révolutions,
pour pouvoir en diminuer les accidens.

Lorsqu'un mouvement de colère nous agite,
lorsque notre âme en est sensiblement émue, il se
fait une pression d'action dans les solides comme
dans les fluides; mais à peine le premier accès
est-il passé, que nos jambes paroissent nous
réfuser le service; que le cerveau nous paroît
comme comprimé; que le cœur se trouve serré
par le retour trop abondant du sang; alors on
est tout étonné de son existence; on est tout
surpris de se voir, pour ainsi-dire, dans un état
de paralysie léthargique dont les yeux se ressentent, ayant de la peine à se mouvoir dans
l'orbite, de manière que la vue reste même
obtuse pendant quelque temps. Il est donc
aisé de concevoir que, dans un pareil accès de
fureur, on peut perdre, soit la vie, soit les yeux,
soit l'usage d'une partie du corps, parce que la
compression devenant trop forte, la circulation
des humeurs s'arrête, & l'esprit vital s'éteint.

Puisse ce tableau servir de leçon à ceux qui le
méritent! Puissent-ils en faire leur profit! Mais
au moins, lorsque ce malheur est arrivé, il faut
secourir les yeux; il faut, pendant vingt-quatre

V 2

heures manger peu, & se rafraîchir beaucoup ;
il faut prendre les pédi-luves ou les mani-luves,
afin de débarasser le sang du cerveau, afin de
diminuer la compression des nerfs optiques,
& rendre aux yeux leur circulation naturelle ; il
faut, dis-je, bassiner, pendant plusieurs jours,
le front, les tempes, le tour des yeux & les yeux,
avec une eau simplement dégourdie, si malgré
ces précautions, les globes restoient toujours
fixes & égarés, si le trouble de la vue se per-
pétuoit, c'est alors qu'il faudroit recourir aux
Praticiens expérimentés, qu'il faudroit chercher
à en rétablir l'action pendant une huitaine de
jours avec l'eau de Cologne, tant en aspiration
nazale qu'en évaporation oculaire : je me réserve
au surplus, de donner des notions particulières
lorsque je traiterai de la paralysie des yeux ;
lorsque je rendrai compte de la goute-sereine,
dont les causes & les effets sont si différens,
qu'il faudroit, pour ainsi-dire, un traité particulier pour en détailler toutes les circonstances ;
cependant je ne puis m'empêcher de dire qu'il
existe un rapport intime entre les causes sub-
séquentes de la colère, & celle de la paralysie :
c'est une observation qui est journalière à ceux
qui examinent de près les causes secondes.

SECTION PREMIÈRE.

De l'Ivresse, & du trouble qu'elle porte dans l'organe de la Vue, & qu'il ne faut pas confondre avec la double-Vision.

L'EAU eſt de tous les élémens celui qui a le plus d'analogie avec nos humeurs, & qui les rend plus fluides ; c'eſt pour l'homme la boiſſon la plus ſalubre ; c'eſt pour l'eſtomac le diſſolvant le plus aſſuré ; c'eſt pour le ſang, l'alliage le plus utile : l'eau a donc toujours été la boiſſon néceſſaire, la boiſſon primitive, & Noé, ce Patriarche vénéré, ce conſervateur du genre-humain, a été le premier, qui, ne connoiſſant pas les effets du vin, ſe ſoit enivré du jus de la treille ; voilà le principal exemple que l'Hiſtoire Sacrée rapporte, pour faire connoître aux hommes combien cet état d'ivreſſe eſt humiliant, combien il eſt mal-faiſant. Puiſſe donc la race préſente, la race future ſe pénétrer de cette vérité ! Puiſſe-t-elle la rendre ſenſible à leurs enfans, en leur montrant les horreurs & les dangers de l'ivreſſe, qui influe ſur la ſanté qu'elle détruit ; ſur le corps qu'elle énerve ; & ſur les yeux dont elle affoiblit l'action, dont elle trouble la viſion.

V 3

Le vin eft une liqueur qu'on exprime & qu'on tire des raifins, une liqueur qui fe perfectionne par la fermentation, qui fe clarifie par fa dépofition. Le vin naturel eft celui dont la couleur, la limpidité, l'odeur & la faveur ne caufent aucun dégoût. Cette efpéce de vin, pris modérément, coupé avec l'eau, nourit & appaife la foif; mais fon excès dérange l'économie animale, détermine des maux fans nombre, tels que la phthifie, la léthargie, l'apoplexie, la paralyfie & fur-tout l'hydropifie; les vins factices ou falfifiés font encore plus dangereux pour la fanté; parce qu'ils procurent une ivreffe plus dangereufe, des naufées plus abondantes, parce que leur compofé lithargique porte une atteinte mortelle au corps, & une foibleffe confidérable aux yeux; ce qui devroit rendre l'Adminiftration plus févère fur un objet de befoin journalier, & qui fait le plaifir & le foutien de ce pauvre mercénaire. Il eft des vins françois rouges & blancs, de paillets & de clairets; mais en général, le meilleur eft celui de Bourgogne, de deux à trois feuilles; cependant il eft des eftomacs qui ne peuvent en faire que difficilement l'élaboration, auffi arrive-t-il qu'on engage ceux qui en font affectés à recourir à des vins plus légers.

L'ivreffe eft de tous les défauts celui qui avilit

& qui abrutit le plus l'efpéce humaine. On reconnoît aifément un ivrogne de profeffion à
l'ardeur exceffive de fon fang , qui couvre ou
defféche fon vifage, à des paupières rubicondes,
à des yeux à demi-éteints , ou qui paroiffent
reffortir de l'orbite ; on diroit que fes membres
font comme engourdis ; que fa langue s'épaiffit,
que fes idées deviennent confufes , & que fa
mémoire fe perd ; il ne connoît d'autres plaifirs
que le jus de la treille ; c'eft pour lui un befoin
toujours preffant & qui ne connoit pas de bornes, un befoin qui le rend à charge à la Société,
dont il devient un objet de dérifion , de terreur
ou de mépris. Un ivrogne , dans les emporte-
mens de fa fureur bachique eft capable de tous
les excès, parce qu'il croit que rien ne doit lui
réfifter ; c'eft pourquoi il caffe & brife tout ce
qui s'oppofe à fon paffage ; il le fait ainfi, parce
qu'il voit les objets doubles , & d'une manière
confufe ; il les voit tels, parce que les mufcles,
fi néceffaires à la vifion, & qui font deftinés à
diriger le globe vers les objets qu'on veut regarder , font fi roides & fi engourdis par les
fumées vineufes, par le défaut de circulation ,
par celui des fucs nourriciers , que l'homme
ivre ne peut plus prendre une jufte perception des objets : on peut même ajouter que
les vaiffeaux de la choroïde font tellement

V 4

gonflés , que les rayons viſuels ne peuvent plus la rendre ſenſible à la réception des objets ; ce qui ſe manifeſte par l'extenſion du globe , par l'érétiſme des fibres de l'iris , & le trouble des humeurs aqueuſe & cryſtalline ; il y a une grande différence entre les yeux d'un homme réellement ivre , & les yeux de celui qui n'a qu'une gaieté , produite par le vin , parce que les vapeurs de l'eſtomac n'ont pas encore altéré les effets de la circulation. Tout ce que fait , tout ce que dit ce dernier , porte l'empreinte de la gaieté , & l'énergie de l'expreſſion : ſes deux globes n'en ſont que plus clairs & plus tranſparens ; les ſolides , comme les fluides augmentent ſenſiblement d'action juſqu'à ce que la ſurabondance vineuſe vienne en troubler l'ordre & l'action.

J'ai ſouvent vu des ivrognes aux paupières enflamées , aux yeux ſemi-paralyſés , recourir à mes ſoins , implorer mon ſecours ; je les ai vus avec cette ſoumiſſion apparente qu'inſpire une eſpéce de bonne-foi ; mais , hélas ! le moment du calme n'eſt pas plus-tôt arrivé , qu'on les trouve , oubliant le paſſé , revenir de nouveau à leur première erreur ; il eſt donc bien difficile , de guérir des yeux tout rubiconds de l'ivreſſe qui les enflame , parce que l'ivrogne , dans ſon vice endurci , perpétue ſans remords ſon impénitence finale ; cependant , comme il peut fe trouver des repentans fincères , je veux bien leur tendre une main fecourable , & leur annoncer ce qu'il y a de mieux à faire pour éteindre cette chaleur brûlante , qui tuméfie & enflame les glandes des paupières : dans ce cas , j'ordonne un régime doux , & la privation graduelle de la caufe première ; je confeille l'ufage journalier du bain des yeux , matin & foir , avec l'infufion dégourdie de fleurs de mauve , & , pendant fept à huit jours de fuite , le topique léger , fait avec les quatre-farines , délayées dans la même infufion : quant à la femi-paralyfie des yeux , je la regarde comme permanente , par le defféchement des parties nerveufes & mufculeufes ; trop heureux même le fujet , fi fa vue ne finit pas par s'éteindre entiérement ! Cette idée feule devroit fuffire pour corriger les intempérans de ce genre.

Il ne faut pas confondre les effets de l'ivreffe avec la maladie qui nous fait voir les objets doubles ; ce genre de vue eft rarement l'effet d'une conftitution première , mais prefque toujours la fuite de quelque fiévre inflammatoire , qui laiffe de l'embarras au cerveau , ou bien d'une imprudence commife dans la contemplation trop fixe ou trop long-temps foutenue des corps céleftes , ou de tout autre objet lumineux ;

quelquefois même auffi , il peut être déterminé par l'obftruction centrale de la choroïde ,
qui femble partager cette membrane en deux
hémifphères. De quelque manière , & par quelque caufe que foit produite la duplicité des
objets , j'ai toujours remarqué que cette double
vifion ne pouvoit provenir que de l'irritation
des folides , qui avoit produit l'engorgement
des vaiffeaux de la choroïde , de manière que
l'objet qui fe peignoit à droite , fe repréfentoit
également à gauche, par l'efpéce de féparation
ou cloifon que produifoient les vaiffeaux engorgés : ce fentiment m'a toujours paru préférable , & d'autant mieux fondé , que toutes les
fois qu'il m'eft arrivé de difpofer le corps aux
effets d'une heureufe purgation , & de faire
prendre fucceffivement aux repas les eaux épurées de Paffy , il m'eft arrivé , dis-je , que l'action
des folides , & la circulation des humeurs ont
repris leur cours ordinaire , enforte que je puis
dire , fans craindre de me repéter , *fublatâ caufâ
tollitur effectus.*

La double vifion eft donc le plus fouvent
un embarras dans les fluides qui provient de la
tenfion première des folides ; du moins c'eft la
conféquence que j'ai cru pouvoir tirer de mes
principes ; car j'ai fouvent rencontré de ces victimes malheureufes, qui , craignant une cécité

prochaine, venoient en tremblant me faire un
expofé de leur trifte fituation : je les ais vu, les
uns accufer une chofe , les autres une autre,
fans pouvoir rien définir, fans pouvoir s'appuyer
fur un principe certain ; cependant , à travers
tous ces détails , je reconnoiffois toujours que
la caufe première étoit une compreffion dans
les folides, qui, fucceffivement avoit déterminé
l'engorgement dans les vaiffeaux & dans les
membranes d'où provenoit la double vifion.
Dans cette circonftance , mon attention première a toujours été de chercher à rafraîchir
le corps par des demi-bains , par des boiffons
délayantes ; de ftimuler le voifinage des yeux
par des maftications de racine de pyréthre, d'en
humecter toute la circonférence par des douches
faites avec l'eau dégourdie de laitue pommée ,
& d'employer pour topique l'application légère
de cette même plante ; enfuite je purge le malade, deux fois à un jour de diftance, avec les minoratifs ; après quoi je lui fais prendre aux repas les eaux épurées de Paffy : je lui défends toute
efpéce d'application contentieufe , & l'afpect
des corps trop lumineux ; je lui fais baffiner,
matin & foir, le front, les tempes & les yeux
avec l'eau ophtalmique préparée. Je lui fais faire
ufage, tous les matins, pendant un mois ou cinq
femaines de fuite, de l'eau de Cologne, tant en

aspiration nazale, qu'en évaporation oculaire: Tels font les remédes qu'on peut varier ou changer suivant les circonstances.

***

SECTION II.

De la Gourmandise, & de ses effets sur l'organe de la Vue.

LES arbres en général, ont besoin comme les animaux d'un suc nourricier, d'une substance végétative qui les vivifie, qui porte dans la séve cette fermentation active, cette chaleur douce & insinuante, propre à en faire valoir les productions : tels sont les besoins de la végétation, pour rendre ce tronc d'arbre vigoureux, pour en allonger les rameaux, & couvrir ses feuillages de cette verdure qui fait l'ornement du Printemps, les plaisirs de l'Eté, & les regrets de l'Automne; mais s'il arrive que les sucs de la terre soient vicieux par la surabondance ou la nature des engrais, l'arbre commence à perdre sa vigueur; son écorce se desséche de jour en jour; ses feuilles quittent ce coloris ondoyant, ce verd nuancé, pour se couvrir d'un jaune prématuré; & enfin l'extrémité des branches annonce par sa décadence la perte assurée du tronc. Voilà ce qui se passe dans le physique de ces hommes plus gourmands qu'affamés, de ces hommes, qui ne connoissent de plaisir que celui de manger outre satiété, de manger ce qui stimule leur goût, ce qui flatte leur sensualité ; c'est donc de cette surabondance de nouritures épicées, que naissent ces teins livides, ces figures plombées, ces yeux à demi-éteints, parce que les vapeurs continuelles d'un estomac trop surchargé, ne peuvent que porter une fermentation contre Nature, qui use, qui desséche ce qu'elle auroit du vivifier, & dont les yeux ressentent la première atteinte, par une foiblesse totale, par un dépérissement incroyable.

Tout le monde sçait, comme je l'ai déjà dit, & comme je ne puis trop le répéter, que les alimens, pour se digérer facilement, ne doivent pas surcharger l'estomac, qu'ils ont besoin de la trituration faite par les dents, de l'impression active de la salive, pour se porter dans le ventricule par le méchanisme de la déglutition ; c'est alors que ces alimens, à l'aide des sucs gastriques, du fluide nerveux, s'attendrissent, se dissolvent & se changent en une pâte liquide, qui coule dans le *duodenum*, en s'unissant à la bile, au suc pancréatique, d'où résulte une humeur laiteuse, qui, par des vaisseaux particuliers vient se réunir au sang, pour le renouveller & le réparer. Il résulte de cette définition que le viscère de l'estomac, pour en remplir toutes les fonctions, ne peut & ne doit pas être trop surchargé. Ce seroit donc en vain que nos *Apicius* modernes s'efforceroient de faire valoir le plaisir qu'il y a de bien boire & de bien manger : en effet, si l'on considère ces gloutons volontaires, on les voit aux yeux livides, au teint plombé, courir & rechercher ces mets délicats; on les voit s'extasier à la vue d'un dîner somptueux, & dévorer d'avance les alimens qu'ils ne se permettent pas même de broyer ; tels sont ces gourmands affamés, qui ne connoissent pas le plaisir de la sobriété, qui se mettent peu en peine de sacrifier leur santé, à des maladies aigues, à des maladies chroniques ; c'est pour eux un péché d'habitude, une ardeur canine, qui les rend insensibles aux exemples les plus frappans.

Dinant un jour à Versailles chez une grande Dame, où se trouvoit un Grand-Seigneur plus que quinquagénaire, & auprès duquel je me trouvois à table, je fus étonné de le voir manger avec précipitation, ce que l'estomac le plus volumineux auroit peine à digérer : cet apetit vorace étoit celui de tous les jours, & tous les jours s'étoient passés sans accident ; mais le moment cruel, le moment funeste étoit près d'arriver : en sortant de table, il me tira dans une embrâsure de croisée, pour me prier de regarder ses yeux, qui se couvroient d'un nuage, qui lui laissoit à peine la faculté de distinguer les objets ; comme je le considérois, & lui tâtois le pouls, il me dit ; « qu'il avoit supprimé depuis » quelques temps un cautère ancien, & qui » avoit été établi pour diminuer les affections » acrimonieuses d'une dartre qui avoit disparue ». Effrayé de son aveu, & plus encore de la plénitude & de l'embarras où se trouvoient le corps & les yeux, je lui conseillai de prier quelqu'un de l'accompagner, pour aller se promener dans le parc, & de ne remonter que quand le poids volumineux de son estomac lui paroîtroit un peu allégé ; mais enchaîné par les uns, entrainé par les autres, il négligea mon avis, au point que, dans la soirée, étant au jeu, il fut surpris par une foiblesse, suite de l'indigestion, qui lui porta un coup mortel, en lui laissant cependant quelques jours pour reconnoître son erreur dans la suppression du cautère, & pour finir trop tôt une vie qu'il auroit pu se conserver encore pendant plusieurs années.

Un Observateur n'est pas étonné de voir le gourmand se plaindre de l'engorgement de ses yeux, de la foiblesse qui en est la suite, mais ce

qui eſt difficile , c'eſt de remédier au vice
des yeux, parce que la cauſe ſeconde ſe répétera autant de fois que la cauſe première
aura lieu , & cette répétition déterminera le
gonflement, & de ſuite le relâchement permanent, qui eſt l'échec le plus redoutable , parce
que cette eſpéce de ſemi-paralyſie eſt la moins
curable. Cependant, pour empêcher des effets
plus funeſtes encore, mon avis eſt de mettre
le malade à un régime mitigé, de débaraſſer les
mauvais levains de ſon eſtomac, par des purgations douces, en lui ordonnant d'avoir l'attention la plus ſévère ſur la nature & la trituration des alimens, en lui indiquant de mâcher
de temps en temps, gros comme un pois de
racine de pyrétre, de baſſiner, tous les matins,
le front, les tempes & les yeux avec l'eau fraîche , ou ſimplement dégourdie, animée d'eau
des Carmes , de faire uſage pendant quelque
temps d'eau de Cologne , tant en aſpiration
nazale, qu'en évaporation oculaire , & enfin,
de terminer le traitement par l'uſage journalier
de l'eau ophtalmique préparée, qui eſt le bain
des yeux le plus ſalutaire, remédes néanmoins
qui ſont de peu de ſuccès , lorſqu'ils n'agiſſent
pas de concert avec les ſecours qu'on peut
tirer de la frugalité & de la ſobriété.

SECTION III.

SECTION III.

De la maladie Vénérienne, & de ses influences sur l'organe de la Vue.

Les passions en général, sont des mouvemens de l'âme, qui de leur nature n'ont rien de déterminé ; mais l'homme passionné met tout en usage pour parvenir à ses fins ; rien ne lui coûte pour se satisfaire ; il se porte à tous les excès, & rien ne peut resister à ses désirs : c'est un être malheureux, qui ne connoit plus de maître que sa volonté, de guide que sa fureur, d'amis que ses vices ; c'est en vain que les remords le tourmentent, que la Raison cherche à le rapeller à lui-même, tout est oublié ; innocence, vertu, prudence, tout est effacé. Voilà l'homme qui suit le torrent des passions, & qui paye souvent bien cher les momens passés dans les plaisirs : combien est-il d'êtres malheureux, qui, ayant abusé de la force de leur tempérament, de la puissance de leurs désirs, trainent, avant le temps, une vie langoureuse, & qu'ils ont méritée par les écarts dans leur conduite & par leur libertinage ; il semble même que la Nature ait pris plaisir à se vanger de leurs vices, en perpétuant cette dépravation du sang,

Tome I. X

connue fous le nom de *Mal-Vénérien*. Cette
hydre, qui fe montre fous différentes formes,
qui fe cache fous différens afpects, eft pour
l'Humanité le fleau le plus redoutable, parce
qu'il porte la plus cruelle atteinte aux fonctions
du corps, parce qu'il dérange le méchanifme
de la vifion.

L'homme honnête, & vertueux ne connoit
que fa femme; il goûte avec elle feule le
fruit d'une heureufe union; le libertin, au
contraire, s'expofe à tous les dangers d'une
nature dépravée, & laiffe par-tout les traces de
fon crime & de fa turpitude; trop heureux,
quand il ne vient pas empoifonner le lit nuptial,
& donner à fa poftérité des preuves mortelles
de fon libertinage; mais il eft vrai qu'un jeune-
homme qui entre dans le monde, qui commence à jouir de fa liberté eft bien à plaindre,
parce que de pernicieux exemples, de mauvais
confeils, de faux amis lui ouvrent la porte du
précipice, pour lequel la Nature ne donne que
trop d'attraits : auffi je ne connois pas d'exemple plus frappant, de mentor plus puiffant, que
de le conduire dans ces Hôpitaux, dans ces
afyles d'infirmités, où les effets mercuriels
tyrannifent & affoibliffent le cadavre ambulant, qui, pour fe guérir de fes maux, eft devenu la victime de fes chaînes.

Le vice vénérien trop connu, & trop multiplié dans le siécle où nous sommes, a pour cause première le contact immédiat d'une personne malade avec une saine, & c'est de cette union empoisonnée que dérive la source de tant de maux; c'est un Prothée, qui se montre sous toutes les formes, afin de porter des coups plus difficiles à parer; c'est un ennemi caché, qui ne paroit feindre & dissimuler sa marche, que pour devenir le tyran de sa victime, & tromper les yeux surveillans de ses sauvesgardes; voilà ce qui détruit tant d'individus, ce qui donne tant de peines aux Praticiens, mais de tous les remédes qu'on a pû imaginer, de tous ceux qu'on a employé, le mercure est le principal agent, pour ne pas dire le seul, qui puisse atténuer & diviser les globules stagnans, qui ne peuvent se filtrer par les vaisseaux capillaires; ce n'est pas cependant qu'une action aussi nécessaire, ne soit dans le cas de porter une cruelle atteinte aux nerfs & aux muscles, ou déterminer une ophtalmie encore plus redoutable; une ophtalmie qui s'annonce & se propage par des douleurs pulsatives; par des douleurs qui souvent déterminent la perte de la vue; c'est pourquoi l'on ne sçauroit être trop prudent dans l'administration de ce reméde, pour en diminuer les effets trop actifs.

X 2

Lorfqu'un malade fe préfente à moi avec une ophtalmie dépendante du vice vénérien, ce qui fe reconnoit à l'extrême tenfion des fibres de l'iris, qui ont perdu de leur couleur naturelle, à l'engorgement livide des vaiffeaux de la conjonctive qui deviennent variqueux, je n'ai d'autre confeil à lui donner, que de prendre ou de fuivre les moyens de guérir la caufe première; que d'employer pour bain des yeux les adouciffans, tels que l'infufion de fleurs de mauve, & pour anodin le topique léger de pulpe de pomme, ou des quatre farines réfolutives, à moins que l'acrimonie de l'humeur ne détermine des puftules, des hypopions entre les lames de la cornée tranfparente; dans ce cas, il faut continuer les mêmes remédes, mâcher tous les matins de la racine de pyréthre, faire ufage de la pommade ophtalmique jufqu'à parfaite réfolution, & fe fervir de celle où le mercure doux fe trouve incorporé; mais, lorfqu'il arrive que le mercure mal dofé, ou peu approprié au tempérament, produit des tenfions qui portent atteinte aux parties nerveufes & mufculeufes, ce qui fe manifefte par une conftriction des folides, par le refferement de la pupille, qui fucceffivement dégénère en un relâchement, ou femi-paralyfie de tout l'organe: alors, fi le vice eft détruit, & le fang bien purifié, je fais prendre des demi-bains ou bains entiers d'eau de favon, dérogeant en cela à la régle générale des demi-bains, à caufe de la fermentation caufée par le mercure ; je fais continuer les maftications de racines de pyréthre, afin de dériver de proche en proche le refte de l'humeur coagulée, afin de faciliter la circulation des fluides, & tâcher de rétablir l'action des folides par l'ufage des toniques en bains des yeux, tel que l'eau de jourbarbe préparée, par l'emploi des liqueurs ophtalmiques fpiritueufes, tant en afpiration qu'en évaporation, & autant de temps qu'il fera néceffaire pour rétablir l'organe de la vue. Voilà les feuls remédes qu'on puiffe employer dans une maladie qui fait honte au genre humain, & dont les effets premiers, laiffent toujours, dans les deux fexes, des traces auffi dangereufes que redoutables pour une future progéniture.

Il eft une autre paffion de l'âme que la Nature défavoue, que la Religion condamne, & qui, en énervant le corps, affoiblit fenfiblement les yeux ; c'eft le mouvement déréglé de foi-même ; c'eft l'abus de fes propres forces : ce vice honteux & volontaire eft l'opprobre du genre-humain, dont il détruit les individus ; dont il fait des victimes, qui portent, avant le temps, les attributs de la vieilleffe & de la décrépitude : malheur à celui qui a pris une pareille habitude, parce que les facultés de fon âme s'affoibliffent, parce que les forces de fon corps fe détruifent, parce que les fucs gaftriques de fon eftomac s'anéantiffent ; mais , hélas ! cet être malheureux par lui-même , l'eft encore bien davantage, lorfqu'il a à fe reprocher d'avoir fait ou trouvé des compagnons de fon intempérance ; & je ne ferois pas étonné que les houpes nerveufes, cruellement tourmentées, ne s'affoibliffent au point de déterminer une goute fereine parfaite ; c'eft donc l'empire de la Raifon , & le bien-être de foi-même , qui peuvent en déterminer le correctif , & lui faire chercher un reméde à une maladie des yeux , marquée par le deffé chement des parties nerveufes & mufculeufes, par le trouble des humeurs aqueufe & cryftalline ; mais , dans tous les cas , on ne doit employer que l'eau ophtalmique pour le bain des yeux du matin , parce que la Nature en réparant fes pertes , répare la foibleffe de la vue. Je défire que le Lecteur faffe fon profit de cette lecture , & des confeils que je lui donne.

SECTION IV.

Des Fiévres inflammatoires, dont l'impreſſion au cerveau porte toujours atteinte à la Vue.

L'HOMME eſt né pour le travail, les uns dans un genre, les autres dans un autre ; c'eſt une loi qui eſt commune à tout ce qui exiſte ; auſſi eſt-il vrai de dire que l'oiſiveté eſt la ſource de tous les maux : un homme oiſif eſt à charge à la ſociété & à lui-même ; il eſt à charge à la ſociété, parce qu'il proméne en tous temps, en tous lieux le ſimulacre de l'ennui & de la triſteſſe ; il l'eſt à lui-même par le mépris dont il ſe couvre, par le reproche intérieur de ne pas faire comme les autres. Voilà l'homme auſſi ennuyé qu'il eſt ennuyeux ; l'homme qui n'a d'autre mérite, qui ne connoit d'autres plaiſirs, que celui de boire, de manger, de ſe promener & de dormir : plus malheureux en cela que les brutes, dont il n'a pas la même agilité, ni la même ſobriété ; il devient la victime de ſa pa-reſſe & de ſon oiſiveté ; parce que ſon ſang, manquant de cette activité, de cette chaleur néceſſaire à ſa circulation ; il en réſulte des globules ftagnans , des engorgemens , qui déterminent des maladies aigues , des fiévres inflammatoires , qui portent le trouble au cerveau , & une cruelle atteinte à l'organe de la vue.

Les fignes diagnoftics & pronoftics de la fiévre dépendent des différentes pulfations du pouls , qui ne font autre chofe que le mouvement du fang contre les parois des artères ; ces mouvemens fenfibles font plus ou moins multipliés ; mais ils font toujours occafionnés par les contractions du ventricule gauche du cœur , qui fe vuide dans l'aorte , & qui , à chaque contraction , pouffe fucceffivement une certaine quantité de fang dans les vaiffeaux artériels ; ce qui fait que la pulfation eft plus ou moins forte , fuivant l'action plus ou moins active du fang. On donne différens noms aux différens accès de fiévre ; qui , pour l'ordinaire , font déterminés par l'épaiffiffement acrimonieux de nos humeurs. On les divife en fiévres intermitentes & continues. Les intermitentes fe divifent en quartes , tierces , quotidiennes & anomales ; toutes ces fortes de fiévres durent autant de temps que la caufe fébrile exifte , que l'humeur peccante eft à évacuer , foit d'une manière foit d'une autre. Les fiévres continues font de deux efpéces ; fçavoir , les ardentes & les inflammatoires, qui font celles qui font le fujet de cette Section.

Les fiévres ardentes font ainfi dénommées, parce qu'elles confument le malade par une chaleur exceffive & brûlante; elles fe manifeftent par des dégoûts; des laffitudes, des envies de vomir, des inquiétudes, par une refpiration vîte & difficile, par une toux accompagnée de délire, quelquefois de convulfions. Les fiévres inflammatoires font univerfelles ou particulières; les premières font celles qui tiennent à une chaleur ou éruption générale ; les fecondes font celles dont le fiége principal affecte une partie feulement, comme la pleuréfie & autres. Les caufes de ces fortes de fiévres ont différens principes ; mais elles proviennent en général, ou de l'épaiffiffement du fang ou de fa vifcofité acrimonieufe, ou de l'obftacle de quelques particules trop groffières, qui ne peuvent circuler dans les petits vaiffeaux capillaires ; ce qui eft occafionné, foit par la rigidité des fibres, foit par la trop grande conftriction des vaiffeaux, d'où réfultent ces coups de piftons artériels, ces pulfations fenfibles. Le traitement curatif de ces fortes de fiévres dépend des fymptômes morbifiques qui le déterminent; mais on ne rifque jamais rien dans les premières vingt-quatre heures, de mettre le malade à l'ufage des délayans , des atténuans , afin de rendre aux fluides , aux globules ftagnans leur ténuité naturelle , & favorifer , s'il eft poffible , la coction des humeurs qui doivent être évacuées , foit par les urines ou par les fueurs , foit par l'infenfible tranfpiration , ou par toutes ces voies.

De toutes les parties du corps expofées aux cruelles atteintes des fiévres inflammatoires , la tête eft particulièrement celle où le fiège de la maladie paroit vouloir fe porter & fe fixer ; c'eft dans cette partie fi délicate & fi fufceptible de la fermentation fébrile , que les accidens font plus graves & de plus longue durée ; en effet , on voit fouvent des perfonnes , qui , à la fuite d'une fiévre inflammatoire , reftent comme imbéciles ; on les voit fe plaindre du peu de fervice de leurs yeux , de leur perte de mémoire , & de leur inaptitude à toute forte d'application : mais , quelque longue & quelque trifte que foit cette langueur , qui fe manifefte par le terne des humeurs de l'Œil , par le blanc mat de la conjonctive , il n'en eft pas moins vrai de dire que les victimes les plus à plaindre , font ceux que quelque maladie inflammatoire , de violens maux de tête ont expofés à des faignées du pied. Hélas ! je l'avoue , le cœur pénétré de douleur ; j'ai fouvent rencontré , de ces aveuglemens inopinés , & d'après différentes queſtions , j'ai toujours reconnu ce que le malade me rendoit avec franchiſe , en me diſant ; oui , Monſieur , j'ai vu ouvrir la veine du pied, ſans avoir pu la voir refermer. Ma cécité a été comme un coup de foudre , qui a mis une éternelle ſéparation entre la lumière & mon exiſtence , ſur-tout depuis qu'on a cru devoir me faire des ſaignées réitérées : réflexions bien juſtes de la part du malade , & dont je rendrai compte à l'article des *Goutes Sereines*.

Celui qui a échappé aux ardeurs mortelles d'une fiévre inflammatoire , n'a rien de plus intéreſſant à faire que de ménager ſa ſanté , que de rétablir l'action de ſa vue affoiblie , par la fermentation des fluides , par la rigidité des ſolides. En pareil cas , j'ai pour principe , de preſcrire un régime doux & tempéré , des nourritures capables de produire un bon chyle ; de conſeiller un exercice journalier, mais modéré, de baſſiner , matin & ſoir, pendant un mois ou cinq ſemaines de ſuite , le front, les tempes & les yeux, avec une eau dégourdie , animée d'eau des Carmes ou de Cologne ; de faire faire uſage, l'eſpace de huit à dix jours , le matin ſeulement ; de la poudre céphalique , proportionnée à la forte ou délicate conſtitution du

fujet ; on la ceffe enfuite , pour fe fervir des fumigations féches pendant autant de temps ; ce
terme expiré , on employe tous les matins l'eau
de Cologne , tant en afpiration nazale , qu'en
évaporation oculaire ; on le fait autant de temps
que le befoin le requiert. Tels font les remédes les plus convenables à cette foibleffe des
yeux , qui fe fortifient à mefure que les forces
reviennent , qui reprennent le ton & l'action
néceffaire pour rétablir la vifion ; mais dans le
cas où il feroit néceffaire de recourir à des
moyens plus actifs ; c'eft alors , qu'il faudroit fe
fervir , pour le bain des yeux , de l'eau ophtalmique préparée , & des liqueurs ophtalmiques
fpiritueufes pour les fortifier.

Il eft des pleuréfies , des fluxions de poitrine ,
dont l'effet porte , non-feulement atteinte à la
vue , mais même à la vie. Dans le premier cas ,
& lorfqu'on eft hors de danger , on doit s'attacher à réparer la foibleffe des yeux , par les
mêmes moyens ci-deffus indiqués ; dans le
fecond , je me crois obligé de rendre public ,
un reméde que j'ai fouvent vu réuffir dans les
momens les plus défefpérés : ce reméde eft , tout
fimplement un fudorifique incifif , qui divife
l'engorgement de la pleure , pour en produire
une réfolution heureufe.

REMÉDE POUR LA PLEURÉSIE.

Sa préparation.

Feuilles de bourache , deux fortes poignées ;
Feuilles de buglofe , une bonne poignée ;

le tout bien lavé ; fe fervir d'un mortier
de marbre , avec pilon de même matière , pour
en exprimer un demi-feptier de jus ou fuc ,
qu'on préfentera enfuite au feu , pour l'écumer ,
à une feule ébullition. Après quoi , paffer la
liqueur à travers un linge , l'édulcorer avec plein
une cuiller à bouche de fyrop de guimauve , &
donner au malade cette potion à boire , le plus
chaud que faire fe pourra.

Ses effets.

Ce reméde eft un puiffant fudorifique , qui
produit une heureufe tranfpiration , qu'on peut
favorifer , fans changer trop fouvent de linge ;
en mettant deux ferviettes bien chaudes ; l'une
fur le dos , l'autre fur la poitrine ; fi cette première dofe ne fuffifoit pas , pour produire une
crife avantageufe , on pourroit la réitérer douze
heures après ; cé qu'on proportionne à l'âge &
aux forces du malade ; mais il eft très-effentiel
d'obferver que ce moyen ne doit être employé

que du troisiéme au cinquiéme jour de la maladie ; & qu'une fois administré , il ne faut pas saigner , parce qu'on diminueroit les forces dont le malade a besoin : voilà ce que j'ai pratiqué , & vu pratiquer, avec un succès toujours suivi d'une crise heureuse, & qui, en peu de temps , met le malade hors de danger ; sur-tout lorsqu'il se trouve entre les mains d'un Médecin fidéle à remplir les indications, & qui sçait en profiter , pour y réunir d'autres remédes qui viennent de nouveau à l'appui des premiers.

SECTION V.

Du Ptérygion ou Onglet ; & de l'obstacle qu'il porte , soit à la Vue , soit à la Cornée transparente.

LES passions de l'ame , en portant atteinte aux fonctions corporelles, dérangent de beaucoup celles des yeux ; de ce nombre sont, la prodigalité & l'avarice. Le prodigue ne calcule, & ne compte que le plaisir de dépenser avec faste & obstentation le produit de son bien , l'usufruit de ses revenus ; l'avare , au contraire, rit des folies du prodigue , & croit toujours que la terre va lui manquer ; c'est pourquoi il amasse sou sur sou, obole sur obole. Le premier n'est heureux, qu'autant que sa fortune lui permet ses écarts ; mais à peine tombe-t-il dans le discrédit, que les regrets le poignardent, & que la misère l'écrase ; le second est le malheureux sentinelle de son or & de son argent ; c'est une soif continuelle qui lui fait oublier ses besoins les plus pressans : le prodigue devient donc misérable, avec le regret d'avoir mal employé ce qu'il possédoit ; l'avare n'est malheureux, que parce qu'il possède, & qu'il craint d'en perdre la jouissance. Voilà deux contrastes bien capables de rapeller les jeunes-gens à eux-mêmes, & de leur faire connoître que le premier bien de la vie, est celui de vivre tranquillement, & de se bien porter ; tels sont les préceptes de la saine Philosophie, qui nous représente la santé, comme un trésor que les caprices de la fortune ne peut nous enlever ; qui nous avertit que c'est toujours de notre faute, quand il nous arrive des accidens auxquels on auroit pû parer en observant un régime propre à atténuer & diviser ces humeurs épaisses, qui forment ces ptérygions, ces onglets, qui viennent ramper, & quelquefois couvrir la cornée transparente.

Le ptérygion ou onglet, est une excroissance membraneuse, qui est ou variqueuse ou

adipeufe ; elle prend ordinairement fon origine
des ramifications veineufes de la caroncule lacrymale, de manière que fon fiége eft plus
fouvent du côté du grand-angle que du petit,
parce que le grand angle eft plus parfemé de
vaiffeaux fanguins & lymphatiques. L'onglet
vient fouvent ramper fur la cornée tranfparente, & forme à la pupille, un voile plus ou
moins confidérable ; il eft adipeux, lorfque le
corps graiffeux fe forme entre les interftices de
la conjonctive ; il eft variqueux, lorfqu'une trop
grande quantité de fang paffe dans les vaiffeaux
lymphatiques de la conjonctive, d'où il arrive
un gonflement & une dilatation trop grande.
En général le ptérygion détermine prefque
toujours une ophtalmie habituelle, de manière
qu'il faut attaquer la caufe première, pour remédier à la caufe feconde.

L'onglet ou ptérygion adipeux, peut donc
fe comparer à une humeur congelée, comme
de la graiffe ; au lieu que le variqueux fe trouve
entrelacé de vaiffeaux fanguins, de vaiffeaux
lymphatiques, dont le gonflement rend l'Œil
fenfible & douloureux ; fur-tout lorfqu'il fe
porte fur la cornée tranfparente, parce qu'il
gêne alors le mouvement du globe. Le traitement curatif du ptérygion en général, peut fe
faire par la voie de la réfolution ou de l'opération ;

ration ; la première , lorsqu'elle est prise à temps , m'a toujours paru la plus heureuse & la moins redoutable ; la seconde entraîne presque toujours après elle les inconveniens de la régénération ; car , si l'extraction n'est pas entière , il en résulte une nouvelle réproduction , qui devient pire que la première ; sur-tout si cet engorgement membraneux est entretenu par un vice du sang. La résolution est donc , en premier lieu , le parti le plus sage & le plus sûr ; mais les moyens curatifs ne m'ont jamais paru suffisans , lorsqu'on emploioit les poudres séches, les caustiques, les eaux alumineuses & vitrioliques , parce que l'abondance des larmes précipite le reméde dans les angles, & en détruit l'activité ; c'est pourquoi je me suis toujours servi, avec succès, de la pomade ophtalmique , qui est à toute épreuve contre l'influence des larmes qu'elle excite, sans en être enveloppée , parce que ce reméde est le plus propre à atténuer & diviser les globules stagnans il s'agit donc de s'en servir pendant un mois ou cinq semaines de suite , en la manière indiquée ; & d'y réunir le bain de l'Œil , avec l'infusion de fleurs de mauve , & le topique léger de pulpe de pomme ou autre ; ce que l'on continuera tout le temps necessaire , sans craindre aucune altération pour la vision.

Tome I. X

Il arrive souvent sur le globe de l'Œil des élévations en forme d'excrescence, qui sont la suite de diverses ophtalmies, & l'effet de différentes pustules qui forment tumeur ; mais ces sortes de vaisseaux variqueux n'ont rien de bien redoutable, parce que le mouvement, sans cesse répété de la paupière, suffit pour les dissiper ; cependant, si la résistance étoit opiniâtre, on pouroit se servir de la pomade ophtalmique, qui fait l'effet d'un corps dur sur le poli d'une glace, qui en devient plus claire & plus transparente ; je ne dirai rien de la manière de procéder & de faire l'opération du ptérygion, parce que les moyens en sont connus, & qu'on ne doit y recourir que dans le cas d'urgente nécessité.

SECTION VI.

Du Tabac, & de son utilité dans les maladies des Yeux.

POUR pouvoir suivre les principales passions de l'âme, sans m'écarter de mon sujet, je dirai que l'orgueil & l'envie sont les deux vices les plus familiers, & les ennemis les plus déclarés de la Société ; ce qui ne peut arriver, sans troubler l'ordre de la Nature, sans déranger celui des

yeux. L'orgueilleux eſt un être, qui, enflé de
ſon propre mérite, ne voit que lui, ne connoit
que lui, & met tous les autres au-deſſous de
lui; l'envieux, au contraire, toujours jaloux de
la fortune d'autrui, met tout en uſage pour ſe
l'approprier : il n'eſt pas de tours, de ruſes
qu'il n'emploie pour remplir ſes vues, pour
parvenir à ſes fins ; celui dont il dit le plus de
bien en apparence, eſt la victime qu'il cherche
à immoler dans le ſecret. Le premier, fier de
ſa préſomption, croit que tout lui eſt du, &
qu'il n'eſt pas d'encens qui ne doive fumer ſur
ſon autel ; le ſecond, plus adroit dans ſon dire,
n'en eſt que plus dangereux dans ſes actions.
L'orgueilleux, par ſes propos impérieux, ne fait
tort qu'à lui-même ; au lieu que l'envieux nuit
à tout le monde, parce que ſes déſirs ne ſont
pas bornés, parce qu'ils s'étendent ſur tous les
objets. Tel eſt le ſort des humains, qui ne ſça-
vent pas profiter d'une heureuſe ſimplicité, qui
ſçait tenir la balance entre le tourment des
grandeurs & le bonheur d'une vie privée : mais
hélas! cette Philoſophie eſt un langage inconnu
aux gens du monde, qui déſirent jouir de tout,
& ne ſe priver de rien ; cependant combien de
malheureux manquent du néceſſaire à la vie,
ou qui ſe réfuſent ce qui leur fait le plus de
plaiſir, tel que l'uſage du tabac, que je regarde

comme le cautère des yeux, comme le moyen le p'us propre à débarrasser le cerveau de son humidité, & rendre les nerfs optiques plus susceptibles de sensations délicates.

Le tabac, ou pétun, est une plante originaire de l'Amérique ; les Espagnols furent les premiers qui l'apportèrent en Europe, & qui en firent usage. Elle fut cultivée en France sous Franço's II, qui en reçut la graine par le moyen de M. Nicot, son Ambassadeur en Portugal ; c'est pourquoi cette production a conservé long-temps le nom de *Nicotiane*. Le tabac n'a mérité & ne mérite le discrédit qu'on lui donne, que par la malpropreté qu'il occasionne, que par les effets actifs & stimu'ans qu'il détermine : je conviens que le tabac porte avec lui un sel acre, un sel narcotique ; mais je ne puis m'empêcher d'en faire l'éloge, & de dire qu'il ne peut produire tous les maux qu'on lui attribue dans son usage, pulvérisé & pris par le nez ; je sçais que la décoction des feuilles de tabac, employée en lavement, est sans contredit, le reméde le plus irritant, le purgatif le plus violent des intestins ; parce que tous ses sels sont déve'oppés, & agissent réellement sur une partie très-délicate ; je puis même ajouter que les feuilles de tabac, dont on fait usage, avec le secours de la pipe, produisent une fumée narcotique, qui

engourdit les nerfs & les mufcles ; ce qui arrive,
parce que cette fumée, l'extrait de toutes les
parties alkalines, s'infinue, fans obftacle, par
tous les pores de la peau : mais qu'elle différence
entre le tabac à fumer & le tabac en poudre !
car à peine celui-ci eft-il parvenu fur la membrane pituitaire, que fon activité fe trouve
enveloppée par un mucus, par une férofité
mucilagineufe qui en diminue de beaucoup les
effets, d'ou il réfulte que le tabac, pris par le
nez, ne peut être comparé à l'ufage qu'on en
fait, tant en décoction qu'en fumigation.

La poudre de tabac, pour n'être pas malfai-
fante, ne doit être ni trop groffe ni trop fine;
elle doit avoir eu le temps de fermenter, & ne
doit être prife que de feuilles bien féches & bien
mûres; elle ne doit être ni trop defféchée, ni
trop mouillée ; & rarement le bon tabac a
befoin de cette dernière préparation, qui pour
l'ordinaire fait croute, & s'attache aux parois
de la membrane du nez qu'elle obftrue, & dont
elle fait perdre la délicateffe de l'odorat; ce n'eft
donc pas la faute du tabac s'il produit des engorgemens, mais celle des preneurs, qui devroient
fe contenter de le tenir dans des bouteilles bien
bouchées, & dans le lieu le moins humide.
Les tabacs de Macoubac, les tabacs d'Efpagne
font les feuls contre lefquels on puiffe élever

une critique févère ; le premier eft trop chargé
de fels alkalins & narcotiques ; le fecond ajoute
à une fineffe extrême, une féchereffe qui porte
fes effets beaucoup plus loin qu'il ne faut, &
qui, en attaquant le genre nerveux, peut attaquer la mémoire, & donner lieu à toutes les
plaintes vulgaires, qu'on attribue aux mauvais
effets de cette plante ; mais le tabac des Colo-
nies, la vraie nicotiane, dont la poudre n'eft
ni mêlangée ni tronquée, ne merite pas les
reproches que des perfonnes prévenues lui
font.

Le tabac pulvérifé & pris par les narines,
picote la membrane pituitaire, en comprime
les mamelons, ftimule les glandes dont elle eft
parfemée, & en exprime la mucofité fuperflue
qui s'y eft amaffée ; cette excrefion faite, il arrive que les férofités, ne trouvant plus d'obftacles,
coulent avec abondance des vaiffeaux & des
glandes d'alentour ; voilà pourquoi lorfqu'on
mâche des feuilles de tabac, les vaiffeaux fali-
vaires laiffent échapper une grande quantité
de férofités, qui diminuent les maux des
dents, & qui emportent la matière des
fluxions ; mais, outre l'avantage que le tabac
procure au nez & à la bouche, il en réfulte
encore pour les poumons un bien-être, qui les
débarraffe d'une pituite vifqueufe, dont l'éva-

cuation détermine souvent la guérison de l'asthme & de plusieurs autres accidens. Le tabac, par sa vertu active & narcotique, diminue donc les douleurs des dents, ranime les sens engourdis, favorise les évacuations du cerveau, console le pauvre dans sa misère, & lui fait même oublier ses nécessités les plus urgentes.

Tels sont les effets du tabac & les propriétés qui deviennent encore plus nécessaires pour prévenir & remédier aux ophtalmies, dont les yeux sont sans cesse affectés, parce qu'il est de fait & d'expérience que ces sortes de maladies ont non-seulement pour cause l'acrimonie du sang, même l'engorgement des vaisseaux lymphatiques, dont l'humeur par son séjour devient stagnante ; de manière qu'en faisant usage de tabac, qu'en faisant une dérivation prompte & active, il arrive que la sur-abondance n'est plus la même ; qu'elle ne peut plus gonfler la membrane pituitaire, ni les vaisseaux qui en font le recrément ; ce qui fait que les nerfs optiques sont plus libres, & que les sucs nourriciers, qui leur sont destinés, se régénèrent plus aisément. Voilà donc les avantages que le tabac procure aux yeux, & qui peut être regardé comme l'exutoire le plus déterminant des humeurs nazales, comme le destructeur des mucosités qui, pendant la nuit, se font

amaſſées dans le nez ; comme le ſtimulant de
cette lymphe trop abondante, dont regorgent
les glandes voiſines ; puiſſent les preneurs de
tabac, ne pas abuſer de ſes propriétés, & ne
voir dans ſon uſage que le beſoin d'évacuer la
ſur-abondance des humeurs ſéreuſes & muqueuſes d'un cerveau qui ſe trouve ſerré &
comprimé par une tranſpiration arrêtée, ou par
une ſur-abondance trop marquée ; mais je dois
dire en général, que le tabac eſt plus néceſſaire à tous les tempéramens froids & humides,
qu'à ceux qui ſont chauds & ſanguins ; c'eſt
pourquoi les preneurs de tabac doivent conſulter leurs beſoins & non leurs fantaiſies.

CHAPITRE X.

Seconde époque de l'âge mur, de l'âge viril ;
troiſiéme âge de la vie de l'Homme.

L'AGE viril eſt le temps de la vie le plus utile
aux uns, le plus funeſte aux autres. Heureux
celui, qui primitivement a ſu ſe préſerver
du tourbillon impétueux des paſſions, qui
a ſu mettre un frein à l'intempérance volup-
tueuſe de ſes déſirs ! Plus heureux encore le
ſujet, qui en préſervant ſon cœur de ce venin

subtil, a employé ce premier temps de sa vie à cultiver sa mémoire, à orner son esprit, à acquérir les connoissances nécessaires à l'état qu'il embrasse. Voilà l'homme sage & vertueux, qui a réellement su profiter des beaux jours ; voilà l'homme que les suites de cet âge fortuné décorent de toutes les perfections dont il a fait fermenter le germe ; voilà enfin l'homme qui devient aussi agréable, aussi utile à la Société qu'il est cher aux siens & précieux à lui-même : l'âge viril, l'âge mûr est donc le temps de la jouissance la plus délicieuse & la plus heureuse ; c'est le moment où l'homme plus occupé de son travail que de ses plaisirs, a le pouvoir de réfléchir sur lui-même, de connoître le néant des choses de ce bas monde, de cette vie, qui fuit comme une ombre.

Je dis que l'âge viril est l'époque de la vie la moins critique pour la santé, parce que la chaleur du sang en soutient les fondemens. La Nature n'a pas plus-tôt porté son ouvrage à sa perfection, qu'elle paroît avide de le détruire ; aussi arrive-t-il que l'homme parvenu au dernier terme de la virilité, reconnoît la décadence insensible de ses forces, la langueur de ses nerfs & la stagnation de ses humeurs : c'est alors que l'imagination n'a plus cette force ni cette activité première ; ce qu'on dit, ou ce qu'on écrit, porte l'empreinte d'une réflexion lente & tardive, quoique précife, parce que les fucs de la nutrition ne peuvent plus circuler dans les vaiffeaux infiniment petits du corps humain, parce qu'ils font plus glutineux & moins délayés; c'eft ce qu'il eft aifé de reconnoître dans les futures qui uniffent les os du crâne, où l'on ne voit prefque plus les traces de ces petits vaiffeaux, qui pénétroient du péricrane au diploë & à la dure-mère; ce qui s'obferve de même dans toute l'économie animale. C'eft donc ainfi que l'homme fe détruit de lui-même, & qu'il perd cette chaleur vivifiante qui exaltoit fon imagination, & le rendoit capable de toutes les entreprifes.

Les mêmes caufes qui portent la foibleffe & l'engourdiffement dans toutes les parties du corps, font également celles qui diminuent l'action des yeux; c'eft vers l'âge de quarante-cinq à cinquante ans, plus ou moins, que la vue s'allonge, qu'on eft forcé d'éloigner le livre ou la lettre dont on veut prendre lecture, parce que la cornée perd de fa convexité & le criftallin de fa protubérance, ce qui fe manifefte par le defféchement des petits vaiffeaux, par le défaut de retour abondant des fucs nourriciers; c'eft alors qu'on voit comme des filets, comme des points noirs, qui fuivent plus ou moins les mouvemens actifs du globe, parce que la circulation se trouve embarrassée & gênée dans les filières des vaisseaux, & quelquefois dans le vaisseau même, ce qui fait l'ombre ou point noir, qui met obstacle au passage des rayons lumineux.

Mais des deux sexes le plus malheureux, c'est sans contrédit la femme, qui nonseulement éprouve ces sortes de variations, mais qui est même sujette à une cessation de cours périodique, qui les augmente & les multiplie davantage. Tel est le sort des humains, qui n'ont commencé à naître, que pour commencer à mourir; puissent-ils y penser souvent pour le présent, & s'y préparer de longue-main pour l'Eternité! Voilà le devoir du parfait Chrétien, qui veut vivre & mourir dans la paix du Seigneur, parce qu'il a tout à espérer & rien à redouter.

SECTION PREMIÈRE.

De la cessation des Cours périodiques, & des dangers qu'elle porte à la Vue.

IL n'est pas d'image plus frappante des quatre âges de la vie de l'homme, que les quatre saisons de l'année. Cette comparaison admise,

ne pourroit-on pas dire que l'enfance eſt le
moment du printemps, où la Nature cherche
à ſe développer ; peu-à-peu l'adoleſcence arrive , & donne des preuves de cette vertu
printannière : c'eſt alors que la terre ſe couvre
de fleurs , que l'été ſe déclare , que la puberté
ſe manifeſte ; cette ſaiſon , la plus précieuſe
pour l'homme, l'eſt auſſi pour les productions
de la terre , qui ſe trouve expoſée à toutes les
impreſſions d'une chaleur auſſi douce que
vivifiante : or négliger de ſoigner ces principes
de végétation , de rafraîchir ces ſels âcres &
deſtructeurs , c'eſt faire comme l'homme qui
livre ſon tempérament & ſes forces à la ſoif
ardente des plaiſirs , à la fougue impétueuſe des
paſſions , c'eſt enfin voir arriver l'automne avant
l'âge mur , ſans certitude de fruits , ſans eſpé-
rance de récolte : alors l'hyver , ſous le titre
de la vieilleſſe , vient empoiſonner le reſte de
nos jours, par le regret de n'avoir pas fait ce
que nous aurions pu , ce que nous aurions du.
Telle eſt la vie de l'homme ſur ſon déclin : tels
ſont les maux phyſiques & moraux , qui ſont
ſuivis d'événemens qui rendent la ſanté des
femmes chancelante , & le temps critique plus
dangereux.

Le ſexe , comme je l'ai annoncé , eſt ſujet à
une révolution de cours périodique , qui a lieu,

& qui se réitère tous les mois plus ou moins promptement, plus ou moins abondamment; ce qui dépend de plusieurs causes, & principalement, soit du relâchement des vaisseaux, soit de l'épaississement, ou de la fluidité surabondante du sang ; telle est la revolution qui se déclare à l'âge de puberté, qui se perpétue jusqu'au moment où le sexe cesse d'avoir la faculté de se reproduire ; ce qui arrive par la constriction des vaisseaux de la matrice, c'est-à-dire par le resserrement de son tissu. Ce moment de crise varie suivant le sujet, le tempérament, le climat & la vie qu'on mène ; mais assez ordinairement la révolution première s'étend à quarante-cinq ou à cinquante ans ; je dis révolution première, parce qu'il est des femmes, chez lesquelles elle se manifeste un peu plutôt, chez d'autres, un peu plus tard. En général, les tempéramens sanguins sont les plus tardifs ; mais aussi l'orage est plus long, les accidens plus graves par la multiplicité des pertes, par le retour des accidens qui surviennent. Tel est l'état malheureux du sexe, qui redoute avec raison ce moment critique, ce moment où la Nature prend une autre manière d'être. Je n'entreprendrai pas d'indiquer les remédes, ni de prescrire les précautions nécessaires en pareille circonstance , parce qu'elles varient suivant les événemens qui en font la suite ; il n'en est pas de même des yeux , qui font mon objet principal , & qui intéressent la malade pour savoir ce qu'elle peut craindre ou non , de ces nuages , de cette foiblesse de vue , dont ils font alors affectés ; voici mon avis.

La masse du sang , accoutumée à une évacuation , qui lui étoit habituelle & nécessaire , acquiert un superflu , qui doit refluer nécessairement dans toute la masse générale , & particulièrement au cerveau où elle procure ces feux , ces étourdissemens , ces affections vaporeuses , qui annoncent l'irritation des solides occasionnée par la sur-abondance des fluides ; il n'est donc pas étonnant que , dans ce combat mutuel , il arrive des languéurs , des stupeurs qui portent le trouble dans les humeurs aqueuse & crystalline , qui déterminent souvent des engorgemens dans les petits vaisseaux de la rétine , dans ceux de la choroïde & de la capsule du crystallin , parce que ces vaisseaux , trop distendus ou trop remplis , forment des embarras ; alors les humeurs deviennent troubles ; la vue est comme obtuse , & se fatigue aisément , soit par la multiplicité des pertes , soit par le refoulement du fang, qui favorife & donne lieu à ces filets, à ces points noirs, dont je parlerai dans la Section fuivante.

Il eft bien naturel aux malades d'avoir de l'inquiétude pour les yeux, quand il fubfifte des caufes auffi redoutables pour un organe auffi précieux que celui de la vue ; mais je dois les tranquillifer fur cet article & les affurer que les accidens que j'ai vus, & que je rencontre tous les jours, ne font arrivés & n'arrivent qu'à celles qui ont voulu contrarier la Nature par des remédes trop irritans, ou trop échauffans; je puis même dire avec certitude,que toutes celles qui ont fuivi mes confeils, ont toujours reconnu la vérité de mon pronoftic, qui eft, que la vue fe rétablit à mefure que les accidens corporels diminuent ; cependant il ne faut pas abandonner les fuccès aux efforts de cette nature ; il faut au contraire l'aider corporellement & oculairement par des remédes fimples ; il faut donner du ton & du reffort aux parties affoiblies, en baffinant tous les matins, le front, les tempes & les yeux avec l'eau fraîche en été, & fimplement dégourdie en hyver, animée d'eau des Carmes, ou bien avec l'eau ophtalmique préparée ; en faifant ufage, trois à quatre fois la femaine, de l'eau de Cologne, tant en afpiration qu'en évaporation;

du reste, obferver un régime doux ; prendre un exercice journalier, mais modéré ; employer des remédes propres aux circonftances, & ufer de précautions plus exactes que dans l'exemple fuivant.

Une Dame étrangère, diftinguée par fon rang, par fa naiffance, & dont le mari jouiffoit de la confiance de fes Supérieurs, vint, il y a quelques années, me confulter dans le temps critique, & me demander ce qu'elle auroit à faire pour fortifier fa vue affoiblie par des pertes confidérables, par un agacement de nerfs invincible ; je lui répondis que le meilleur reméde étoit la patience, & du refte continuer les moyens prefcrits par M. fon Médecin ; mais, comme la maladie des yeux tenoit au relâchement des parties nerveufes & mufculeufes des globes, je lui prefcrivis pendant quelque temps l'ufage des bains de fumigation féche, des liqueurs ophtalmiques, fpiritueufes & fimples, telles que l'eau de Cologne, dont on refpire la vapeur, pour en porter enfuite les effets fous les yeux, ce qui parut lui réuffir très-bien ; mais, le corps reftant toujours dans une efpèce de langueur, elle fe détermina à fe rendre à Paffy pour y paffer une partie de l'automne. Ce fut alors qu'elle prit de nouveau mes avis, qui furent de ne rien ajouter

aux

aux moyens ci-deſſus , que la précaution de ne
pas ſe proméner le ſoir , au moment du ſerein ,
dans la crainte d'une fluxion avec ophtalmie ;
mais vouloir empêcher une femme nerveuſe
de prendre l'air , & ſur-tout celui du ſoir , c'eſt
lui demander l'impoſſible ; auſſi , pour ſon malheur , mon pronoſtic , oublié ou négligé , n'eut
que trop de réalité : à une légère inflammation ,
ſuccéda une opthalmie parfaite , qui devint
même œdémateuſe avec des douleurs lancinantes , de la fiévre , qui étoit la ſuite ou l'effet d'un
traitement beaucoup trop irritant pour des
nerfs auſſi ſenſibles ; la maladie parvenue en
peu de temps à ſon dernier période , & la malade dans un état de cécité auſſi cruelle que
douloureuſe , revint à Paris , me fit prier d'aller
la voir , ce que j'exécutai avec peine , vû l'état
déſeſpéré & la nature des remédes employés.
MM. les Médecins & Chirurgiens aſſemblés ,
je cherchois à leur prouver que le traitement
curatif des yeux étoit impraticable , parce que le
globe ſe trouvoit à demi atrophié , parce que
la ſuppuration du criſtallin avoit déterminé l'obſtruction de la choroïde , d'où réſultoient les
criſpations douloureuſes , que la malade éprouvoit ; qu'il falloit donc renoncer à tout eſpoir
de retablir des yeux qui n'étoient plus ſuſceptibles de perception d'objets ; qu'il falloit calmer

de spasme & d'érétisme dont elle étoit affectée.
Je rédigeai ma consultation par écrit ; mais
elle n'eût d'autre succès que celui d'opérer la
cessation des douleurs , qui diminuèrent successivement , parce qu'il n'appartient pas à
l'homme de régénérer ce que la Nature a détruit : c'est donc à Dieu seul qu'il faut faire en
pareil cas le sacrifice de ses maux & de ses infirmités ; parce que c'est de lui seul qu'on doit
attendre sa consolation & la persévérance dans
son infirmité finale.

SECTION II.

Des Ombres, Nuages ou Taches qui gênent la perception des faisceaux de lumière.

SI l'on jette un regard sur ce qui se passe dans
le monde , on voit que tout n'est que trouble
& confusion ; on voit que les riches ont toujours été ardens dans leurs passions , industrieux
dans leurs plaisirs ; c'est tous les jours pour eux
nouvelles scènes, nouveaux amusemens, nouvelles productions ; rien ne résiste à leurs désirs, à leur volonté ; mais à force d'épuiser
l'art & l'industrie, tout les ennuie , tout leur
devient fastidieux ; ils ne font plus ce qu'ils devroient être ; ils ne peuvent jouir de rien ,

parce que leur fenfualité eft trop engourdie,
de manière qu'on peut les comparer à Tantale
placé au milieu des eaux : le pauvre, au
contraire, s'il a un moment de repos & de
tranquillité, c'eft pour jouir de tout, parce
que ce tout eft pour lui toujours piquant,
toujours nouveau. Voilà la diftribution du parfait bonheur, qui fouvent abandonne le riche
pour confoler le pauvre du peu de jouiffance
qu'il a par lui-même ; mais tous deux font fujets aux mêmes viciffitudes de la Nature, qui
n'admet ni rang ni diftinction, pour diminuer
l'activité de la circulation, pour former ces engorgemens qui déterminent ces ombres ou
points noirs, dont la vue fe trouve affectée.

La Nature a des révolutions qui font com-
munes aux deux fexes ; l'âge de quarante-cinq
à cinquante ans, eft une époque marquée pour
l'un comme pour l'autre fexe, une époque où
la circulation diminue de fon activité, où les
engorgemens commencent à fe former ; il n'eft
donc pas étonnant que les petits vaiffeaux du
globe de l'Œil fe trouvent fouvent altérés par
des obftructions, qui font obftacle à la réception
des faifceaux de lumière : d'où il arrive que ceux
qui en font affectés, croyent voir des mouches, des araignées, parce que l'engorgement
des gros vaiffeaux, détermine les mêmes effets

dans les plus petits ; ce qui forme ces filets
noirs, qui fuivent plus ou moins la direction
du globe, ou les effets de la circulation. Mais,
dira-t-on, pourquoi ces images, ces mouches
font-elles plus fenfibles, plus apparentes, dans
l'examen d'un objet qui eft proche, que dans
celui qui eft éloigné ; à cela je répondrai qu'il eft
bien difficile de rendre compte de la marche pro-
greffive de la Nature ; cependant il paroît probable que, moins il y a de tenfion dans les parties
nerveufes & mufculeufes, & moins il y a d'action
dans les voies de la circulation ; par conféquent
plus il fe trouve de facilité pour en appercevoir
les obftacles. Il n'en eft pas de même de la vue
obtufe, dont la plupart des quinquagénaires fe
plaignent ; la caufe doit en être attribuée au
trouble des humeurs aqueufe & criftalline, occafionné par le défaut de fécrétion & de circulation. Il eft encore un troifiéme accident, qui
arrive ordinairement à cet âge, & dont on fe
plaint en accufant la néceffité où l'on eft d'éloigner les objets qu'on veut regarder, & d'appercevoir plus aifément de loin que de près ; c'eft un
phénomène dont je rendrai compte que dans le
II^d volume, en traitant de la vue des presbytes.

Tout bien confidéré, il paroît conftant que
l'âge de quarante-cinq à cinquante ans, eft en
général un temps critique pour les deux fexes ;

parce que, le fang n'ayant plus affez de force & d'activité pour pénétrer dans les vaiffeaux capillaires, il en réfulte que toute la maffe re-flue dans les gros vaiffeaux ; ce qui ne peut fe faire, fans que la Nature n'éprouve des contra-riétés, fans que le fujet n'en reffente les premiè-res atteintes. Tel eft ce moment de révolution, un peu plus difficile à paffer pour les uns que pour les autres, & particulièrement pour le fexe, dont la fur-abondance du fang eft plus confidérable ; d'après cet expofé, le traitement curatif eft aifé à conçevoir, c'eft-à-dire qu'il faut chercher à donner du ton aux folides, & de la fluidité aux liquides ; c'eft pourquoi j'ai pour ufage de prefcrire aux uns un régime doux & de facile digeftion, d'annoncer aux autres de fe priver, autant qu'il eft poffible, des farineux, laiteux & flatueux, de boire à tous les repas, pendant trois femaines ou un mois des eaux légèrement ferrugineufes, telles que les eaux épurées de Paffy, ayant eu la pré-caution avant de les prendre de fe purger lé-gèrement, deux fois à un jour de diftance : pour ce qui eft du traitement local des yeux, on doit mâcher de temps en temps, foit des feuilles de cochléaria, foit de la racine de py-rethre, qu'on aura foin de mâcher, afin d'en éviter aux dents l'élaboration ; on doit baffiner le front, les tempes & les yeux, matin & foir, avec l'eau fraîche, animée d'eau des Carmes, ou bien fe fervir de l'eau ophtalmique préparée : à ces premiers moyens doit fe réunir le reméde déterminant, qui eft l'ufage journalier de l'eau de Cologne, tant en afpiration nazale, qu'en évaporation oculaire ; ce que l'on continuera pendant trois femaines, un mois & plus, s'il en eft néceffaire, & le matin feulement ; mais, pour rendre plus fenfible ce qui fait le fujet de cette Section, je vais expofer ce qui vient de m'arriver à moi-même. Forcé de me retirer à la campagne, pour éviter le tourbillon de Paris, & travailler plus tranquillement, je fus féduit par les apparences d'une maifon, qui étoit à ma convenance, fans faire attention que les piéces d'eau, & fur-tout celle qui avoifine le bâtiment, étoient auffi mal-faines & auffi dangéreufes qu'elles le font ; mais je ne fus pas long-temps à reconnoître ma faute, & à en éprouver les inconvéniens. Né avec un cerveau humide & muqueux, cette fur-abondance de férofité ne fit qu'augmenter, au point que ce printemps dernier, j'eus une fonte d'humeurs qui me dura plus de quinze jours, & qui s'arrêta tout-à-coup ; après quoi ma vue, qui eft très-diftincte & très-perçante, fut ombragée par une efpéce de raifinière en filets & points noirs qui paroiſſoient ſuivre les mouvemens du globe, ſur-tout ceux qui ſervent à l'élever ou à l'abaiſſer : je ne les voyois de la ſorte qu'en fixant les objets de près ; je les voyois tels, parce que, comme je viens de le dire, moins il y a de tenſion dans les parties nerveuſes & muqueuſes, moins il y a d'action dans les voies de la circulation ; du moins telles ſont les impreſſions que j'ai éprouvées. Il n'y avoit donc pas de doute que cette fonte d'humeurs ou de ſéroſités muqueuſes, qui avoient comme gonflé les globes & tuméfié les paupières, n'ait porté l'épaiſſiſſement dans les vaiſſeaux lymphatiques ; ce qui ſucceſſivement auroit déterminé le trouble des humeurs aqueuſe & cryſtalline, peut-être même altéré la capſule du cryſtallin, d'où ſeroit réſulté le commencement des cataractes, qui arrivent particulièrement à l'âge où je touche, & dont les progrès ſont plus ou moins rapides, ſuivant que le ſujet eſt plus ou moins abondant en humeurs muqueuſes. Malheur donc à ceux qui, ſans conſulter leur tempérament, habitent des endroits humides & marécageux.

Convaincu, par ma propre expérience, de la néceſſité de faire des remédes, qui puſſent diminuer l'épaiſſiſſement des humeurs, je n'ai rien eu de plus preſſé, que de prendre un temps suffisant pour me disposer à la purgation ; ce que j'ai exécuté, en prenant tous les matins quatre à cinq tasses d'infusion de fleurs & feuilles de bourache, de mâcher de la racine de pyréthre ; de rafraîchir les voies basses par des remédes à l'eau de son ; & de me purger ensuite deux fois, à un jour de distance ; mais pendant l'effet de ces remédes, je ne faisois rien aux yeux, que de les bassiner matin & soir, avec une infusion dégourdie de fleurs de mauve ; d'animer la circulation, en passant fortement les doigts sur les sourcils & sur les tempes ; ce dernier moyen, quelque simple qu'il soit, est souvent d'une grande utilité : la dernière purgation prise, je changeai le régime, en buvant aux repas, pendant douze à quinze jours des eaux épurées de Passy, mélangées avec le vin, en bassinant à froid, tous les matins, le front, les tempes & les yeux avec l'eau ophtalmique préparée, en me servant, dans le cours de la journée, de l'eau de Cologne, en la manière si souvent indiquée ; c'est d'après l'effet de tous ces remédes, que ma vue est redevenue la même ; que je ne vois plus cette raisinière de filets ou points noirs, quelque proche & quelque blanc que soit l'objet que je fixe ; d'où il est aisé de conclure que le voisinage trop prochain d'une pièce d'eau, peut porter une atteinte dangereufe, non-feulement aux yeux, mais à tout le corps. Puiffent MM. les Médecins fe convaincre de cette importante vérité ! Puiffe tout Lecteur profiter de ma franchife & de ma fincérité !

SECTION III.

Du Carcinome, & de fes dangers pour le globe de l'Œil.

HEUREUX l'homme dont le corps eft bien organifé, dont le phyfique eft bien conftitué ; ce don précieux de la Nature n'eft pas donné à tout le monde ; c'eft une faveur d'autant plus grande, qu'elle rend la vie plus agréable, & moins fujette aux révolutions qu'entrainent néceffairement les vices de la conformation : il eft donc bien naturel de plaindre ces êtres malheureux, ces fujets contrefaits, qui femblent accufer la Nature d'avoir prodigué dans les autres les juftes proportions qu'elle leur a refufé. Malheur à celui qui fe moque des infirmités d'autrui, parce que, d'un moment à l'autre, il peut devenir la victime des mêmes révolutions ; le plus petit accident, la plus petite caufe peuvent fouvent en produire une très-grave ; c'eft ce qui arrive par les carcinomes, qui, dans le principe, ne font fouvent qu'une légère inflammation, qui fe foutient & s'étend au point de déterminer un dépot, foit œdémateux, foit cancéreux, pour lequel la vie eft en danger, & l'opération indifpenfable.

Le carcinome eft une tumeur contre nature des membranes de l'Œil, qui gonfle le globe, & femble le faire fortir de l'orbite, de manière qu'il ne peut plus être recouvert par les paupières. On diftingue le carcinome en parfait & en imparfait : ce dernier a lieu, lorfque la tumeur eft peu douloureufe, lorfqu'elle eft encore indolente, & par conféquent, fufceptible de réfolution ; le carcinome parfait exifte lorfque la tumeur eft volumineufe, lorfqu'elle eft dure & extrêmement douloureufe, avec engorgement de tous les vaiffeaux de l'Œil. Le carcinome, en général, eft, pour l'ordinaire, le produit d'un vice du fang, qui fe manifefte par une ophtalmie, qui devient complette avec des douleurs lancinantes & cruelles, qui fe font reffentir dans toute l'étendue de l'orbite, dans toutes les parties adjacentes, & même dans les nerfs optiques. Les caufes du carcinome font, l'épaififfement des humeurs, ou leur vifcofité acrimonieufe, qui, formant des obftructions, empéchent le fang de circuler librement ; c'eft même de ce défaut de circulation, qu'il arrive

que les membranes deviennent comme charnues, fur-tout, lorfque la lymphe & les fucs
nourriciers font impregnés de quelques vices,
tels qu'une humeur fcrophuleufe, une humeur
cancéreufe, ou bien, lorfqu'il eft l'effet d'une
fuppreffion de flux hémoroïdal dans les hommes, de cours périodique dans les femmes.

Le traitement curatif du carcinome imparfait doit avoir pour but de combattre la caufe
première, & d'obtenir la réfolution de la tumeur : pour y parvenir, je fais établir le fain-
bois au bras gauche ; je mets le malade au régime, & je lui ordonne de boire, tous les matins,
plein une cuiller à caffé de fyrop de Bélet, enfuite, quatre à cinq taffes de tifane, faite avec
le chiendent, les figues graffes, qu'on prend
de demi-heure en demi-heure, & qu'on
édulcore avec le miel de Narbonne ou autre ;
mais, fi dans le cours de l'après-dîner, la foif
commande, on fe contentera de l'eau de miel
feulement: après plufieurs jours de boiffon en
lavage, je purge lé malade deux fois, à un jour
de diftance, & conformément à l'article de la
Section *des Purgations* ; enfuite je continue
pendant tout le refte du traitement, le fyrop de
Bélet & l'eau de miel, délayés à froid, me ré-
fervant d'ajouter pour les repas, une eau légère
de fquine, fçavoir un demi-gros pour pinte ;

mais, s'il arrive que la maladie ait pour cause une suppreffion, je commence par faire appliquer les fangfues au fiége, ce que je réïtére, fi le cas le requiert; enfuite j'ai recours à la purgation, comme au moyen le plus efficace. Pour ce qui eft des yeux, je les fais baffiner trois à quatre fois le jour avec l'infufion de fleurs de mauve, & je fais appliquer également le topique léger de pulpe de pomme ou de laitue; il m'arrive même quelquefois, de me fervir de la petite feringue d'Anel, & de faire avec cette infufion dégourdie des injections qui puiffent amollir & détendre les parois du globe; c'eft avec ce fecours, c'eft avec celui de la pomade ophtalmique, que je cherche à obtenir une réfolution heureufe : lorfque le globe eft rentré dans l'orbite, & que cette même réfolution paroît affurée; alors j'emploie, pendant deux ou trois jours le fang de pigeon, pour paffer enfuite aux toniques & liqueurs ophtalmiques fpiritueufes.

De toutes les maladies du globe de l'Œil, le carcinome parfait eft, fans contredit, la plus redoutable, parce qu'il ne laiffe d'autre efpoir que l'opération, qui eft l'extraction entière de ce même globe, & encore cette opération n'eft-elle pas toujours praticable, fur-tout lorfque la tumeur eft ancienne

& ulcérée ; alors les moyens les plus convenables font de mettre en ufage tous les palliatifs, tels que les calmans, les émolliens, les adouciffans, parce que les remédes chauds ne feroient qu'augmenter & propager les douleurs, fans efpérance de guérifon ; mais, lorfque le malade eft encore jeune, lorfqu'il défire abfolument l'opération, il faut avoir foin de le préparer à ce dernier moyen en cherchant à combattre le vice du fang qui fomente, ou entretient la maladie, le corps bien purgé & libre dans fes fonctions, on doit choifir un beau jour pour faire l'opération, que j'ai vu fouvent pratiquer, moitié avec les cifeaux courbes, moitié avec le fcapel fait en forme de cuillère tranchante par le bout ; ayant le foin particulier de ne pas intéreffer les os de l'orbite, de faire l'incifion le plus près du nerf optique que faire fe pourra, afin d'empêcher les *fungus* qui pourroient furvenir : l'opération faite, ne laiffer couler de fang que ce qu'il en faut pour dégorger les vaiffeaux, & remplir le trou orbitaire, foit avec le nid de fourmis de l'Inde, fi l'on en a la poffibilité, foit avec l'agaric de chêne ou de la charpie ; les panfemens de cette opération doivent fe faire avec beaucoup de foin & de prudence, parce qu'il arrive fouvent des carnofités en forme de champignons qui reſſortent de l'orbite, & qui exposent le malade à une opération, ce qui rend toujours les suites plus funestes & plus dangereuses.

SECTION IV.

De la protubérance du globe, & des causes qui déterminent son atrophie.

LE Sage vit en philosophe, & voit les événemens de même ; il regarde la vie comme un pélerinage, dont il faut suivre le cours avec un peu plus ou un peu moins de peine : c'est un chemin que la Nature nous a tracé ; c'est une route de laquelle il est dangereux de s'écarter, sans avoir à craindre de courir des dangers, qui souvent viennent troubler nos jours les plus beaux. Telles sont les réflexions du Sage, telle est la conduite qu'il doit tenir lorsque quelques causes viennent déranger l'heureux équilibre de nos humeurs : mais hélas les plus grand nombre des mortels, ne pense pas de même : on se flatte toujours & souvent on attend trop tard pour chercher ou appeller du secours : trop heureux alors d'être rendu à la vie aux dépens d'une jambe, d'un bras ou d'un Œil ; voilà ce qui arrive dans les maladies des yeux ; on méprise, on néglige cette ophtalmie naiſſante ; on employe des remédes vulgaires dont le feu & l'irritation rendent le globe protubérant, ou le mettent dans le cas de ſe fondre dans l'orbite.

La protubérance du g'obe de l'Œil arrive naturellement ou accidentellement : dans la première circonſtance, elle peut-être occaſionnée par la ſur-abondance des humeurs ſéreuſes ou lymphatiques, qui détermine une compreſſion dans les ſolides, d'où ſuit néceſſairement l'extenſion plus ou moins douloureuſe. Dans la ſeconde, elle peut provenir, ſoit d'une chûte ou d'un coup, ſoit même des efforts que font ceux qui chantent, qui ſonnent de la trompette, ou qui donnent du cor de chaſſe ; toutes ces différentes cauſes productrices de la protubérance du globe, demandent à être bien vues, bien examinées pour qu'on puiſſe prendre un parti déciſif ſur la nature des remédes qui conviennent plutôt à un genre qu'à un autre. Dans le premier cas, & lorſqu'il n'exiſte pas d'inflammation, on peut ſe ſervir de l'infuſion de roſes de Provins, pour baſſiner l'Œil, trois à quatre fois le jour, & employer ſucceſſivement l'eau ophtalmique compoſée, ou celle de jourbarbe préparée ; ce que l'on continuera à froid en été & dégourdie en hyver, juſqu'à parfaite réſolution, bien entendu que le malade ne se livrera à aucune lecture ni application quelconque. Dans le second cas, qui est celui de l'inflammation, il faut s'attacher à la cause première, & chercher à guérir l'ophtalmie par tous les calmans & adoucissans possibles, pour ensuite terminer la cure par les astringens, les résolutifs, les toniques & ophtalmiques spiritueux.

L'altrophie du globe de l'Œil, est la diminution entière ou graduelle de cette partie ; c'est pourquoi l'on doit distinguer cette maladie en parfaite & en imparfaite ; la première aura lieu lorsque le globe sera totalement détruit, & qu'il ne restera plus que les pellicules des membranes desséchées ; la seconde sera l'effet de la fonte suppurative des humeurs aqueuse ou cryftalline & de leurs membranes. Les causes déterminantes de l'altrophie du globe de l'Œil peuvent être la suite d'une maladie inflammatoire avec transport au cerveau, avec ophtalmie & dépôt aux yeux ; elle peut être aussi l'effet de la dépravation des sucs nourriciers, qui, en oblitérant les petits vaisseaux, ont mis l'Œil dans le cas de s'amaigrir, de se sécher & se flétrir ; il peut aussi arriver que cette maladie ait pour principe des contusions, des érosions, ou des dilacérations. L'altrophie entière du globe de l'Œil, ne laisse d'autre ressource que l'insertion d'un

globe

globe d'émail, pour lequel on prendra toutes les précautions qui feront indiquées ; l'atrophie imparfaite ne permet pas toujours l'ufage d'un Œil d'émail, parce qu'il fe forme fur la conjonctive des vaiffeaux variqueux qu'il faut détruire & qui rappellent fans ceffe des ophtalmies qu'on doit chercher à combattre par tous les moyens ufités & précédemment indiqués.

SECTION V.

Du Chémofis ou Œdeme de la conjonctive, fuivi de Phlyctènes, qui furviennent fur cette membrane & fur la Cornée tranfparente.

L'HOMME toujours prêt à mettre les armes à la main pour défendre fa vie, pour venger fon honneur, eft toujours trop lent, trop tardif pour conferver ou réparer fa fanté ; il femble qu'il fe faffe même une gloire de ne pas s'occuper des maux phyfiques, par un oubli dont il devient fouvent la victime ; mais lorfque la maladie eft parvenue à fon comble, fon amour propre s'humilie, avec le regret de reconnoître trop tard fon erreur. Hélas ! ce n'eft plus ce téméraire voluptueux, qui fe moque des accidens qui arrivent aux autres ; c'eſt un pécheur converti qui fait la pénitence qu'on lui impoſe ; c'eſt un patient qui demande grace pour les tortures dont il éprouve l'effet : il n'eſt pas de prières qu'il ne faſſe ; tout eſt mis en uſage ; mais, quelqu'habile que ſoit le médecin, il ne peut qu'aider la Nature, & ſuivre ſon cours pour amollir & détruire l'extenſion prodigieuſe de ce chémoſis, de cet œdeme auſſi effrayant que redoutable.

La conjonctive eſt, de toutes les membranes du globe de l'Œil, celle qui eſt la plus ſuſceptible d'extenſion ; auſſi voit-on, tous les jours, que dans les inflammations dont elle eſt affectée, il ſurvient un chémoſis plus ou moins conſidérable ; ce qui arrive lorſque, par trop de confiance ou peu de connoiſſance, on employe des remédes irritans, ſouvent même corroſifs, tandis qu'il ne faudroit que des anodins, des adouciſſans, pour corriger l'efferveſcence de l'humeur lymphatique, qui de ſa nature eſt ſaline & acrimonieuſe. Le chémoſis ou œdme de la conjonctive peut provenir de différentes cauſes, tant internes qu'externes ; les premières ſont la ſur-abondance acrimonieuſe de la lymphe, qui s'épaiſſit par la fermentation d'un vice de ſang, tel que le ſcrophuleux, le dartreux, l'éréſipelateux & autres ; les cauſes ſecondes ſont un air trop froid ou trop humide ; trop froid, parce qu'il condenſe les fluides & reſſere les pores ; trop humide, parce que l'air en relâchant les fibres, diminue la tranſpiration, & forme compreſſion dans les vaiſſeaux lymphatiques.

Le chémoſis imparfait n'a rien de bien re-doutable que la cauſe déterminante, que la cauſe première, qu'il faut tâcher de détruire ; mais il eſt à craindre que le chémoſis parfait, d'œdémateux dans ſon principe, ne devienne carcinomateux ; c'eſt pourquoi je fais appliquer, pendant vingt-quatre heures, un emplâtre épi-paſtique à la nuque du col, pour le porter en-ſuite au bras gauche avec le ſecours du ſain-bois, ou de la pomade qui le remplace ; je mets le malade au régime, je lui fais prendre les pedi-luves & les mani-luves ; je lui fais faire les maſtications avec la racine de pyrethre, je le purge deux fois, à un jour de diſtance ; j'em-ploye pour les yeux l'infuſion de fleurs de mauve, &, pour topique léger, celui des quatre farines réſolutives, que je fais renouveller de deux en deux heures, une demi-heure chaque fois, & un peu plus que dégourdie : ſi, malgré tous ces moyens, le chémoſis ne paroît pas ſe porter à la réſolution, je fais faire de légères mouchetures ſur la partie la plus ſaillante de l'œdeme, & je continue toujours les mêmes remédes, jufqu'à parfaite réfolution, qui s'o-père par l'ufage du fang de pigeon, par les toniques & ophtalmiques fpiritueux; du refte je laiffe agir le fain-bois ou la pomade, pen-dant le temps néceffaire, pour dépurer la maffe du fang.

La conjonctive, ainfi que la membrane qui fe prolonge fur la cornée tranfparente, font fujettes à des petites tumeurs fuperfi-cielles, qu'on nomme phlyctenes, qui ne font autre chofe que des petites veffies, rem-plies d'eau, qu'une férofité acrimonieufe, qui ne pouvant fe filtrer à travers les membranes qui recouvrent le globe, forme ces petites bulles qui fe diffipent d'elles-mêmes, ou d'après le mouvement des paupières; mais, fi le contraire arrive, on baffinera le globe matin & foir avec l'infufion dégourdie d'un mêlange de fleurs de fureau & de rofes de Provins; on peut même ajouter, fi on le croit néceffaire, pendant deux ou trois jours, le doux réfolutif de fang de pigeon, qu'on emploie matin & foir, ainfi qu'il eft plus amplement indiqué à l'article qui regarde cette Section; mais on doit dire que l'opération n'eft nullement néceffaire dans ce genre de maladie, dont le fuccès dépend d'un peu de patience & de perfévérance.

SECTION VI.

Des propriétés du Caffé, & des avantages qu'il procure à la Vue.

LE Commerce eſt le fruit de l'intelligence ſo-
ciale, & a des branches très-étendues; il eſt
de l'induſtrie première le plus bel ouvrage; on
peut dire qu'il eſt avantageux à toutes les claſſes
des Citoyens, qu'il enrichit ceux qui l'exer-
cent, & rend floriſſant l'Etat où il eſt pro-
tégé. Le commerce ſe fait dans l'intérieur
comme à l'extérieur; le premier eſt la circulation heureuſe des productions de diverſes Provinces, qui ſe rendent mutuellement des ſer-
vices; le ſecond eſt l'exportation qui ſe fait
chez l'étranger, du ſurplus de ces mêmes
productions; c'eſt par l'échange réciproque
des diverſes denrées, que l'Américain &
l'Européen jouiſſent des avantages d'un ſol
différent: tout eſt ſuſceptible de rapport;
la terre ne produit rien qui n'ait ſon utilité
& ſon mérite; malheur à celui qui en
abuſe pour ſoutenir le luxe, pour favoriſer
les excès & les débauches. L'Amérique
ſemble avoir été la terre de prédilection, pour
nous fournir avec abondance le caffé, le

A a 3

fucre, le cacao & l'indigo; il s'agit feulement
de faire un ufage modéré des uns & des autres, pour en connoître le prix & les propriétés : telle eft celle que nous fournit le
parfum du caffé, qui maintient l'action
des folides, qui favorife la circulation des
fluides.

Tout le monde fçait que, depuis un certain temps, il n'eft perfonne qui ne connoiffe
le caffé, qui ne le recherche avec empreffé-
ment, qui ne le prenne avec plaifir ; ce qui
arrive, parce que cette liqueur a une effence
& une activité toute particulière, qui rend
les idées de l'homme plus vives, & lui donne
de la gaîté. Les plaines de l'Arabie heureufe
ont été, de tout temps, le berceau du
bon caffé ; mais fa propriété n'a été reconnue
que vers la fin du quatorzième fiécle, où
les uns l'attribuent à une chofe, les autres à
une autre ; ce qu'il y a de certain, c'eft que les
peuples Afiatiques, ont confervé pour eux le
tréfor que cette découverte leur avoit procuré : privés par la loi Mahométane de l'ufage
du vin, ils s'en font trouvés bien dédommagés,
en lui fubftituant celui du caffé, qui en a les
bons effets, fans en avoir les mauvais ; car
enfin, pour preuve de cette vérité, je dirai,
qu'il eft peu de perfonnes qui ne fachent

que notre eftomac eft une efpéce d'alambic,
qui, par fa chaleur naturelle, diftille le vin pour
en faire paffer les parties fpiritueufes dans les
veines, dont il agite le fang, & avec lefquelles
il fe déféche; mais ce qui eft plus dangereux
encore, c'eft que la partie groffière qui refte
dans l'eftomac, n'eft plus qu'une lie ou tartre,
qui par fa réfidence peut caufer la gravelle
dans les reins, la colique dans les inteftins,
la goute dans les jointures : voilà felon les
principes ordinaires de Chymie, les funeftes
effets que le vin procure, & que le caffé feul
peut corriger par fes impreffions falutaires;
je reviens à mon fujet.

Les Lévantins font fi glorieux, fi avares du
caffé, & en même temps fi perfuadés de fon
efficacité, que lorfqu'un homme fe marie, il
eft obligé de donner des affurances à fa femme
qu'elle n'en manquera pas ; cependant il y a
près d'un fiécle que l'Europe a trouvé le moyen
de fe procurer ce nectar Afiatique ; mais les
difficultés qu'elle a rencontrées, le prix exceffif
auquel il a été porté, l'ont déterminé à faire
des plantations aux îles de la Martinique, de
Bourbon, de Saint-Domingue & autres : c'eft de
ces endroits que nous vient aujourd'hui cette
quantité prodigieufe de caffé, qui néanmoins
n'a pas le parfum de celui de Moka, qui en eft

la fource & l'origine : car il en eft du caffé
comme du vin à qui le terroir donne plus ou
moins de force, plus ou moins de légèreté,
plus ou moins d'activité. Le caffé, par fa dureté, a fur les autres plantes la même fupé-
riorité que l'or a fur les autres métaux; auffi
peut-on dire qu'elle lui devient avantageufe,
puifqu'elle lui fert à conferver précieufement
fa vertu balfamique, qu'elle ne développe que
lorfque le feu ouvre les pores de cette admirable fruit ; on peut dire alors que cette production exhale un parfum fi doux, fi fuave,
que les Orientaux craignent d'en laiffer perdre
la moindre chofe, de façon qu'ils en portent
la vapeur au nez, parce qu'elle récrée l'efprit,
en diffipe les nuages ; aux yeux, parce qu'elle
les fortifie ; aux oreilles, parce qu'elle les
affermit : enfin, qu'on faffe chymiquement
l'analyfe du caffé, on trouvera que ce fruit
incomparable renferme une huile effentielle,
un fel propre à faire circuler le fang, à raréfier les humeurs, à délayer celles qui font
craffes & vifqueufes.

Les vertus générales du caffé font de porter
fes douces influences fur les tempéramens
bilieux & mélancholiques ; de défoblitérer les
vaiffeaux ; de corriger les humeurs froides &
pituiteufes ; de deffécher les fcrofités, & d'en

faciliter l'évaporation ; fes vertus particulières font principalement pour la tête & l'eftomac ; il foulage infailliblement l'une par une vertu céphalique, & dégage fenfiblement l'autre par une activité fecrete, que confirme l'expérience journalière ; c'eft un préfervatif qu'on met en ufage contre l'apoplexie, contre la paralyfie ; il tient toujours la tête en bon état, donne de l'activité à la mémoire & au jugement, au point que les Lévantins n'entrent jamais au Divan, qu'ils n'en ayent fait ufage.

Les effets du caffé dans l'eftomac, font admirables. Il refferre, par fon acide & par fon amertume, les fibres qui en font relachées, il en perfectionne le chyle, diminue les crudités, s'oppofe aux coagulations & purge les reins de ces matières pétrifiantes ; enfin le caffé eft non-feulement un reméde falubre, mais même néceffaire à ceux qui parlent en public, parce qu'ils ont la voix plus forte, la mémoire plus fûre, l'action plus libre ; à ceux qui voyagent, parce qu'ils fatiguent avec moins de peine, fouffrent plus aifément les impreffions d'un changement d'air, les effets d'une mauvaife nourriture ; à ceux qui, fans être nerveux, relevent de maladie, parce qu'ils reprennent plutôt leurs forces, leur vifage, leur embonpoint & quelquefois même, parce qu'il les délivre de la fiévre, que les remédes n'avoient pu vaincre : d'après des effets auſſi ſouvent obſervés, il eſt aiſé de conclure que, ſi l'Arablie heureuſe n'étoit pas ſi bien dénommée, ce fruit admirable qui en eſt venu, lui en procureroit le ſurnom. On trouvera peut-être que je porte trop haut les propriétés du caffé; mais je dirai toujours que, pour être un bon appréciateur en ce genre, il faut avoir un tempéramment convenable, & une expérience impartiale.

Cet expoſé eſt le précis d'un petit opuſcule, que j'avois compoſé il y a vingt-cinq ans après une longue maladie, & qui eſt reſté manuſcrit; mais j'oſe dire que l'expérience que j'ai acquiſe depuis, me confirme de plus en plus dans les mêmes principes, qui n'ont de reſtriction que pour les tempéramens ſanguins & acrimonieux; cependant je dois ajouter que, autant le caffé à l'eau pris après le dîner eſt avantageux, autant celui du matin au lait ou à la crême eſt nuiſible, parce que, bien loin de diminuer les coagulations, il les fomente ou les entretient. Le caffé à l'eau, pour être bon, doit reſter ſur ſon marc pendant trente-ſix à quarante-huit heures, parce qu'il eſt plus clarifié; parce que ſes vertus balfamiques ont plus de temps de s'incorporer dans la partie aqueufe. La poudre de caffé bien pulvérifée, & prife nazalement, eft d'un puiffant fecours dans les rhumes de cerveau ; la vapeur du caffé brûlé ou bouilli, porte la férénité au cerveau, facilite la circulation des vaiffeaux du globe de l'Œil, & donne du ton & du reffort aux parties nerveufes & mufculeufes ; ce n'eft donc pas fans raifon que j'ai dit que le caffé à l'eau étoit avantageux à la vue, fur-tout dans les vues foibles, & lorfque les malades ont l'attention d'en refpirer la vapeur un peu chaude.

Les perfonnes qui font fujettes à la pituite, & dont l'eftomac fe trouve fatigué par la fur-abondance de cette humeur, peuvent fe fervir avec confiance de l'eau de caffé, infufé pendant douze heures ; pour cela, on choifit dix-huit à vingt grains de caffé, les plus jaunes & les mieux nourris qu'on peut trouver ; on les met dans un vafe de terre, capable de recevoir environ une chopine d'eau bouillante : on laiffe infufer le tout pendant douze heures, après quoi l'on verfe la liqueur par inclinaifon, parce que ces dix-huit à vingt grains de caffé, peuvent fervir quatre à cinq fois, en remettant tous les jours autant d'eau bouillante. Cette boiffon, qui eft d'un verd pomme, n'eft pas défagréable ; elle diffipe les coagulations, elle abforbe les crudités & les fait couler par les urines ; on en prend deux taffes tous les matins au reveil ; on les prend froides, ou fimplement dégourdïes, ce qu'on peut continuer pendant quinze à dix-huit jours de fuite, & le répéter toutes les fois que le befoin le requerra ; il ne s'agit donc que d'être fidéle au précepte, pour en reffentir les bons effets.

CHAPITRE XI.

De la Vieilleffe, dernier âge de la vie de l'Homme ; fes caufes & fes effets fur l'organe de la Vue.

A PEINE les beaux jours de l'automne font-ils paffés, que les fougueux aquilons femblent fe déchaîner de toutes parts : on diroit qu'ils font les précurfeurs de ces vents de Nord, de ces vents de Bife, qui produifent ces frimats, ces gêlées blanches ; qui anéantiffent la culture de nos jardins, qui dépouillent les arbres de leur parure, & qui ne préfentent plus à nos yeux étonnés que le deuil & la trifteffe.

Fig 1.

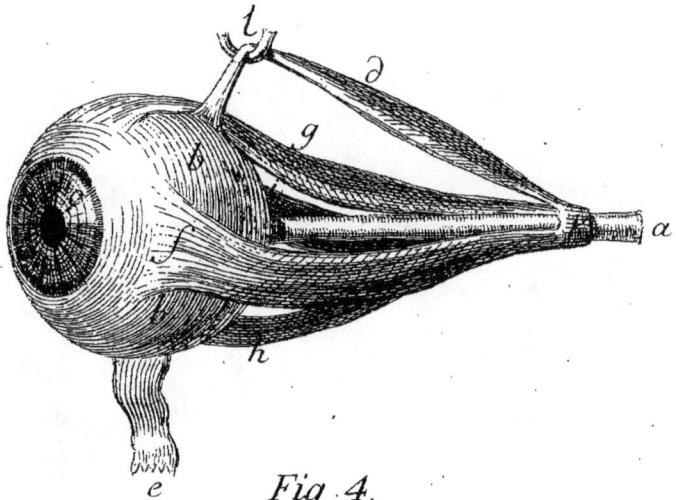

Fig 4.

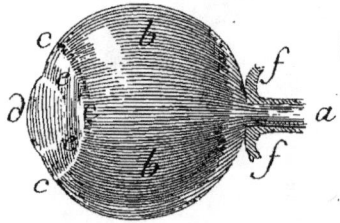

Fig 2.

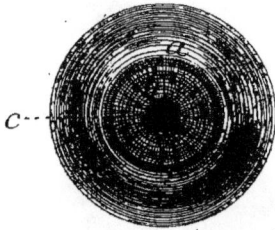

Fig 3.

DESCRIPTION *de la deuxième Planche,* qui concerne le Globe de l'Œil, & fes dépendances.

Fig. I.

a, Le nerf optique.

b, *b*, La fclérotique qui forme la coque de l'Œil.

c, L'iris avec fes fibres circulaires & longitudinales qui environnent la pupille.

d, Le mufcle qu'on appelle *grand Trocléateur* ou *grand Oblique de l'Œil.*

e, Le mufcle qu'on dénomme *le petit Oblique.*

f, Le mufcle interne ou adducteur.

g, Le releveur de l'Œil.

h, L'inférieur ou l'abbaiffeur.

i, L'abducteur ou l'externe.

k, L'anneau où s'attachent tous les mufcles de l'Œil.

l, La poulie du grand Trocléateur.

Fig. II.

a a, La choroïde dans fon entier.

b, L'iris repréfentée à nud.

c, La pupille derrière laquelle eft le cryftallin.

Planche II. Figure III.

a, Le nerf optique.

b b, La rétine qui n'est que l'épanouissement du nerf optique.

c c c, Le procès ciliaire, ou la fin de la rétine ; ce qui prouve qu'elle se termine à l'endroit où la sclérotique se réunit à la cornée transparente.

d, La partie antérieure du cryftallin dont la poftérieure eft logée dans le centre du corps vitré. Ce corps lenticulaire y eft soutenu par une membrane qui lui eft propre, & qui lui vient de la membrane vitrée.

e e, Le corps vitré vu à nud entre la rétine & le cryftallin.

f f, Deux morceaux de la sclérotique fendue selon la longueur du nerf optique ; ce qui montre évidemment que ce n'eft qu'une continuation de la dure-mère.

Fig. IV.

a, Le cryftallin isolé & dépourvu de sa capfule.

O Nature!

O Nature ! Nature ! que tes changemens font douloureux ! hélas que font devenues ces retraites fombres, ces afyles délicieux, ces parterres émaillés de fleurs ; tout eft difparu : &, à la place on ne voit plus qu'une terre jonchée de triftes débris de ce qui faifoit ton ornement & ta gloire. Oui , tout eft difparu pour nos yeux & pour nos plaifirs ; c'eft à la vérité toujours le même foleil ; mais ce ne font plus les mêmes influences ni la même durée ; on voit que les jours deviennent ténébreux ; que l'air fe condenfe de plus en plus, & que l'hyver fe manifefte avec tous les attributs de fes rigueurs. Voilà le tableau figuré de la vieilleffe , qui eft un peu plus fuportable dans les uns , un peu moins dans les autres : c'eft alors qu'on paie bien cher les écarts d'une vie voluptueufe , d'une jeuneffe effrénée ; il femble même que l'Etre-Suprême ait devancé la punition de nos fautes, par les chaînes douloureufes qu'il met au fouvenir de nos regrets ; mais la mefure eft à fon comble , & il ne nous refte plus de reffources que dans une mort pénitente & chrétienne ; dans une mort, qui, en nous délivrant de nos maux , nous délivre de nos remords.

La vieilleffe eft la deftruction graduelle du grand ouvrage de la Nature ; c'eft à fa fuite,

& d'après ses effets, que nos forces diminuent, que le courage nous abandonne : ce n'est plus cette jeunesse brillante & fleurie, on ne reconnoit plus ce teint de lys & de roses qui en faisoit l'ornement ; c'est une peau séche & aride, une peau, qui par ses rides revient déformer les traits du visage ; ce n'est plus ce corps souple & pliant, cette vivacité douce & semillante ; c'est un squelete ambulant, dont le composé se voute, dont les cheveux blanchissent, à qui les dents tombent, & dont les yeux semblent rentrer dans l'orbite par la fonte des graisses qui en étoient le soutien. C'est un corps dont la nutrition se fait mal, dont les sucs sont dépravés, dont la bouche devient mauvaise, dont les contractions du cœur se ralentissent, & rendent la circulation plus laborieuse & plus pénible ; enfin c'est un individu dont l'action organique des solides se détruit peu-à-peu, & avec elle l'esprit-vital qui en est le principe ; mais les fonctions du corps ne sont pas les seules qui se ressentent de la dégradation de la Nature ; on peut même ajouter que les facultés de l'ame s'affoiblissent sensiblement ; qu'elles ne sont plus capables de ces efforts, de ces talens supérieurs qui ont fait les beaux jours de l'âge viril, & qui en ont rendu les momens délicieux. Tel est l'homme caduc ; telles sont ses infirmités,

& la néceffité où il eft de fe roidir contre la fomme des maux qui l'affailliffent fans ceffe.

Les caufes de la vieilleffe, font en général, le peu de chaleur de la circulation, l'oblitération des petits vaiffeaux, dont la ténuité ne peut plus livrer paffage au fluide épais & glutineux, dont les fucs nourriciers font le principe, de manière que nos forces s'affoibliffent, que nos fenfations s'anéantiffent, que nos mouvemens deviennent plus lents, & que le corps femble enfin fe roidir par le défaut de chaleur naturelle, d'où il arrive fouvent que nous devenons à charge à nous mêmes, infupportables aux autres, parce que le fouvenir du paffé, le peu de jouiffance du préfent, & les appréhenfions pour l'avenir, font autant de circonftances qui rendent le vieillard foucieux & chagrin. Heureux celui qui fçait mettre un frein à l'intempérance de fes défirs, & modérer l'amertume de fes regrets : enfin les caufes de la vieilleffe font prématurées dans ceux qui ont des chagrins dévorans, des paffions violentes ; elles font telles dans les hommes de cabinet, qui fe livrent à un travail d'efprit trop ardent ou trop fuivi ; dans les gens de la campagne, qui fupportent fans relâche les travaux du jour, & l'ardeur du foleil ; alors la graiffe difparoit promptement, & l'homme fe trouve

privé de cet humide radical qui lui eſt ſi néceſſaire ; ce qui le rend vieux & décrépit, avant
le temps ordinaire.

Les moyens de reculer la vieilleſſe , ou au
moins d'en rendre la durée plus douce & plus
ſupportable, conſiſtent particulièrement dans le
régime de vivre , pour lequel il s'agit de choiſir
dans le régne animal & vegétal , les alimens qui
ſont pour l'eſtomac d'une élaboration plus facile ; de les choiſir les moins terreux & les moins
glutineux , afin que les ſucs qui en ſeront le
produit, puiſſent paſſer plus aiſément dans les
filières les plus petites , ſans y former des dépôts
auſſi nuiſibles que dangereux. La boiſſon la plus
analogue au régime des vieillards , eſt l'eau la
plus pure & la plus légère , parce qu'elle porte
moins de particules groſſières dans les voies de
la circulation , & cette eau eſt celle de rivière
ou de fontaine , parce qu'elle n'eſt pas chargée
de ces parties terreuſes & épaiſſes, qui rendent
la digeſtion plus difficile. C'eſt pourquoi l'on
doit éviter de même les liqueurs trop ſpiritueuſes, & ne boire que du vin vieux & bien
clarifié : en général, une vie ſobre , une trituration bien affinée par les dents, ſont les armes
défenſives de la vieilleſſe , qui a cependant
beſoin d'un exercice journalier , pour ſoutenir
l'heureux équilibre des ſolides , en maintenir
l'action

l'action , & faciliter la circulation des fluides.
A tous ces moyens premiers se réunit encore
la nature du sol qu'on habite , & pour lequel
on prend peu de précautions ; cependant je
dirai qu'on doit le choisir dans un endroit un
peu élevé , où par conséquent les brouillards
n'ont pas de prise , sur-tout , si l'on est éloigné
de ces piéces d'eau stagnantes & marécageuses ,
de ces cloaques bourbeux , qui , en épaississant
l'atmosphère , portent les mêmes influences sur
les solides & les fluides , d'où résultent ces en-
gourdissemens, ces embarras, ces secousses violentes, qui affoiblissent & qui dégradent l'action
organique des parties qui composent le corps
de l'homme. Tel est le régime de vivre d'un
vieillard , qui doit conserver une tranquillité
d'ame , exempte de passions , qui peuvent troubler son repos ; parce que cette sérénité tient
dans un état de souplesse les ressorts multipl és ,
qui font agir & mouvoir le principe vital. Telles
sont les précautions salutaires que doit prendre
la vieillesse , & les moyens qu'elle doit employer ; cependant, je ne puis m'empêcher d'a-
jouter encore l'observation suivante.

On peut dire que la majeure partie des accidens qui assaillissent la vieillesse, proviennent,
pour l'ordinaire , de la mauvaise coction de
l'estomac, qui est souvent déterminée par le

Tome I. B b

défaut de trituration; ce qui arrive, par le manque de dents, ou qui se fait mal avec de
mauvaises dents : c'est donc pour parer à cette
indisposition dentaire, que j'ai cru devoir indiquer les précautions suivantes. Les cerveaux
humides sont plus exposés que les autres à perdre de bonne-heure les dents; parce que les sérosités acrimonieuses, qui s'infiltrent dans les
alvéoles, picotent les nerfs, & corrodent l'é-
mail des dents, de manière qu'elles se gâtent
& se carient aisément; sur-tout lorsqu'on n'a
pas l'attention la plus scrupuleuse pour resserer
les alvéoles attendries, après une fluxion, après
un rhume de cerveau opiniâtre; ce qui doit se
faire tout simplement, & de préférence à tous
les autres remédes, avec l'eau & le vinaigre,
ou l'eau & l'esprit de cochléaria; mais, lorsque
l'accident est arrivé, & que la majeure partie
des incisives, des canines & des molaires supérieures sont détruites, il faut se servir de
temps en temps du baume du Commandeur,
pour doucher & raffermir les gencives dé-
pourvues de dents; & le faire même sur
les mauvaises, si l'on veut les conserver telles :
pour cela l'on se sert d'un coton imbibé du
baume du Commandeur, qu'on porte fortement à plusieurs reprises sur les gencives & sur
les dents; ensuite, après douze à quinze mi-

nutes , on fe rince la bouche avec l'oxicrat,
qu'on emploie froid en été , & fimplement
dégourdi en hiver. Tel eft le reméde le plus
efficace , & qu'on repéte plus ou moins fouvent , fuivant le befoin qu'on en éprouve.

Je m'attends bien qu'on dira que le baume
du Commandeur noircit l'émail des dents , en
defféche même les fucs nourriciers : je conviens
du fait ; mais vaut-il mieux s'expofer à toutes
les rigueurs des violens maux de dents , & les
voir tomber par pièces , que de faire ufage
d'un reméde qui les conferve mauvaifes , en les
refferant dans leurs alvéoles ; d'ailleurs je n'indique ce moyen qu'à ceux qui font d'un certain âge , & cruellement fatigués par les maux
de dents ; car il eft certain que les perfonnes
qui ufent de ce préfervatif avec perfevérance ,
fe mettent à l'abri de ces maux cruels , de ces
rages importunes ; tant il eft vrai de dire qu'il
eft des remédes qui font d'une grande utilité
pour prévenir les accidens, mais de peu de fecours lorfqu'ils font arrivés. Voilà ce que j'ai
vu pratiquer avec fuccès , & ce que j'ai obfervé
particulièrement chez les vieillards , dont
les gencives attendries ne leur permettoient
pas même de preffer les alimens les plus légers ;
alors il eft impoffible que la falive , qui eft le
premier fuc gaftrique , puiffe , par le défaut de

trituration se mêler avec les alimens, & produire une bonne digestion ; il est donc absolument essentiel de resserer les alvéoles des dents, & de les endurcir au point de pouvoir diviser ces mêmes alimens.

SECTION PREMIÈRE.

De la Cataracte ; de son origine, & de son essence.

La végétation a des régles immuables, dont elle ne peut s'écarter ; mais ce sont toujours les sucs nourriciers de la terre, qui servent à faire fermenter la séve, qui en est le principe producteur : c'est à travers le tissu de l'écorce de l'arbre que se fait cette action nutritive ; c'est par une infinité de tuyaux secréteurs & excréteurs que la séve parvient dans les ramifications les plus proches, comme les plus éloignées ; mais, à force d'avoir végeté, à force d'avoir épuisé les sucs nourriciers de la terre, l'extrémité des branches se desséche ; l'arbre se couronne, parce que la circulation est moins active, moins abondante ; alors il se forme des nodosités, des engorgemens, qui prouvent que la séve n'est plus la même ; qu'elle n'a plus assez de force pour vaincre les obftacles qu'elle rencontre; voilà ce qui fe paffe dans le corps d'un homme parvenu à un certain âge; voilà ce qui fe trouve dans les vaiffeaux fanguins & lymphatiques , où les globules ftagnants annoncent le défaut de chaleur, propre à faciliter la circulation; c'eft donc de ce défaut de circulation, que naiffent toutes les infirmités qui affailliffent la vieilleffe ; c'eft d'après la même caufe , & d'après les mêmes effets , que provient l'engorgement des vaiffeaux de la capfule criftalline , l'opacité du criftallin lui-même , connue fous le nom de *cataracte*.

Le criftallin, par fa figure, reffemble à deux fegmens de fphère , placés, à côté l'un de l'autre dont la partie poftérieure eft plus convexe que l'antérieure; il eft fait pour recevoir une plus grande quantité de rayons , & pour les raprocher plus près de la ligne perpendiculaire, de manière qu'en les réuniffant en un feul point , l'image des objets fe peint plus parfaitement. Tel eft l'ufage du criftallin, qui ne fert que de *medium* au méchanifme de la vifion , fans en être une partie abfolument effentielle; ce qui fe prouve après fon extraction, puifque la perfonne opérée, voit tous les objets & n'a befoin de lunettes à cataracte, que pour les diftinguer plus nettement & plus aifément. Le

B b 3

criſtallin eſt, comme je l'ai annoncé, la ſeconde humeur de l'Œil; il eſt placé dans le centre de l'humeur vitrée, comme eſt le diamant dans le chaton d'une bague; mais il a une capſule ou membrane, qui le revêt dans ſa partie antérieure & poſtérieure, de façon qu'il eſt totalement indépendant de l'humeur vitrée. Le criſtallin nage dans une humeur appellée *criſtalline*, & qui eſt renfermée dans ſa capſule, de manière qu'on peut le comparer au fœtus qui eſt enveloppé dans ſes membranes; il eſt probable qu'il tire ſa nutrition des vaiſſeaux que lui fournit ſa capſule, puiſque ſon opacité commence, pour l'ordinaire, par celle de ces mêmes vaiſſeaux.

Les ſentimens des Anciens étoient bien partagés ſur la nature & l'eſſence des cataractes, qui nous arrivent naturellement; mais aujourd'hui les découvertes ſe ſont multipliées; les avis ſe ſont rapprochés, & l'on ne compte plus que deux eſpéces de cataractes, les unes criſtallines, les autres membraneuſes, qui, à les bien conſidérer, ne ſont qu'une même ſuffuſion, parce qu'il eſt très-rare que le criſtallin ſoit altéré, ſans communiquer les mêmes effets à ſon humeur & à ſa membrane; ce qui eſt réciproque. La cataracte eſt parfaite ou imparfaite; on peut la juger avec adhérence ou fans adhérence, fuivant qu'elle paroît plus ou moins profonde. Elle eft parfaite lorfque l'opacité eft entière, c'eft-à-dire lorfque les faifceaux de lumière ne peuvent plus pénétrer ce corps lenticulaire, & qu'il ne refte plus au malade que la diftinction du jour d'avec les ténébres; ce qui s'opére par la dilatation de la pupille. La cataracte eft imparfaite, lorfque le criftallin commence à s'altérer, lorfqu'on apperçoit un trouble léger au-delà de la pupille, lorfque le malade fe plaint que ce trouble devient de plus en plus nébuleux, qu'il eft accompagné d'une raifinière de petits points noirs, qui femblent fe réunir en formant des filets femblables.

La cataracte eft fimple, quand elle ne paroît avoir aucune adhérence, & que le criftallin ou fa membrane font feuls altérés; elle eft compliquée, lorfqu'on a lieu de préfumer qu'il exifte quelques obftructions, foit dans la rétine, ou la choroïde, ce qui fe manifefte par le défaut d'action de la pupille, par l'entière privation du jour que le malade éprouve. Les cataractes peuvent être confidérées fous différens afpects; elles différent entr'elles par leur couleur, par leur étendue, & par leur confiftance; ce qui dépend des différentes caufes productrices.

Les caufes qui déterminent les cataractes, font naturelles ou accidentelles; les premières arrivent vers l'âge de quarante-cinq à cinquante ans ; elles proviennent de la viscosité ou de l'épaississement des fluides, qui se portent continuellement dans les vaisseaux de la capsule cristalline, ainsi que dans ceux de l'intérieur de l'Œil, de manière que l'altération de ces sucs nourriciers, gonfle le globe, oblitère les vaisseaux, gêne la circulation, détermine ces globules stagnans, qui font ombre à la vision, dont les malades se plaignent, & dont les progrès, faute de secours nécessaires, ne font que se multiplier de plus en plus. La cataracte peut encore avoir, pour causes internes les vices du sang, les suppressions de toute es-péce ; ce qui détermine des douleurs lancinantes & profondes ; ce qui met le Praticien dans le cas de tirer un pronostic défavorable pour l'opération.

Les causes externes de la cataracte sont toute espéce de contusion portée sur le globe de l'Œil ou aux environs ; l'aspect du soleil fixé sans précaution ; l'inspection du feu trop fréquente ou trop ardente, & en général tout ce qui est dans le cas de contondre, de piquer ou blesser le globe de l'Œil. D'après cet exposé, il résulte que les causes des cataractes, non accidentelles, sont la suite de la viscosité de nos humeurs, & de l'épaisfiffement des fluides , qui déterminent ces globules ftagnans , qui oblitèrent infenfiblement les vaiffeaux & donnent accroiffement à l'opacité entière ; cette preuve fe trouve foutenue par le dire d'une infinité de malades , par leur rapport qui devient plus inftructif pour les obfervateurs que la Nature même ; c'eft un témoignage inconteftable , fur-tout quand il eft auffi bien rendu , auffi bien détaillé que le trait fuivant ; il s'agit d'un digne & refpectable Eccléfiaftique , que tout le monde a connu , & que la mort a enlevé à nos regrets ; c'eft lui qui parle :

« J'étois , dit-il , Curé de Brétigni , fans am-
» bition , fans prétentions , & encore jeune ; je
» jouiffois de la douce fatisfaction d'avoir reta-
» bli le bon ordre dans ma Paroiffe , lorfque je
» reçus une lettre miniftérielle , qui portoit in-
» jonction de me rendre à Verfailles pour y
» refter , & remplir la confiance du feû Roi :
» quelqu'honorable que fût pour mon miniftère
» & pour moi cette prédilection , j'en fus tota-
» lement frappé , & mon phyfique fi troublé ,
» qu'il me fût impoffible , pendant plufieurs
» jours , de boire , ni manger , ni dormir : rendu
» aux ordres de la Cour , mon trouble n'en de-
» vint encore que plus général ; mais ce n'étoit
» pas le moment de penfer à réparer les crifes

» de la Nature bouleversée; ce fut donc dans les
» premiers huit jours que je commençai à
» m'appercevoir d'une légère obstusion dans la
» vue, & qui étoit accompagnée d'une rai-
» sinière de petits points noirs, qui sembloient
» me poursuivre en tout temps, & sur-tout au
» grand jour; enfin ces petits points se divi-
» sèrent, & ne formèrent plus qu'un centre
» plus considérable, qui peu-à-peu, fut suivi de
» filets oblongs, comme des pattes de mouches
» ou d'araignées; alors ma vue devint de plus
» en plus obtuse, & trois mois se passèrent,
» sans avoir pu prendre de précautions, sans
» avoir pu me purger, sur-tout, étant d'un
» tempérament froid & humide, mais sans
» vices apparens dans le sang. Telle est sans
» doute la cause & l'origine de l'aveuglement
» dans lequel je suis tombé en moins de six
» mois ».

D'après ce détail, j'examinai les yeux du
malade, que je trouvai cataractés, mais d'une
nature à pouvoir donner les plus grandes espérances, parce que les pupilles conservoient leurs
mouvemens naturels; parce que le sujet faisoit
aisément la distinction du jour d'avec les ténè-
bres; le succès n'a pas cependant repondu à mon
attente, soit, parce que les cataractes se sont
trouvées adhérentes, soit, parce que les fibres

de l'iris ont été léfés dans la fection de la cornée, foit, peut-être encore, parce que la capfule criftalline n'a pas été totalement extraite; ce qui n'eft pas toujours la faute de l'Opérateur, mais fouvent celle du malade. Quant à moi, de quelque manière, & par quelques caufes qu'ayent été produites les fuites malheureufes de cette opération, je n'ai jamais ofé prendre fur moi d'en fuivre le traitement, parce que j'avois toujours préfumé ce qui eft arrivé; c'eft-à-dire une cécité parfaite, qui cependant, n'eft furvenue que quelques années après, & à la fuite des angoiffes les plus douloureufes. Tel a été le fort de ce grave perfonnage, qui, quoi-qu'encore jeune, n'a pu furvivre à la privation d'un fens auffi précieux.

SECTION II.

Des Cataractes naiffantes, & des moyens curatifs qu'on peut employer dans le principe.

L'OBSERVATION a été & fera toujours la bouffole la plus néceffaire pour fuivre les indications de la Nature, pour reparer fes écarts & réformer ce qui lui eft contraire; c'eft en médecine le guide le plus affuré, pour éclairer la théorie, pour diriger la pratique; la première eft la clef qui ouvre la porte d'un appartement, dans lequel on veut entrer ; la feconde eft la jouiffance de ce même appartement , où l'on peut faire toutes les diftributions , toutes les réformes convenables. Telle eft la conduite d'un Médecin fage & prudent , qui ne perd jamais de vue ce qui lui a réuffi , & ce qui peut lui réuffir ; c'eft donc après une expérience à toute épreuve , que le Praticien doit à la Société le tribut public de fes connoiffances & de fes découvertes ; c'eft par ce moyen , que des gens plus éclairés encore , parviennent à perfectionner ce qu'il n'a fait qu'ébaucher. C'eft auffi d'après de pareils motifs , que j'ai cru devoir rendre compte des moyens curatifs que j'ai fouvent employés avec fuccès dans les cataractes qui commencent à fe former , & qui font encore éloignées du degré de mâturité.

Les cataractes naiffantes , lorfqu'elles arrivent naturellement , font , comme je viens de le dire l'effet , foit de la vifcofité , foit de l'épaiffiffement des fucs nourriciers ; c'eft d'après ces engorgemens progreffifs , que provient l'opacité entière du criftallin , & de fa capfule ; car l'un & l'autre font prefque toujours opaques ; ce qui s'obferve aifément dans l'opération de la cataracte , où , faute d'extraire toutes les parties de la capfule , il fe forme ce qu'on a raifon d'appeller, *cataracte secondaire* ; je dis *secon-daire* parce que cette partie de la membrane, non extraite, n'ayant plus ni adhérence, ni nutrition, vient se porter dans la chambre antérieure de l'humeur aqueuse, & former de nouveau une ombre à la pupille, soit en partie soit en totalité ; tels sont les exemples qu'on reconnoit tous les jours au moment de l'opération, & plus aisément encore, après la réunion des bords de la section faite à la cornée. Dans le cas de cécité entière, je crois cette seconde opération plus facile que celle de la pupile artificielle ; dans laquelle, il est bien difficile de ne pas intéresser les fibres de l'iris, & dont j'ai un exemple recent, dans un sujet qui vient de subir, sans succès, cette troisième opération.

Lorsqu'un malade, agé de quarante-cinq à cinquante ans, plus ou moins, vient se présenter & se plaindre d'un trouble dans la vue, qui lui laisse appercevoir des ombres ou points noirs; j'écoute son rapport avec attention ; j'examine ensuite scrupuleusement ses yeux ; &, lorsque le manque de dilatation & de restriction des pupilles, m'annonce le relâchement des parties nerveuses & musculeuses, je crois devoir conclure que le défaut d'action des solides sur les fluides, doit faciliter l'engorgement des liqueurs, doit déterminer le trouble des humeurs aqueufe & cryftalline , doit enfin rendre la vue obtufe ; c'eft pourquoi je dirige la conduite du malade fous deux points de vue , relativement aux remédes qui doivent agir fur les caufes internes , & à ceux qui doivent être appliqués aux yeux ou aux environs.

Les remédes curatifs internes font , lorfqu'il n'y a pas de vices du fang particuliers à combattre , lorfqu'il n'eft pas néceffaire de former à la peau aucun exutoire , de chercher feulement à diminuer le volume des humeurs , en mettant le malade au régime qui lui eft convenable , en le difpofant , pendant plufieurs jours , à la purgation , qui doit fe repéter deux fois , en laiffant un jour d'intervalle ; c'eft , pour y parvenir , que je fais prendre , comme remédes préparatoires , & alternativement tous les matins , foit les pédiluves , foit les maniluves , que je fais mâcher , également de la racine de pyréthre ou des feuilles de cochléaria ; que je confeille l'ufage du tabac , fi le fujet n'en a pas l'habitude , & fur-tout , fi le cerveau eft d'une conftitution humide & muqueufe : les deux purgations prifes , je prefcris le régime propre à l'état du malade , qui confifte à éviter , autant qu'on le peut , les laiteux , les farineux & les flatueux ; je fais prendre pendant un mois ou cinq femaines de fuite à tous les repas , les eaux épurées de Paffy , qu'on peut mêler avec le vin ; je ne défends pas même l'ufage du caffé à l'eau, à moins qu'il n'y ait un vice du fang qui le contre-indique ; du refte un exercice journalier, mais moderé , faifant éviter l'afpect du feu, celui du foleil, & toute application de nuit.

Les remédes les plus avantageux pour les yeux font les toniques , les ophtalmiques fpiritueux , plus ou moins multipliés , fuivant la force & les progrès de la maladie ; mais, en général, voici les plus utiles. Ils confiftent à baffiner le front, les tempes & les yeux , matin & foir, avec l'eau ophtalmique préparée, qu'on emploiera à froid en été , & fimplement dégourdie en hiver , ainfi qu'il fera plus amplement indiqué dans le fecond volume, avec la précaution, pour le foir, de le faire douze à quinze minutes avant que de fe coucher , à continuer la maftication de racine de pyréthre, deux à trois fois la femaine ; à prendre pendant une quinzaine de jours, au reveil, deux prifes de la poudre céphalique , indiquée pour les adultes ; à faire ufage tous les matins des liqueurs ophtalmiques fpiritueufes , foit fimples , foit compofées, & de la manière indiquée, en augmentant les effets ou les diminuant, fuivant le befoin , à les continuer pendant un mois ou cinq femaines de fuite ; après quoi l'on fe fert , pendant fept à huit jours de fumigations féches , felon l'indication , & le matin feulement ; lorfque les yeux fe trouveront dans un meilleur état par le refferrement des folides, par la libre circulation des fluides , on doit chercher à maintenir le bien-être , en continuant toujours l'ufage du bain des yeux du matin avec l'eau ophtalmique , en obfervant un régime conforme au tempérament , en fe purgeant trois à quatre fois dans le cours de l'année , en faifant ufage, pendant un an, & dix à douze fois le mois des liqueurs ophtalmiques fpiritueufes , choififfant les jours les plus humides ; enfin en mâchant, de temps en temps, de la racine de pyréthre. Tels font les remédes qui m'ont fouvent réuffi , & qui m'ont paru les plus efficaces dans les cataractes commençantes.

SECTION III.

De l'opération de la Cataracte parfaite , & des précautions qu'on doit prendre.

LE courage eft un fentiment de l'âme, qui nous fait fupporter plus aifément tous les événemens de la vie ; il agit auffi efficacement fur le moral que fur le phyfique. Un homme courageux dans le moral , eft capable des plus grandes actions, eft fufceptible des entreprifes

les

les plus douteufes, au lieu que le lâche & le timide craignent tout, & redoutent même le phantôme du danger qui n'exifte pas. On peut dire que le courage fert à fupporter les révers de la Fortune, les privations les plus fenfibles, & les chagrins les plus cuifans. Un homme courageux dans le moral, l'eft ordinairement dans le phyfique, parce qu'il foutient plus facilement les crifes douloureufes de la Nature, parce qu'il lui fournit même des reffources que les remédes n'avoient pu procurer; enfin le courage eft abfolument néceffaire pour l'entreprife & la fûreté d'une opération, dont les appareils feuls font capables de nous faire redouter la crainte & le danger de notre deftruction; mais, s'il eft une opération à l'abri de cette terreur, c'eft, fans contredit, celle de la cataracte, où le malade ne voit rien des préparatifs, où il peut tout efpérer, fans avoir rien à craindre, fans avoir rien à perdre; cependant c'eft de fon courage, c'eft de fa fermeté que dépend le fuccès de l'opération.

La cataracte parfaite ne laiffe d'autres reffources que l'opération; c'eft donc bien à tort, que des gens peu inftruits, & fans connoiffance de caufe, trompent tous les jours le Public, trop crédule, l'amufent par de vaines promeffes, & le font fouvent fouffrir par l'application

de remédes qui , bien loin d'avoir de la réuf-
fite , s'oppofent fouvent au fuccès de l'opération. La cataracte eft parfaite , lorfqu'il ne refte
plus au malade d'autre faculté que celle de
pouvoir diftinguer le jour d'avec les ténébres.
On peut dire que la cataracte n'eft pas héréditaire , puifqu'elle peut être la fuite d'une maladie , d'un rhume de cerveau négligé ; mais il
peut fe faire auffi que , né de parens qui ont
été cataractés , un fang ait la même tendance
aux coagulations & à l'épaiffiffement , comme il
peut arriver auffi que nous foyons les premiers
de la famille à qui cet accident arrive.

Les Anciens pratiquoient l'opération de
la cataracte par abaiffement ; cette manière
d'opérer , expofoit à des inflammations confidérables , à des retours continuels ; parce que le
moindre mouvement du globe , la plus petite
contufion dérangeoient fouvent le cryftallin
de fa pofition , & le mettoit de nouveau en
obftacle à la pupille , de manière que cette
opération toujours douteufe , pouvoit fe répéter deux ou trois fois dans le cours de la
vie : c'eft dans ce genre d'opération qu'on pouvoit dire que la cataracte avoit befoin de plus
de maturité ; qu'il falloit lui laiffer le temps
de fe perfectionner , parce qu'il eft néceffaire
que l'aiguille puiffe trouver un corps capable

de lui réſiſter pour pouvoir la placer plus aiſément & plus ſûrement ; au lieu qu'aujourd'hui,
par le moyen de la Section & de l'extraction,
il réſulte que plutôt l'opération ſe fait, &
moins la cataracte eſt ſuſceptible de difficultés
& d'adhérences.

L'opération de la cataracte par extraction
eſt l'invention la plus belle de nos jours ; elle
a acquis une réputation immortelle à celui
qui en a donné les premiers moyens, & couvre
de lauriers ceux qui l'ont perfectionnée. L'o-
pération de la cataracte n'exige d'autre préparation qu'un régime de quelques jours pour
en diminuer les cauſes & les effets ; alors on
doit mettre le malade au régime, & prendre
d'ailleurs toutes les précautions néceſſaires ;
mais, lorſqu'il y a néceſſité de ſe purger, il
faut attendre quelques jours pour faire l'opération, afin de donner aux humeurs, & au
ſang le temps de ſe raréfier & de ſe calmer.
Le jour de l'opération arrivé, elle doit être
faite à jeun, le malade placé dans la ſituation
qui conviendra le mieux à l'Opérateur, ayant la
plus ſcrupuleuſe attention, de ne faire aucun
mouvement, aucun geſte qui puiſſent nuire
à l'opération, & à la main qui la dirige.

Le cryſtallin extrait, l'Œil panſé & recouvert,
on place le malade dans un lit ; on lui ordonne

de se tenir couché sur le dos, de ne faire aucun mouvement de droite à gauche ; & , pour plus grande sûreté, on peut lui mettre un bourrelet autour de la tête , pour empêcher que les oreillers ou coussins ne viennent blesser les yeux : le malade est mis à la diette, prenant un bouillon de trois heures en trois heures , & dans les intervalles une eau d'orge perlée ou de veau très-légère ; on bassine également, de trois heures en trois heures, le front, les tempes & la superficie des paupières , qui sont réunies & masquées par un linge enduit d'une résine douce ; on les bassine , dis-je, avec une légère infusion dégourdie d'un mélange de fleurs de mauve & de sureau ; ce que l'on continue, ainsi que le régime , jusqu'à parfaite résolution de la cicatrice, qui , dans une opération heureuse , arrive vers le onziéme ou douziéme jour. Le temps le plus favorable pour l'opération, est sans contredit, celui du Printemps ; parce que les beaux jours de l'été favorisent de plus en plus la réunion de la cicatrice, & diminuent plus promptement l'ophtalmie & le flux de larmes qui en est la suite. Il est des circonstances où la saignée au bras peut devenir nécessaire, sur-tout dans les premiers jours de l'opération ; mais on ne doit la faire que lorsque le malade éprouve des douleurs cruelles dans le fond de l'Œil, ou que l'ophtalmie du globe paroît vouloir faire des progrès par la surabondance des férofités.

Lorfque les yeux font mis à découvert, on doit prendre les précautions les plus grandes, pour ne faire aucun effort violent, pour ne pas fixer trop attentivement les objets qui font lumineux; pour éviter tout ce qui feroit capable d'agiter trop fortement les fibres de l'iris; mais ce qui eft abfolument effentiel, c'eft de profiter des inftans du beau temps, pour prendre l'air, qui eft le reméde le plus affuré pour perfectionner l'action des folides, & faciliter la circulation des fluides. Quand l'inflammation eft diffipée, & qu'il ne refte plus qu'un léger flux de larmes, on doit ceffer les adouciffans & les émolliens, pour baffiner le front, les tempes & les yeux, matin & foir, avec l'eau fraîche ou fimplement dégourdie, animée d'eau des Carmes ou de Cologne; & fucceffivement avec l'eau ophtalmique préparée, dont on peut toujours continuer l'ufage, à moins qu'il ne furvienne inflammation. Cinq à fix mois après une heureufe opération, on peut fe fervir de lunettes à cataractes, pour rendre les objets plus fenfibles & plus diftincts.

Je n'ai jamais confeillé, & je ne confeillerai jamais l'opération fur un feul Œil; fur-tout,

lorſque l'autre eſt encore clair-voiant ; parce
qu'il en réſulte une infinité d'inconvéniens plus
redoutables les uns que les autres. On voit, tous
les jours, qu'un Œil qui eſt bon devient ſouvent
très-foible., après une diéte rigoureuſe, après
les inquiétudes d'un malade , & la poſition
qu'il eſt forcé de garder ; mais ſon tourment
augmente bien d'avantage , lorſqu'il reconnoit
qu'il s'eſt expoſé à une opération infructueuſe ,
& qu'il ſe voit au moment de courir de nouveau les mêmes dangers. Telles ſont les réflexions du malade , & les inquiétudes de l'Opérateur pour le ſuccès d'une ſeconde opération.
Mais ce qui doit décider le plus à prendre ce
parti , c'eſt qu'il eſt dangereux de riſquer ce
qu'on poſſède ; c'eſt qu'il y a plus d'eſpoir en
opérant les deux yeux à la fois ; c'eſt en un mot
un plus grand avantage , parce que la vue ſe perfectionne plus aiſément , & revient plus unifor-
mément aux deux yeux.

La cataracte, n'eſt pas la ſeule cauſe qui puiſſe
déterminer à faire la ſection de la cornée ; le
parfait Myope, eſt ſouvent dans ce cas , lorſqu'on préſume que le principe de cette maladie conſiſte dans le trop gros volume du corps
lenticulaire ; alors j'ai ſouvent vu pratiquer cette
opération avec ſuccès ; parce que tout cryſtallin, dans quelqu'état qu'il ſoit , peut être extrait;

& que, de cette extraction, le parfait myope en
reçoit une amélioration réelle, un état qui rend
plus facile la perception des objets ; il est cependant des cataractes qui ne font pas susceptibles
d'opération, telles que celles qui arrivent par
contusion, ou par une extinction graduelle de la
vue : les premières font tellement adhérentes aux
fibres de l'iris, qu'il n'est presque pas possible
d'en éviter la lésion, ou celle de la membrane
de l'humeur vitrée ; ce qui rend la suppuration
du globe inévitable ; l'opération des secondes
qui font compliquées avec la paralysie, se fait
en pure perte, parce que l'organe de la vision
n'est plus dans le cas de recevoir les faisceaux
de lumière ; ce qui rend l'extraction du cryftallin de nul effet ; c'est donc à l'Opérateur prudent & éclairé à distinguer ces différentes po-
sitions ; c'est à lui d'oublier tout motif d'intérêt
pour faire le bien, & pour soutenir sa réputation.

Il est encore des cataractes qui se manifestent
peu de temps après la naissance, sur-tout, dans
le moment des convulsions, quelquefois même
de la dentition, & qui ne doivent être opérées
que vers l'âge de onze à douze ans ; parce qu'a-
lors ce n'est plus un enfant indocile ; c'est un
sujet qui commence à être susceptible de raison,
& qui doit mettre un prix sensible au thréfor
qu'on cherche à lui procurer. Cette opération

est pour l'aveugle , le moment d'une surprise bien agréable , & pour les spectateurs un beau sujet de réflexion sur les merveilles de la vision: ces exemples sont heureusement rares , ainsi qu'on peut le voir dans le trait rapporté par *Chéselden* ; cependant j'en ai vu un, il y a quelques mois , qui peut-être ne se rencontrera jamais ; c'est un père de famille, Receveur domanial en province , chargé de cinq enfans , dont trois garçons qu'il me présentoit, sont cataractés dès leur plus tendre enfance , ce que je crus devoir attribuer à l'effet des convulsions , à cause qu'il leur restoit un mouvement convulsif dans les paupières. L'aîné peut avoir dix à onze ans , & tous les trois , assez bien portans , sont à quelques années de distance ; je trouvai le premier en état d'être opéré , mais les autres étoient trop jeunes ; c'est pourquoi je conseillai à ce père malheureux d'attendre le moment de les faire opérer tous à la fois , afin qu'il ne pût pas se reprocher un jour , d'avoir pris plus ou moins de soins & de précautions pour les uns que pour les autres. Cet avis , qui diminuoit la dépense, lui parut préférable à toutes les promesses qu'on lui faisoit ; ce qui le mit dans le cas de m'assurer, qu'il viendroit me retrouver au temps prescrit. Puisse le ciel lui être favorable , & couronner les vœux que je fais pour le fuccès de l'opération.

Quelqu'heureufement imaginés que foient les *fpeculum-oculi*, quelque foin qu'on prenne dans leur ufage, foit pour l'opération, foit pour l'examen de l'Œil, je dirai toujours, que ces fortes d'inftrumens font de peu de fecours, & fouvent même d'un danger inévitable, parce que la compreffion qui en réfulte, ne peut qu'être nuifible dans la majeure partie des circonftances; en voici la preuve. Dans une ophtalmie complette, où la conftriction eft générale, où les larmes font plus abondantes, où le plus petit point de lumière bleffe la délicateffe de cet organe; que peut produire le *fpeculum ?* une gêne décidée, une tenfion forcée, dont le moindre mal eft l'augmentation du foyer de la maladie : d'ailleurs un Obfervateur intelligent eft aux trois quarts inftruit par le rapport du malade; il n'a pas befoin de chercher à voir ce qu'il ne peut reconnoître ; il lui fuffit feulement de faire de douces preffions fur les paupières, de chercher à les entre-ouvrir, afin de pouvoir juger fi la cornée tranfparente eft affectée de puftules ou d'hypopions; parce que fon premier foin doit être de remédier à la caufe inflammatoire, fans l'augmenter : d'ailleurs les doigts d'un Praticien expert font le *fpeculum* le plus naturel & le moins dangereux, parce que les objets qu'il ne peut pas voir dans un moment, il les reconnoit dans un autre.

Le *speculum-oculi* ne peut & ne doit pas être plus utile dans une opération de cataracte, parce que le globe, qui est vivement pressé par l'incision qu'on est forcé de faire, se porte toujours de côté ; &, pour peu qu'il rencontre un corps dur, qui ne se prête pas à ses mouvemens, il doit en résulter une compression qui doit rendre l'opération plus douteuse & plus difficile, parce que la section faite, le cryftallin doit s'échapper avec force ; ce qui peut faire craindre que sa capsule n'entraîne les fibres de l'iris ; accident dont j'ai été souvent témoin ; aussi je ne peux trop répéter que le *speculum* le plus assuré sont les doigts, qui se prêtent à tous les mouvemens de l'Œil & de l'instrument : reste donc les corps étrangers pour lesquels le *speculum* paroit être de quelqu'utilité ; mais n'est-il pas aussi à craindre qu'en comprimant le globe, qu'en pressant les paupières, ce même corps étranger ne devienne de plus en plus adhérent, sur-tout lorsqu'il se trouve logé dans la paupière supérieure, dans le tissu mou & relâché de la conjonctive : ne vaut-il donc pas mieux se servir de la pommade ophtalmique, qui agit comme un corps étranger, & sans exposer au danger des adhérences ; qui par son action, sans cesse répétée, fert comme de levier au corps étranger lui-même, pour l'entraîner avec le flux des larmes ; c'eſt ce que j'ai obſervé cent & cent fois; c'eſt, j'oſe dire, le moyen le plus aſſuré, & pour lequel il n'y a rien à redouter.

Il vient de paroître un nouvel inſtrument, pour contenir le globe dans l'opération de la cataraĉte, & qu'on nomme *Ophtalmoſtat*. Je déſire que le ſuccès ſoit conſtant, & toujours conforme au rapport de MM. les Commiſſaires de la Faculté de Médecine, dont l'Auteur eſt un de ſes Membres, & réellement digne d'être encouragé.

SECTION IV.

De la Goutte, & des atteintes cruelles qu'elle porte à l'organe de la Vue.

Les ſouffrances conſidérées dans l'ordre phyſique, ſont encore un ſentiment de l'ame qui met ſouvent le courage en défaut, ſur-tout lorſque les criſes ſont longues, lorſqu'elles ſont accompagnées d'angoiſſes douloureuſes. Un homme qui ſouffre & qui ſouffre cruellement, eſt un patient que la Nature met à la queſtion ordinaire & extraordinaire ; c'eſt ſouvent une victime qui paye bien cher les écarts d'une

jeuneffe licencieufe , ou d'un tempérament
qui porte le germe de tel ou tel genre de maladie : auffi éprouve-t-on tous les jours des
maux qui font plus ou moins graves , plus ou
moins fupportables ; il en eft pour lefquels le
malade a befoin d'une patience à toute épreuve,
d'un courage invincible & d'une foumiffion
aveugle : de ce nombre eft la goutte, qu'on
peut ranger dans la première claffe ; & les
goûteux, qu'on peut mettre au premier rang
des victimes de la Nature : en effet la goutte eft
le tourment de la vieilleffe ; c'eft l'inftrument
dont cette même Nature fe fert pour enchaîner
fon efclave, pour lui mettre les fers aux pieds
& aux mains, & ne lui accorder la vie, qu'aux
conditions les plus dures & les plus douloureufes.

La goutte , dont j'éprouve , dans le moment
où j'écris, les premières atteintes , eft la plus
cruelle de toutes les maladies ; elle épuife le
corps de l'homme par la violence de fes accès ;
elle anéantit fes forces par fes coagulations ;
elle diminue la puiffance de fon intelligence par
fes crifpations ; en un mot elle le martyrife de
la tête aux pieds ; & , fi la tréve arrive, c'eft pour
recommencer la guerre avec plus de fureur.
Les fentimens des Anciens fur la nature &
les caufes de la goutte, ont été de tous temps
partagés ; les uns l'ont attribuée aux mauvais

levains de l'eſtomac , aux ſuites de l'intempérance ; les autres , à la foibleſſe des viſcères, à
la dépravation du ſang : mais les Modernes , en
profitant de tous ces avis , ſe ſont plus rapprochés de la Nature ; il en eſt qui ſoutiennent
que la goutte n'eſt ni héréditaire ni adhérente
à notre conſtitution ; mais qu'elle eſt l'effet de
l'acrimonie & des ſuperfluités humorales ;
ceux au ſentiment deſquels je tiens le plus ,
ſont perſuadés que la cauſe première de la goutte
eſt dans le ſang , qu'elle ſe développe inſenſiblement ; qu'elle provient de la ſuppreſſion ou diminution de la perſpiration , que je crois ſi
néceſſaire à l'exudation de ces humeurs acidu-
leuſes, qui font le ferment de la goutte : en effet
tout paroit le démontrer , puiſque les attaques
n'arrivent jamais , ou preſque jamais en été ,
mais toujours vers la fin de l'automne , ou
après les froids rigoureux de l'hiver.

C'eſt ordinairement vers le déclin de l'âge
viril, que la goutte fait ſentir ſes premiers effets;
c'eſt alors que les rides de la peau commencent
à ſe manifeſter ; c'eſt dans ce moment qu'elle
devient plus denſe & plus compacte ; ce qui
empêche l'action des vaiſſeaux excrétoires.
Cette démonſtration eſt d'autant plus juſte ,
que la preuve en réſulte des efforts que fait la
Nature dans les accès goutteux; c'eſt elle , c'eſt

la Nature qui porte la crifpation dans les fibres
pour atténuer & brifer l'humeur goutteufe ; auffi
arrive-t-il que le malade éprouve du foulage-
ment , & s'endort , lorfqu'une forte angoiffe a
déterminé une légère refpiration : on pouroit
tirer la même conféquence des fiévres inter-
mittentes , qui ont pour caufe première une
pefpiration interceptée , & dont le véritable
reméde en eft le retour. Les accès de goutte
font réguliers ou irréguliers. Les premiers arrivent , comme je viens de le dire , aux approches
du printemps , ou vers la fin de l'automne ; les
feconds n'ont pas de périodes marqués , parce
que l'humeur peccante contrariée , foit par des
topiques trop chauds , foit par des remédes
trop irritans , & plus fouvent encore par des
excès d'intempérance , ne garde plus la même
marche , de manière qu'elle attaque tantôt une
partie , tantôt une autre.

Les pieds fervent pour l'ordinaire de fiége à
la goutte , parce que la fueur eft plus abondante
en cette partie , parce que les vaiffeaux font plus
ouverts , afin d'empêcher le defféchement des
cartilages , afin d'en rendre les mouvemens plus
doux & plus faciles. La goutte prend de préférence pour fes victimes les tempéramens froids ,
humides & pituiteux , par conféquent ceux
d'une conftitution vifqueufe. C'eft donc de cette

viscosité aciduleuse que provient cet amas pé-
trifiant qui forme ces nodosités goutteuses , &
qui souvent déterminent la pierre dans les reins.
S'il est démontré & si l'on convient , comme il
est de fait, que la densité de la peau soit un obstacle pour l'insensible perspiration , on doit
prendre les moyens que la Nature semble elle-
même nous indiquer ; on doit chercher à les
rendre propres à notre tempérament ; de ce
nombre , ceux qui m'ont paru les plus convenables, & qui agissent intérieurement , sont de
légers sudorifiques qu'on prend matin & soir ,
en buvant une ou deux tasses d'infusion de véronique des bois , édulcorée avec le miel de
Narbonne, ou de bourache préparée de même ;
ce que l'on continue pendant sept à huit jours
de suite , ayant la précaution de se tenir chaudement , ou, au moins , d'éviter de prendre du
froid ; les seconds sont les demi-bains , les bains
entiers, à la faveur desquels il s'introduit dans
le sang des parties aqueuses , qui détrempent la
matière acide & saline de la perspiration , & la
rendent perspirable. Du reste , on doit aider
la Nature par tous les moyens possibles, & par
un régime conforme à la situation du sujet.

Ce seroit perdre de vue le plan que je me suis
tracé, que de vouloir traiter à fond la matière
de la goutte , & tous les effets qui en résultent ;

mais ce qui est intéressant pour celui qui a mal
aux yeux , c'est la conduite qu'il doit tenir,
lorsqu'une humeur de goutte repercutée au cerveau , vient les assaillir par une ophtalmie aussi
douloureuse que dangereuse; ce qui se reconnoit par le tiraillement de tous les nerfs, qui
soutiennent & ourdissent la trame du globe de
l'Œil , & particulièrement du nerf optique. J'ai
vu , pendant le cours de mon observation, une
infinité de personnes éprouver ce martyre continuel ; je les ai vu redouter le moindre mouvement, la moindre lumière ; tout leur étoit à
charge, & rien ne paroissoit diminuer leur tourment : cette situation des yeux , toujours à
craindre pour la vue, est peut-être la seule pour
laquelle l'impression de l'air est totalement
contraire ; ce qui fait que le malade doit se tenir
chaudement , & n'employer , pour calmer la
maladie , aucun topique qui puisse comprimer les globes , mais des remédes très-simples
& très-doux , tels qu'une légère infusion dégourdie de fleurs de mauve, dont on peut se
servir pour les douches de demi-heure en demi-
heure. Quant au reste, il doit être de la plus
scrupuleuse exactitude sur le régime, en man-
geant peu à la fois , mais souvent; en buvant,
matin & soir , une ou deux tasses d'infusion de
fleurs de tilleul , édulcorée avec le miel ; quelquefois

quefois même de fleurs de fureau ; en mettant les pieds dans l'eau, le matin, & les bras le foir ; en prenant tous les jours des remédes avec les infufions émollientes ; en établiffant un cautère à la jambe, qu'on fomentera de deux jours l'un, avec un fuppuratif plus ou moins mitigé, jufqu'à ce que l'efcarre foit tombée. Tels font les feuls remédes qu'on puiffe faire à ce genre d'ophtalmie, parce que la multiplicité fera toujours contraire, à moins que la vue ne foit dans un danger éminent de fe perdre, ainfi que je vais le rapporter dans la Section fuivante.

SECTION V.

Des effets dangereux que le Rhumatifme & la Sciatique portent à la Vue.

LA patience eft un don de la Nature, qui n'eft pas accordé à tous les hommes ; heureux celui qui fçait jouir de cette prédilection favorite, avec cette férénité qu'infpire la confiance d'un bien-être, ou d'une amélioration prochaine. Voilà le bonheur de la vie fouffrante. Voilà l'efpérance de la victime qui, au milieu de fes douleurs & de fes infirmités, fçait temporifer, & mettre à profit les inftans d'une circonftance heureufe, d'une crife avantageufe ; puiffent les

Tome I.   D d

malades être perſuadés de cette vérité , & la
reduire en pratique ! Puiſſent-ils , à la faveur de
ce reſſouvenir , ſupporter plus patiemment ces
douleurs de rhumatiſme ; ces attaques de ſciatique qui les tourmentent par de vives angoiſſes , par des angoiſſes qui tyranniſent aujour-
d'hui une partie du corps , & qui martyriſent
demain l'autre : c'eſt donc de cette perſevérance
dans les ſouffrances , que dépend le bien-être
de cette ophtalmie , pour laquelle la Nature fait
des efforts ſans nombre , & qui n'ont beſoin
que d'être ſecondés par les reſſources de l'Art ,
qui , quelquefois emploiées à contre-temps ,
contrarient ſouvent ſes vues , en dérangeant ſa
marche.

Le rhumatiſme a pour cauſe première l'épaiſſiſſement du ſang , la ſéroſité des humeurs , leur
viſcoſité & acidité : il eſt ſouvent occaſionné
par le paſſage ſubit du chaud au froid ; par la
proximité des étangs , de ces piéces d'eau bour-
beuſes , ou qui ſont trop près des maiſons ;
ce qui les rend humides & mal - ſaines ; mais
plus ſouvent encore par les fraîcheurs & humi-
dités qu'on prend la nuit dans des retraites
baſſes , & ſous le niveau du ſol ; dans des appar-
temens nouvellement conſtruits en plâtre , ou
nouvellement décorés en peinture , parce que ,
de l'agacement des nerfs ſuit l'épaiſſiſſement &

la coagulation ; le rhumatifme eft donc une humeur vifqueufe & acide , qui affecte particulièrement les mufcles, qui produit cette fermentation douloureufe qui eft comme ambulante ,
& qui fe porte , tantôt fur une partie , tantôt
fur l'autre. Les accès de rhumatifme font précédés par des élancemens , par une ardeur &
une chaleur confidérables , ils n'ont pas de périodes marquées ; ils fe font prefque toujours
fentir après une fraîcheur , après une tranfpiration qui aura été interceptée.

La fciatique rhumatifmale eft une efpéce de
goutte vague , qui affecte plus particulièrement
la cuiffe , comme l'humeur de goutte affecte
les pieds ; la fciatique eft produite par les mêmes
caufes que le rhumatifme & la goutte ; elle a ordinairement fon fiége dans l'articulation de l'os de
la cuiffe ; fa douleur fe porte non - feulement
dans la jointure , mais fe fait fentir fur la hanche,
les lombes & l'os *facrum ;* elle s'annonce par
une douleur fi vive au coccix , que le malade
eft obligé de marcher à demi-courbé ; cependant elle ne manifefte ordinairement ni inflammation , ni rougeur , ni tumeur ; mais elle eft
l'effet d'une irritation véhémente qui fe repro-
duit fans ceffe dans les les nerfs de la cuiffe :
lorfque cette même irritation paroît fe calmer
dans cette partie , il arrive fouvent qu'elle fe

porte dans une autre , & sur-tout au cerveau ,
où elle fait le plus de ravages , par la quantité
de nerfs , & de réseaux nerveux , qui y prennent
naissance : c'est alors que les tiraillemens sont
insuportables ; que le malade se plaint d'une
migraine affreuse , qui porte le feu & l'incendie jusques dans les nerfs optiques, d'où résultent ces ophtalmies aussi cruelles que rébelles ,
& qui mettent la vue en danger de se perdre ;
l'exemple suivant en sera la preuve , & le traitement curatif l'indication des moyens.

Une très-auguste & très-honorée Princesse ,
dont l'Europe entière ne cessera d'admirer le
sacrifice , eut la bonté de m'écrire, il y a quelques années , pour m'ordonner de venir voir
une Dame , Religieuse , âgée de cinquante un
à cinquante-deux ans , qui souffroit les douleurs les plus grandes , causées par l'ophtalmie
la plus rebelle. Au premier aspect , je reconnus
que le globe de l'Œil droit étoit privé de la lumière, atteint de goutte séreine par obstruction,
& celui de l'Œil gauche , menacé du même
genre de maladie. La malade interrogée , la
Dame Infirmière entendue , je jugeai que la
cause première étoit le transport d'une humeur
de sciatique au cerveau , d'une humeur qui, par
une crispation nerveuse , avoit porté l'engorgement & l'obstruction , soit sur la rétine , soit sur

la chŏroïde ; mon diagnoſtic me paroiſſoit d'autant mieux fondé, que, dans le nombre des détails, j'avois appris que la Dame Religieuſe avoit le foye affecté d'obſtructions conſidérables pour leſquelles elle avoit employé, avec quelque ſuccès, des remédes très-actifs & très-irritans ; ce qui me fit conclure que l'irritation cauſée par ces remédes avoit fini par embrâſer l'humeur de ſciatique, & porté toute la criſpation au cerveau. Mon premier ſoin fut de faire continuer le régime commencé, d'adoucir & de calmer l'incendie des yeux, de rafraîchir les inteſtins irrités, de purger doucement les crudités trop acides de l'eſtomac, d'établir au bras gauche le ſain-bois, que je cherchois à rendre de plus en plus ſtimulant ; d'attaquer enſuite les yeux avec les douches d'infuſion de fleurs de mauve, avec les topiques légers de pulpe de pomme, & enfin avec la pommade ophtalmique, afin de procurer la fonte des ſéroſités, de diviſer & atténuer l'humeur ſtagnante. Trois mois ſe paſsèrent ainſi dans les appréhenſions d'une cécité parfaite ; mais, toujours confiant dans les prodigieux effets que produiſoit la pommade, & dans la précaution que j'avois de la faire préparer plus ou moins active, j'eus la ſatisfaction de voir l'Œil droit rendu à la lumière, & de n'avoir plus rien à redouter pour le gauche, qui m'avoit donné les plus juftes inquiétudes. Les yeux débaraffés de toute humeur peccante, j'employai avec le même fuccès les réfolutifs, les céphaliques, les fumigations féches, les toniques & les liqueurs ophtalmiques fpiritueu-fes ; de manière que, depuis trois ans, j'ai la douce fatisfaction de voir que les yeux & la fanté de cette malade intéreffante fe foutien-nent affez bien pour n'avoir que des précau-tions à prendre, & très-peu de remédes à faire; qui font, de baffiner, tous les matins, le front, les tempes & les yeux avec l'eau ophtalmique préparée.

SECTION VI.

De la propriété des Minéraux dans les maladies des Yeux, & particulièrement des Eaux légèrement ferrugineufes.

LES imprudences commifes en bonne fanté, font fouvent la caufe de nos maux, & la fource de nos infirmités. Un homme bien portant, ne penfe qu'au préfent, & s'occupe peu de l'avenir : il affronte fans réflexion le froid comme le chaud; il ne craint pas plus la pluie que le beau-temps; tout lui eft égal; il va même plus loin, & commet les imprudences les plus marquées, pour se délivrer d'une chaleur importune, d'une sueur qui le fatigue ; c'est alors qu'on le voit, le corps à demi-couvert, chercher les endroits les plus humides pour le lieu de son repos, prendre les fraîcheurs de la nuit pour celui de son bain ; mais, hélas ! cette transpiration, si nécessaire, pour maintenir les effets de la circulation, se trouve interceptée ; alors l'humeur contrariée dans ses évacuations se répercute, entre en fermentation, se dépose sur quelque viscère, ou provoque des fiévres inflammatoires, qui mettent la vie en danger, & dont la convalescence exige les précautions les plus grandes pour réparer les forces du corps, pour rétablir la foiblesse de la vue : c'est alors qu'on est obligé de recourir à ces eaux plus ou moins minérales, pour vaincre ces engorgemens, ces obstructions, dont la suite & les effets nous rendent la vie aussi à charge, qu'elle nous devient insuportable.

Le sein de la terre est le fourneau ardent de la pharmacie première de la Nature ; il fournit à l'homme malade les secours nécessaires pour conserver ou réparer sa santé ; c'est d'après une élaboration heureusement ménagée, que nous viennent ces eaux minérales, donc le succès fait l'éloge & prouve le mérite. Ces eaux font un composé de particules aqueuses, & de

corpuscules minéraux, dont les esprits, les sels,
les soufres, les terres sont également dispersées
dans tous le volume d'eau; il est donc certain
que les eaux minérales ont une propriété qui
leur est particulière, & bien différente de l'eau
ordinaire, qui n'agit sur le physique que comme
dissolvant, pour rafraîchir le sang, pour délayer
les humeurs, & humecter les fibres; au lieu que
les eaux minérales qui portent avec elles toutes
ces qualités, en ont encore de particulières qui
leur sont propres : mais, dira-t-on, pourquoi
recourir à ces sources dont le produit, quel
qu'il soit, laisse toujours des doutes sur les
mixtes qui les composent ; ne seroit-il pas
plus aisé d'imiter la Nature avec la limaille de
fer ou d'acier, de souffre, de salpêtre, de nître
& autres ; il est vrai qu'on peut imiter la Nature
& pénétrer ses secrets ; mais comment trouver
le vrai point de son élaboration, de sa trituration, & de l'état des mixtes : on peut faire
des eaux minerales ; mais elles feront toujours privées de ces particules douces & infi-
nuantes qui en procurent les bons effets, en
voici la preuve. Prenez des eaux ferrugineuses,
non évaporées ; c'est-à-dire, au sortir de la
source ; alors elles prendront teinture avec la
noix de galle ; laissez, au contraire, cette eau
s'évaporer quelques jours, les nuances seront

bien différentes ; ou plutôt elles n'en prendront
aucune ; or c'eſt ce qui arrive à l'eau minérale
artificielle, parce que les corpuſcules minéraux
ont eu tout le temps de s'évaporer ; il en réſulte
donc, que les eaux minérales préparées par la
Nature, ſont plus naturelles, & doivent être
plus efficaces.

Les eaux minérales ont des propriétés qui
leur ſont particulières, & dont on ne peut
nier l'évidence ; elles fondent les engorgemens,
diminuent les obſtructions, diſſolvent les viſ-
coſités, facilitent la circulation du ſang, péné-
trent les vaiſſeaux capillaires, débaraſſent l'eſtomac & les viſcères de ces matières qui demandent évacuation. Les eaux minérales ſont d'un
puiſſant ſecours pour les tempéramens bilieux
& pituiteux, pour ceux qui ſont ménacés d'a-
poplexie ou de paralyſie ; c'eſt pourquoi je les ai
toujours indiquées avec ſuccès dans les humeurs
ſcrophuleuſes, dans les cataractes naiſſantes,
dans les gouttes ſereines parfaites ou imparfaites ; mais j'ai toujours remarqué qu'elles me
réuſſiſſoient plus avantageuſement, priſes aux
repas, qu'en boiſſon réitéré du matin, parce
qu'elles ſe mêlent plus aiſément avec le ſang,
parce qu'elles deviennent le diſſolvant des alimens, & le correctif d'une coction embaraſſée ;
cependant il m'arrive quelquefois de les faire

prendre le matin, & de les affocier avec la terre foliée de tartre, afin de les rendre plus laxatives & plus apéritives.

Les eaux épurées de Paffy font prefque toujours celles auxqelles je donne la préférence, parce qu'elles font plus proches de la Capitale; & beaucoup moins couteufes; parce qu'elles confervent les mêmes propriétés, qui ne s'altèrent pas par le tranfport, & le féjour dans les bouteilles : d'ailleurs, je crois les eaux épurées de Paffy moins ftimulantes, par conféquent d'un ufage plus doux, plus fûr & plus facile; fur-tout dans les maladies des yeux. Auffi je confeille fouvent ce fecours, fans en craindre les effets; il n'en eft pas de même des eaux de Balaruc & de Vichy, qui, outre qu'elles font plus couteufes, demandent auffi plus de précautions. Vouloir faire l'énumération de toutes les eaux dont on connoit les propriétés, feroit entrer dans des détails particuliers qui m'éloigneroient de mon fujet; il me fuffit de dire qu'il en eft auxquelles on attribue des vertus particulières, telles que les eaux de Sedlitz, de Bourbonne, de Spa, de Plombières, de Forges, du Mont-d'Or, de Pougues, de Provins, de Rouen, d'Abecourt; les eaux & boues de Saint-Amand, ainfi que celles d'Enghien, auxquelles la Faculté de Médecine de Paris a donné fa fanction, ainfi que la Société-Royale.

CHAPITRE XII.

De la Goutte sereine, & des causes qui la produisent.

Celui qui a sçu mettre à profit tous les instans de la vie, est un sujet parfaitement heureux, parce qu'il jouit continuellement de lui-même & du fruit de ses œuvres : c'est un nouveau Diogène qui, en cherchant la société de ses semblables, s'attache de préférence à ceux qui lui sont les plus analogues : s'il lui arrive un revers de fortune, il le supporte plus facilement, parce que ses occupations le distraient, parce qu'il n'a rien à se reprocher du côté de sa négligence ; parce qu'il trouve enfin des ressources dans son propre travail ; si d'un autre côté, la maladie vient assaillir les facultés de son corps, il puise, dans la satisfaction de son ame, des ressources qui servent à aider la Nature dans ses révolutions ; car il est certain qu'un malade qui ne se livre pas à l'inquiétude de sa position, est plus promptement secouru par les ressources de l'Art, par les efforts de la Nature qui ne cherche qu'à se débarasser des causes qui mettent obstacle à la direction de ses opérations.

Voilà ce qu'on voit tous les jours dans les différens genres de maladies auxquelles l'humanité est sujette ; mais, il faut l'avouer, la plus sensible & la plus cruelle de toutes, est, sans contredit, l'aveuglement, qui vient à pas lents ou comme un coup de foudre, nous priver du sens le plus précieux ; tels font les cruels effets de la goutte sereine.

La goutte sereine est la privation de la vue ; elle est parfaite ou imparfaite ; la première est la maladie la plus redoutable du globe de l'Œil, parce qu'elle a presque toujours été regardée comme incurable : elle se manifeste quelquefois tout-à-coup, quelquefois aussi par gradation ; elle est souvent le produit de la paralysie des nerfs optiques, mais plus souvent encore celui de l'obstruction, des membranes, rétine ou choroïde. On distingue donc la goutte sereine en parfaite ou imparfaite ; dans la parfaite, la vue est totalement perdue ; la pupille est resserrée ou extrêmement dilatée ; elle est resserée, quand la maladie provient de la paralysie ou affection nerveuse ; elle est dilatée, lorsque le dépôt a paru se fixer, lorsque l'obstruction des membranes a totalement relâché les fibres de l'iris, de manière qu'il n'existe plus aucun mouvement de dilatation & de restriction. La goutte sereine est imparfaite, lorsque la vue eft obtufe ; lorfque le malade apperçoit encore les gros objets , fans pouvoir en diftinguer ni les nuances ni les couleurs ; lorfque la pupille conferve quelques mouvemens de dilatation & de reftriction : c'eft donc à l'Obfervateur prudent & éclairé, à examiner de près tous les défordres de la Nature , afin d'établir un ordre de parties par les moyens curatifs.

On peut diftinguer la goutte fereine fous différentes dénominations , & qui ont rapport aux différentes caufes productrices ; mais, pour éviter la confufion , je défignerai les efpèces fous le nom de *goutte fereine féche* , & de *goutte fereine humide*. La goutte fereine humide , eft celle qui eft produite par la répercuffion de quelques vices du fang , tels que la dartre , l'éréfipéle , le fcrophule , le venérien , le fcorbutique, le lait répandu , & autres ; elle eft auffi l'effet de la fuppreffion des règles , des lochies , d'un flux hémorroïdal, d'un cautère imprudemment fermé , fouvent même d'une fueur abondante interceptée par une fraîcheur accidentelle ou volontaire : alors la furabondance des humeurs qui fe trouvent épanchées dans le cerveau , porte la compreffion fur les nerfs optiques ; de manière que les fucs nouriciers font moins abondans, & que les vices dont ils font empreints , viennent former ftagnation, foit dans les vaiffeaux de la rétine, foit dans ceux de la choroïde, ce qui décide une goutte fereine plus ou moins prompte, fuivant la force de l'humeur, ou les effets de fa vifcofité. Telles font les caufes de la goutte fereine humide, qui, prévenues ou attaquées dans ce principe font fufceptibles de guérifon.

Il n'en eft pas de même de la goute fereine féche, parce qu'elle eft pour l'ordinaire la fuite ou l'effet des affections nerveufes qui arrivent par caufe interne ou externe; les internes font les convulfions, les fuites de la paralyfie, les affections hiftériques, le defféchement de la fubftance corticale du cerveau, qui correfpond aux nerfs optiques, ainfi qu'il arrive aux Maniaques: les fiévres inflammatoires qui exigént une répétition de faignées au pied, d'où fuit l'affaiffement du cerveau & du cervelet, à raifon du fang qu'on en a tiré: les caufes accidentelles ou externes, font le paffage trop fubit d'un lieu fombre dans un endroit trop éclairé; quelquefois même l'effet d'un coup de foleil, qui arrive par l'effet de deux nuages ou autrement; enfin toute efpéce de contufions, un mouvement de colère outrée, une ivreffe journaliére, des topiques trop compreffifs, ou d'une nature trop chaude pour le genre d'inflammation, foit enfin une lecture trop affidue ou continuée après le déclin

du jour, ainſi qu'il eſt démontré dans l'exemple
ſuivant.

Un jeune-homme de condition, de vingt-
neuf à trente ans, eut, dans ſon bas-âge, une
humeur ſcrophuleuſe, dont la répercuſſion ſe
fit au cerveau, & ſe porta particulièrement ſur
les nerfs auditifs, de manière qu'il reſta ſourd
d'une oreille, & fortement affecté de l'autre;
mais les yeux, qui étoient d'une heureuſe conſtitution n'en furent pas affoiblis; de manière
qu'il entra au ſervice militaire, où il tient aujourd'hui un rang diſtingué, ayant paſſé une
partie de la vie, ſans avoir autre choſe à redouter qu'une pulſation ſtomachale, qui produit des mouvemens convulſifs; il y a cinq à ſix
ans que, revenant de ſon régiment, & étant
dans ſa voiture avec ſon valet-de-chambre, il
crut ne pouvoir mieux faire que de profiter de
ſon plaiſir familier, qui étoit la lecture; mais il
le pouſſa ſi loin, & le jour étoit ſi tombé, qu'il
étoit obligé de forcer ſa vue, & de rapprocher
ſon livre des yeux; ce qu'il continua à faire,
malgré les inſtances réïtérées de ſon valet-de-
chambre, qui m'a aſſuré que le jour étoit ſi
bas, qu'on voyoit à peine à ſe conduire. Telle a
été ſa paſſion de l'étude des lettres, dont il paya
bien cher l'excès, par l'état où il fut reduit, &
aiant été ſur le point d'être privé pour toujours
des deux ſens les plus précieux à la vie.

Cet exemple est bien fait pour corriger les jeunes-gens d'une pareille témérité , puisque dès le lendemain la maladie des yeux se manifesta par un brouillard , par une obtusion qui ne fit que prendre de nouveaux accroissemens , au point que le trouble des humeurs aqueuse & cristalline étoit sensible , que la pupille du globe de l'Œil droit étoit extrêmement dilatée , & sans aucun mouvement de restriction ; ce qui annonçoit l'obstruction des membranes rétine ou choroïde ; le globe de l'Œil gauche, moins altéré , n'en étoit pas moins susceptible des mêmes impressions : enfin le mal augmentoit de jour en jour ; & tous les Praticiens se réunissoient pour dire que c'étoit une goutte sereine , qui tendoit à devenir complette, tous étoient d'accord sur la nature de la maladie , & les avis n'étoient partagés que sur les moyens curatifs , pour lesquels on laissoit même les inquiétudes les plus allarmantes. Telle étoit la situation du malade , lorsqu'il vint lui-même me consulter ; mais mon pronostic , ne fut pas plus consolant , & je lui témoignai les regrets de ne pouvoir lui être d'aucune utilité, parce que je présumai que l'humeur, qui étoit fixée au cerveau , & qui avoit déterminé primitivement la maladie des oreilles , étoit la même qui étoit venue se porter sur les couches des
nerfs

nerfs optiques, en formant une compreffion qui, de proche en proche, empêchoit les fucs nourriciers de fe régénérer auffi promptement & auffi aifément. Cette théorie étoit fondée fur ce que la tenfion nerveufe des yeux & le mouvement continuel de la voiture, devoient avoir déterminé la fermentation de l'humeur qui, d'après le repos, étoit devenue comme ftagnante, & paroiffoit former obftruction fur la choroïde.

D'après une pareille indication, & l'ancienneté de la maladie au cerveau, j'avois tout lieu de craindre le peu de fuccès d'une entreprife auffi douteufe; c'eft pourquoi, malgré les larmes d'une mère juftement allarmée fur le fort d'un fils qui devenoit doublement à plaindre, je me refufois conftament à l'indication apparente des moyens curatifs, alléguant pour raifon le peu de confiance que j'avois dans mes propres lumières: cependant les inftances réiterées de la part du malade, fa cruelle pofition, & plus encore fon défefpoir me firent tout entreprendre & tout tenter. Je commençai le traitement, par un régime févère, par un exutoire au bras gauche ; enfuite je mis en ufage les pédiluves, les maniluves, les mafticatoires de toute efpéce, les boiffons propres au tempérament, les purgatifs conformes aux

circonftances ; enfin la pommade ophtalmique ,
que je rendois plus ou moins ftimulante : telles
ont été , pendant près de trois mois , les remédes
que j'ai employés , fans un fuccès apparent ;
mais fucceffivement la vue s'eft éclaircie ; la
pupille a repris fes mouvemens de dilatation
& de reftriction , de façon que la perféverance
nous a conduit vers le fixiéme mois , où j'ai mis
en ufage les réfolutifs , les frictions à la fontanelle , les poudres céphaliques , les fumigations
féches , les toniques & les liqueurs ophtalmiques
fpiritueufes. C'eft à l'aide de tous ces fecours ,
plus ou moins multipliés , plus ou moins ména-
gés , que la victoire s'eft rangée de notre côté ;
que la vue s'eft toujours ameliorée ; auffi , depuis
cinq ans , j'ai la fatisfaction complette de voir ce
bien-être fe maintenir , fe perfectionner , & de
trouver dans le cœur de la jeune perfonne , une
amitié auffi tendre que reconnoiffante & fin-
cère. Tels font les dédommagemens qui péné-
trent l'âme du fentiment le plus doux , & qui
enhardiffent à entreprendre ce qu'on n'auroit
pas ofé tenter.

SECTION PREMIÈRE.

Des effets toujours allarmans , & toujours
redoutables que produit la Goutte sereine.

L'ORDRE physique est soumis à une marche
qui ne varie jamais, ou presque jamais, à moins
qu'une cause seconde ne vienne en déranger
l'heureuse harmonie. L'oiseau qui vole dans
l'air, le poisson qui nage dans l'eau , le qua-
drupéde qui court sur terre , tout a un raport
de convenance avec tout ce qui existe ;
l'homme lui-même , ainsi que les autres animaux, vient au monde avec deux globes qui
doivent lui servir de flambeau pour éclairer sa
marche, pour éviter les dangers & trouver ses
besoins ; tel est l'ordre de la Nature , dont la
direction première peut être dérangée mais
jamais détruite ; cependant il est des causes
secondes qui, par une suite d'accidens, ou par
des remédes mal administrés, viennent nous
priver du sens le plus nécessaire à la vie ; c'est ce
qu'on observe souvent, & ce qui arrive tous les
jours dans les effets de la goutte sereine.

Les effets de la goutte sereine parfaite , sont
différens , suivant les différentes causes qui les
ont produites ; mais c'est toujours l'interception

entière des faisceaux de lumière, qui ne peuvent plus se rendre sensibles, ni se transmettre au *sensorium commune*. Que la goutte sereine soit prompte ou lente, séche ou humide, il n'en est pas moins vrai que c'est toujours la privation de la vue qui se détermine, soit par la paralysie des nerfs, soit par l'obstruction des membranes. Il en est de la goutte sereine comme de l'apoplexie ; ou plutôt la goutte sereine est une paralysie-apoplexie des nerfs optiques : on distingue l'apoplexie du corps en séreuse & en sanguine ; certainement, la conduite curative de l'une n'est pas celle de l'autre ; saigner un malade d'une apoplexie séreuse, c'est achever de lui enfoncer le poignard dans le sein ; & , par les contraires , donner l'émétique dans une apoplexie sanguine , c'est resserrer de plus en plus les vaisseaux sanguins, & achever le coup de la mort, qui n'est déjà que trop manifesté. Voilà ce qui peut arriver tous les jours, pour peu qu'on ne soit pas attentif aux indications de la Nature. Or les gouttes sereines sont produites par tant de causes différentes , qu'on ne sçauroit trop y refléchir pour ordonner une saignée , & surtout une saignée au pied, dont l'effet n'est jamais indifférent, ainsi que je l'ai observé dans plusieurs circonstances ; d'où je conclus qu'il est

plus aifé de guérir une goutte fereine fans effufion de fang qu'avec effufion ; c'eft ce que j'ai
reconnu moi-même dans un coup de foleil
que j'ai éprouvé, il y a neuf à dix ans, revenant
de l'Abbaye de Chelles, & dont j'ai rendu
compte dans un petit Opufcule, que j'ai donné
en 1776, en voici le précis :

Sollicité depuis long-temps par Madame
l'Abbeffe de Chelles, de me rendre en fon
Abbaye, je cherchois à faifir un temps qui ne
pût pas déranger l'ordre de mes panfemens ;
c'eft pourquoi, fans confidérer l'extrême chaleur qu'il faifoit, je partis au mois de Juillet,
vers les dix heures & demie du matin. Ma
voiture étoit un cabriolet de forme antique ;
c'eft-à-dire, fermant en devant avec des cuirs,
& deux petites glaces de forme ovale. J'avois
pour compagnon de voyage un petit opufcule
de M. Storck, Médecin renommé, de Vienne
en Aütriche, dans lequel il annonce les merveilleux effets de la poudre de *coquelourde* ou
anémone des prés, prife intérieurement pour
la cure de la goutte fereine : cet ouvrage latin,
prouve les grands talens de fon auteur ; mais
malheureufement ce reméde n'a pas plus de
fuccès dans notre climat, pour la cure de la
goute fereine, que n'en a eu par le paffé l'Extrait de Cigue, pour la guérifon de la cataraĉte

E e 3

foit parfaite, foit imparfaite. J'avois pris, en partant, la précaution de fermer les cuirs du cabriolet, pour me mettre à l'abri de ces coups
redoutés de foleil, qui arrivent entre deux nuages, & que j'avois continuellement en face,
en revenant à Paris; mais, plus occupé de ma
lecture, que d'une glace en ovale qui fe trouvoit au milieu des cuirs, j'arrivois promptement
fans autre gêne, que de paffer fouvent la main
fur le front, à caufe des ardeurs que j'éprouvois,
ce qui étoit occafionné par la réunion des rayons
de foleil, qui fe faifoient à travers la glace.

Arrivé chez moi, & defcendant de voiture;
je me trouvai tout étourdi, avec une pefanteur
de tête infuportable; mais la multitude de malades, qui fe renouvelloit fans ceffe, me tint
occupé le refte de la journée, de manière que
je fus obligé de me coucher fans penfer à
moi, fans réfléchir fur mon état, qui étoit
celui d'un homme abforbé fous fon propre
poids. La nuit ne fut pas laborieufe, & mon
reveil du matin fut à peu-près de même; mais,
dans le cours de la journée, je reffentis des douleurs de tête par élancemens, & qui fembloient
partir d'un foyer ardent; ce qui ne fit qu'augmenter de plus en plus: enfin, le quatriéme
jour, étant à mon bureau, vers les huit heures
du foir, pour répondre à différentes confulta-

tions, ma plume m'échappa de la main ; je vou-
lus la ramasser ; mais , tout en inclinant la tête
& le corps, je sentis comme un coup de massue
qui me partageoit le crâne en deux , & comme
un poids énorme , qui , en me relevant, m'ôta
la faculté de voir aucun objet. Ce premier
moment est encore pour moi un moment de
terreur & d'effroi ; j'ose même dire que ma
plume vacille entre mes doigts au simple récit
que j'en fais ; mais, hélas ! j'eus beau m'agiter,
boire de grands verres d'eau, mettre la tête à
la fenêtre , me frotter le front, les tempes,
les sourcils , les yeux même, je ne récupérois
point la lumière ; tout étoit ténébres. Dans
cette cruelle alternative , je n'eus pas de peine
à faire un retour sur moi-même , & à me convaincre de la cause de mon accident , qui ne
pouvoit être qu'un coup de soleil ; dont l'effet
formoit obstruction sur les branches des nerfs
optiques ; ce qui avoit porté la constriction dans
les solides , & rendu la choroïde incapable de
recevoir les rayons lumineux.

Il m'est impossible de pouvoir rendre compte
de la position interne & externe des globes,
puisque ma vue ne recevoit aucune impression
de lumière , pas même de six bougies allumées
devant moi : tout ce que je puis dire, c'est que
les yeux me paroissoient comme tuméfiés,

comme gonflés avec une tenfion dans les nerfs
optiques, qui paroiffoit former différens prolongemens : trop convaincu de ma malheureufe
pofition, il falloit prendre un parti, appeller
du fecours ; c'étoit en quelque façon renoncer
à ma volonté, dans un moment où les inftans
étoient précieux ; c'eft pourquoi je mis ma confiance en Dieu & dans mes propres lumières :
en confequence, je fis ufage, de cinq minutes
en cinq minutes, de la poudre cephalique des
adultes ; je pris en même temps les pédiluves
& les maniluves, avec la maftication de racine
de pyréthre ; je me couvris les yeux avec
un léger bandeau, & la tête avec une ferviette ; je me mis à refpirer la vapeur d'une infufion prefque bouillante de fleurs de mauve,
de guimauve & autres. Deux heures fe pafsèrent
dans cet état de trouble & d'affliction ; n'aiant
plus d'autres reffources que celle de la pommade ophtalmique ; il me fembloit même que
la fiévre paroiffoit augmenter, lorfque tout-à-
coup, j'éprouvai entre la fontanelle & la partie
frontale, une douleur accompagnée d'un
étourdiffement femblable à celui que j'avois
éprouvé lors de l'accident premier ; ce qui empêchoit l'évacuation d'une humeur infecte,
verdâtre & noirâtre, laquelle me fortoit par le
nez, par la bouche, & me procuroit même

de l'embarras dans les oreilles. Mon premier soin fut de me délivrer de mon bandeau, & de chercher la lumière, qui n'en étoit pas encore pour moi ; cependant la tension étoit moins forte, le gonflement moins sensible ; enforte, que dans l'espace de quinze à vingt-minutes, je vis comme un soleil couchant, à travers une gaze très-obscure, & ensuite, je reconnus que j'étois comme bouffi ; il sembloit même que l'humeur paroissoit s'insinuer dans le tissu cellulaire de la peau du visage : en effet, je restai, pendant près de quinze jours, toute la face couverte d'une espéce de galle, qui me fit perdre les cheveux, qui se dissipa par une suite d'apéritifs & de purgatifs conformes à ma situation ; c'est alors que je fis usage de la pommade ophtalmique, où se trouve le mercure doux, afin de débarasser les membranes internes de l'Œil de l'humeur visqueuse, qui auroit pu laisser quelque obstruction ; après quoi, j'employai, pendant un mois ou cinq semaines, les toniques & les liqueurs ophtalmiques spiritueuses, de manière que ma vue est redevenue, j'ose dire meilleure, qu'elle n'étoit avant l'accident.

Tel est l'historique d'un événement qui paroîtroit incroyable, s'il n'avoit été au vû & au sû de tout Paris, puisque je n'ai été que deux fois vingt-quatre heures sans voir de malades, sans faire de pansemens. Je crois pouvoir dire, avec quelque confiance, que si, dans le premier moment, je me fus fait tirer du sang, le succès n'auroit pas été le même, & j'aurois eu tout lieu d'appréhender de fixer l'humeur au cerveau ce qui seroit arrivé par une dérivation trop prompte du fluide qui sert à entretenir le foyer de ces mêmes humeurs, & en empêcher le poids ou stagnation : on ne sauroit donc être trop prudent pour ordonner des saignées, soit dans le commencement d'une goutte sereine, soit dans son état de perfection : je pourrois même m'autoriser en cela d'une infinité d'exemples ; mais le suivant & son traitement en seront de nouveau la preuve complette ; aussi je prie MM. les Oculistes de vouloir bien y faire l'attention la plus sérieuse, & en tirer avantage pour les malades qui éprouveront le même accident.

Une très-auguste & très-honorée Princesse, me fit dire, il y a quelque temps, de me rendre au Château de Brinborion, pour y voir une Personne d'un mérite distingué, & qui tenoit à la Cour & à la Ville, un très-haut rang. En arrivant, je trouvai le malade âgé de soixante-huit à soixante-neuf ans ; je le trouvai, dis-je, dans le bain, qui souffroit les angoisses de l'ophtalmie la plus redoutable, & qui, pour en diminuer les crifpations douloureufes, fe faifoit doucher l'Œil à un pied & demi d'élévation. L'Œil bien examiné, le malade interrogé fur tous les points, je lui dis que la caufe première de fa maladie étoit une humeur de goutte fciatique reportée au cerveau ; que les douches qu'il employoit étoient un moyen pacificateur pour la douleur, mais deftructeur pour l'organe de la vue ; que je craignois de lui voir payer bien cher le prétendu calme qu'il en éprouvoit, parce que l'humeur contrariée, & la circulation fans ceffe arrêtée par cet agent tonique, finiroit par déterminer l'engorgement, & l'obftruction des membranes néceffaires à la vifion ; mais vouloir prouver à un malade qui fouffre cruellement, qu'un reméde qui paroît le foulager, doit lui nuire, c'eft lui démontrer ce qu'il ne peut & ne veut fe perfuader ; en effet, quelques précautions que j'aye pu prendre pour lui repréfenter que les moyens que je propofois, étoient plus conformes à ce genre de maladie, il me répondit que ce reméde l'avoit toujours guéri, & qu'il devoit le guérir. D'après cela, je ne crus pas devoir infifter davantage, & je me retirai en lui difant que, fi ma malheureufe prophétie avoit lieu, je le priois de ne pas perdre un inftant fans me faire avertir, fans m'envoyer chercher, & que peut-être je pourrois lui être de quelqu'utilité.

Quelqu'incroyable que parut au malade ma prédiction, elle ne tarda pas cependant à s'accomplir ; car, à force de douches réitérées, l'action de la circulation se ralentit, l'humeur s'épaiffit ; ce qui forma stagnation avec engorgement, foit dans la rétine, foit dans la choroïde, & de fuite décida la perte de la vue : à la douleur fuccéda la terreur, dans la crainte de perdre un fens auffi précieux que celui de la vue : mais l'arrêt étoit exécuté & le coup porté ; de manière qu'on profita de la permiffion que j'avois donnée, en m'envoyant promptement chercher, par M. le Chirurgien du lieu. Cette nouvelle répandue dans Bellevue, où Mefdames, Tantes du Roi étoient réfidentes, je parus aux yeux de ces Princeffes comme un Prophète de mauvais augure ; mais cependant, avec la confiance que j'avois de rompre les chaînes que la Nature venoit de me forger. Le malade bien examiné par les Perfonnes de la première réputation, on jugea que c'étoit une goutte féreine par obftruction ; les uns & les autres propofèrent une infinité de remédes ; mais enfin il fut décidé que le malade refteroit entre mes mains ; c'eft pourquoi je pris le parti de le mettre au régime, de ftimuler les yeux par le moyen des masticatoires, par celui de la pommade ophtalmique, de m'opposer aux douleurs en lui faisant prendre des demi-bains, en bassinant le front, les tempes & les yeux avec une eau dégourdie de laitue pommée, & en employant, pour topique léger, l'application de cette même plante également dégourdie. A tous ces moyens se réunissoit un ancien cautère, qui faisoit des effets surprenans; c'est à l'aide de ces secours que les premiers rayons de lumière s'annoncèrent dèsle cinquiéme jour; alors je purgeai le malade deux fois à un jour de distance, continuant toujours le même stimulant de la pommade, les mêmes secours anodins, tant pour le corps que pour les yeux; enfin, dans moins de trois semaines, je mis le malade en état de faire usage du doux résolutif de sang de pigeon, de se servir successivement de lotions astringentes, de fumigations séches, des toniques & liqueurs ophtalmiques spiritueuses; de manière que, dans l'espace de cinq semaines au plus, le malade se présenta devant Mesdames, avec une tranquillité de corps, & une assurance de vue qui, depuis, s'est de plus en plus perfectionnée, & pour laquelle les rigueurs de l'hiver, qui a été très-dur, n'ont rien laissé à redouter, puisque cette cure s'est toujours soutenue, quoique le corps soit continuellement fouffrant de l'humeur de fciatique qui, heureufement, ne porte aucune atteinte à la vue.

S E C T I O N II.

De la poſſibilité de guérir la Goutte ſereine, parfaite & imparfaite, avec l'indication des moyens qu'on peut employer.

L'EXPÉRIENCE eſt la pierre fondamentale de la Médecine ; c'eſt d'après l'expérience que le Médecin juge quelle eſt la cauſe peccante, quels ſont les moyens qu'on peut mettre en uſage pour aider la Nature dans ſes opérations, ou l'arrêter dans ſes écarts. Voilà la marche d'une pratique fondée ſur l'expérience, qui doit ſe rapporter à toutes les maladies auxquelles le corps eſt ſujet. Les maladies des Yeux ont une telle analogie avec celles du corps, qu'il eſt preſque impoſſible de réuſſir ſans attaquer ces vices du ſang, ſans délayer & rafraîchir ces épaiſſiſſemens acrimonieux, qui affectent plutôt une partie qu'une autre. Les maladies des yeux ſont donc du reſſort de la Médecine & du Médecin ; c'eſt à lui ſeul à juger les commence-

mens d'une cataracte naiſſante, d'une goutte
ſereine imparfaite; c'eſt à lui à diriger les moyens
curatifs qui peuvent en diminuer les effets,
ou en arrêter les progrès; c'eſt à lui, en un mot,
à prononcer ſur la poſſibilité, ou l'impoſſibilité
de guérir telle goutte ſereine.

Les maladies des yeux paroiſſent avoir été
négligées par les vrais Juges, par les ſeuls com-
pétens, parce que, je ne puis trop le répéter, le
Public, auſſi crédule que confiant, s'eſt continuellement livré au deſpotiſme de ces hommes
nouveaux, de ces hommes paſſagers, qui ont
un reméde aſſuré pour guérir tous les maux
qu'ils ne connoiſſent pas, & qu'ils avouent
même ne pas connoître: ſuivant eux, gouttes
ſereines, cataractes, rien ne doit réſiſter à l'effet
de leurs eaux myſtérieuſes & merveilleuſes.
Voilà l'erreur populaire, voilà le préjugé qui
accrédite tant de nouveautés, & fait la fortune
de ces Eſculapes faux; c'eſt donc la faute du Public & non celle de MM. les Médecins, ſi le
traitement curatif des maladies des yeux n'a
pas fait plus de progrès, parce que le Praticien inſtruit ne voit que ce qui eſt, & ne connoît que ce qui peut réuſſir; parce qu'un bon
Forgeron néglige de forger, lorſqu'il ne trouve
pas l'emploi de ſes travaux & de ſes talens. Voilà
donc ce qui arrive, & ce qui fait que les mala-

dies des Yeux ont été négligées , pour être livrées au traitement caché de ces Empiriques, qui abusent de la confiance des Grands, & qui mettent à contribution la foiblesse des petits.

La goutte sereine parfaite est la privation entière de la vue ; ce qui arrive, soit par l'engorgement des membranes , soit par la paralysie des nerfs ; de manière que le malade devient à charge aux autres & à lui-même.

Le traitement curatif de la goutte sereine parfaite , & particulièrement de la goutte sereine humide, peut être considéré sous deux rapports, qui sont les moyens internes & externes ; les internes sont le régime, les boissons propres au tempérament , & à la nature du vice qu'on a à combattre , les purgatifs doux & fondans, de légers sudorifiques , ou des eaux légèrement ferrugineuses ; à tous ces moyens doivent se réunir les précautions de tenir le corps libre, de rafraîchir les voies basses , par des lavemens appropriés aux circonstances , & enfin d'employer tous les remédes propres à faciliter la circulation du sang. Les moyens externes sont les exutoires à la peau, & quelquefois l'application des sangsues au siége ; les masticatoires , les céphaliques, les frictions , les pédiluves , les maniluves , les demi-bains , les bains des Yeux, capables d'adou-

cir

cir les topiques propres à tempérer les effets de
la pommade ophtalmique, dont on fait usage
une ou deux fois le jour, suivant le besoin.

La seconde période de la maladie est lorsque
la situation des yeux permet de cesser l'usage de
la pommade ophtalmique ; ce qui doit se connoître, lorsque l'extérieur du globe se trouve
débarassé des vaisseaux variqueux, qu'entraîne
nécessairement une goutte sereine humide, lorsque le trouble des humeurs aqueuse & crystalline est moins apparent ; lorsqu'enfin la vue devient moins obtuse ; alors cet état d'amélioration annonce le besoin de fortifier, de donner
du ton & du ressort aux parties nerveuses &
musculeuses ; c'est pourquoi, en cessant l'usage
de la pommade, on doit discontinuer celui des
douches & topiques anodins, pour se servir du
doux résolutif de sang de pigeon, du bain des
yeux, fait avec les infusions de fleurs de sureau
& de roses de Provins ; c'est d'après une suite
de ce bien-être qu'on emploie les toniques &
les liqueurs ophtalmiques spiritueuses, ainsi qu'il
est décrit en la section qui regarde cet article ;
ce qu'on doit continuer journellement pendant un mois ou cinq semaines de suite ; après
quoi, dix à douze fois le mois seulement, choi-
sissant les jours les plus humides, afin de soutenir plus avantageusement le bien-être des yeux.

Tome I. F f

Les moyens curatifs de la goute séreine séche ou nerveuse, font un peu plus difficiles à
établir, parce que le principe de la maladie
provient d'une conftriction des folides qui
dégénère en un relâchement ; ce qui rend la
cure beaucoup plus laborieufe, fur-tout lorfque
la maladie a acquis un dégré de perfection. La
goute féreine féche eft parfaite, lorfque la pupille
ne conferve aucun mouvement ni de dilatation
ni de reftriction ; elle eft nerveufe, lorfque le
méconium de la choroïde n'eft pas altéré ; ce
qui annonce que la paralyfie exifte dans la rétine, qui n'eft plus fufceptible de fenfations ; de
manière que celui qui en eft affecté, ne voit ni
ombre, ni objet quelconque : il n'en eft pas de
même de la goute féreine féche, qui n'eft imparfaite, que parce qu'il eft impoffible de redonner
du ton & du reffort aux parties nerveufes &
mufculeufes, dont l'action n'eft pas totalement
éteinte. C'eft alors que le malade doit recourir
aux avis d'un Praticien fage & éclairé, pour recevoir un plan de conduite corporelle & oculaire ;
mais en général les remédes les plus efficaces
font de faire prendre, tous les matins, quatre à
cinq taffes d'eau de veau herbacée, ou d'eau d'orge
perlée ; ce que l'on continue pendant fept à huit
jours, après quoi purger deux fois à un jour de
diftance ; enfuite faire prendre, pendant une

quinzaine de jours, à tous les repas, soit une eau légère de squine, ou es eaux épurées de Passy; du reste tenir le corps libre & empêcher toute application nocturne. Les remédes locaux sont les mastications, les poudres céphaliques, le bain ou douche, matin & soir, avec l'eau ophtalmique composée, ou celle de joubarde préparée; ensuite, pendant quinze jours à trois semaines, l'usage journalier des liqueurs ophtalmiques spiritueuses, en la forme & de la manière qui ont été si souvent énoncées; ce terme expiré, on cesse, pendant sept à huit jours, l'usage des liqueurs ophtalmiques spiritueuses, pour pouvoir juger du bien-être des yeux; mais on les reprend ensuite pour ne s'en servir que deux à trois fois la semaine; ce que l'on continuera pendant cinq à six mois de suite, & toujours, pour le bain des yeux, l'eau ophtalmique ou celle de joubarde; bien entendû que si l'on ne fait pas usage du tabac, on en prendra l'habitude; ce qui doit se faire peu-à-peu, & avec toutes les précautions qui ont été indiquées.

Le traitement curatif de la goutte sereine séche & parfaite, est beaucoup plus difficile, sur-tout lorsqu'elle est ancienne; je puis même dire que je la regarde comme incurable, lorsqu'elle a pour cause première les convulsions nerveuses, les spasmes ou les contusions. Il en eſt de la goute ſereine comme des cataractes ? ſouvent cette maladie n'attaque qu'un Œil ; mais c'eſt pour l'ordinaire un ennemi caché qui porte ſes coups redoublés , qui ſe manifeſte bientôt ſur l'autre , & dont j'ai ſouvent vu les effets dans l'eſpace d'un an ou dix-huit mois au plus. D'après cette obſervation , il eſt eſſentiel, pour le malade , de ne pas tarder à chercher des ſecours prudens & ſages , afin de n'avoir rien à ſe reprocher du côté de la négligence. Il eſt encore des goutes ſereines qui arrivent par la répercuſſion d'un vice humoral,& qu'on a toujours regardées comme incurables ; cependant mon obſervation m'a fourni une infinité d'exemples du contraire ; & le fait ſuivant en ſera même une preuve convaincante.

Le Jardinier des potagers d'un très-grand Prince , en ſon château de Vanvres , avoit une dartre qui lui couvroit les oreilles , & qui s'étendoit ſur le viſage : auſſi ennuyé de ce déſagrément lépreux , que fatigué de ſes effets, il prit , pour s'en débaraſſer , la réſolution de ſe ſervir des répercuſſifs les plus actifs: en effet la dartre diſparut , & trois à quatre mois ſe paſſerent dans un état de ſécurité apparente ; lorſque, fatigué par des maux de tête , par des tiraillemens de cerveau , auxquels il ne faiſoit pas grande attention , il fut tout-à-coup ſurpris par la cécité la plus décidée, par la goutte fereine la plus complette. Cet homme, âgé de quarante-quatre à quarante-cinq ans, s'étoit couché clair-voyant, & fe releva aveugle ; mais fes parens & fes enfans ne tardèrent pas à le conduire chez moi, où, après l'avoir attentivement examiné, je lui demandai s'il n'avoit jamais eu de dartre ; ce que je crus devoir reconnoître à la fanie féche qui enveloppoit les cils des paupières. Ce fut alors qu'il me fit l'aveu de fon mal, qui étoit d'autant plus de conféquence, qu'il eft père de fix enfans encore jeunes. Touché de fon état, j'examinai fes yeux avec la plus fcrupuleufe attention ; je le fis au grand jour, & enfuite, à la lumière, dont il ne recevoit aucune impreffion, quoique les pupilles fuffent extrêmement dilatées ; mais l'iris avoit perdu fa couleur naturelle ; ce qui annonçoit que la choroïde étoit totalement obftruée, de manière que les humeurs de l'Œil n'avoient aucune tranfparence ; du refte la conjonctive étoit extérieurement parfemée de vaiffeaux variqueux, mais fans ophtalmie décidée, & fans autre douleur qu'une tenfion générale.

Tout bien confidéré, je fis promptement un expofé de la maladie, & des moyens curatifs que je remis au malade, avec une lettre pour S. A. S., par laquelle je la fuppliois de vouloir bien faire examiner cet ancien Serviteur par MM. les Médecins & Chirurgiens les plus recommandables. L'examen fait à Paris, il fut décidé que c'étoit une goutte fereine parfaite, & que le malade me feroit renvoyé pour fuivre le traitement que j'avois annoncé. Malgré les occupations dont j'étois furchargé, & l'incertitude d'une cure aussi longue & aussi difficile, j'en fis le facrifice au Prince, qui eut la bonté de m'écrire, de manière que je n'eus pas de peine à me rendre aux cris lamentables de fix enfans qui imploroient mon fecours, qui me redemandoient la vue de leur père, leur feul foutien, leur feul nourricier : comme les momens étoient urgens, & qu'il n'y avoit pas d'inftant à perdre pour empêcher que l'obftruction ne vînt à altérer l'humeur vitrée, & à former toutes fes adhérences, mon premier foin fut de mettre le malade à toutes les reffources du régime, d'établir des foyers de chaleur, tantôt à un bras, tantôt à l'autre ; quelquefois à la nuque du col ; ce que j'exécutai avec l'emplâtre épipaftique ; mais je ne la laiffois jamais plus de vingt-quatre à trente-fix heures chaque fois ; enfuite je fis ouvrir un ample cautère à la jambe ; enfin, craignant l'effet des cantharides, j'entretenois les différentes plaies avec le fecours du *timelea*, dont j'adouciffois l'action avec la feuille de poirée.

C'eſt à l'aide de ces moyens que j'allois, toujours en avant, ayant la précaution de faire mâcher, deux fois le jour, de la racine de py-réthre; de ſtimuler la membrane pituitaire par des poudres céphaliques; d'employer ſur la fontanelle les frictions aromatiques d'eau des Carmes; de faire frotter le col & les épaules avec une flanelle féche & enveloppée d'une vapeur de la fumée de geniévre; de faire boire au malade, tous les matins, quatre à cinq verres d'une tiſane apéritive; enſuite je lui fis prendre les vomitifs qui ne firent que peu d'ef-fet; mais je profitai de la ſecouſſe pour le purger deux fois à un jour de diſtance; ce qui parut me réuſſir du côté des évacuations, parce que la perte de la vue étoit toujours la même, malgré l'uſage qu'on faiſoit, deux fois le jour, de la pommade ophtalmique, & dans laquelle je mettois ma confiance pour atténuer & diviſer l'humeur. Enfin, à force de ſtimuler les ſolides, & de donner de l'ac-tion aux fluides, la fiévre ſe déclara avec des redoublemens aſſez fréquens; ce qui étoit pour mon obſervation d'un heureux pronoſtic. En effet je profitai des inſtans de calme de la fiévre, & du moment où les yeux n'étoient pas affectés par la pommade pour faire faire uſage des liqueurs ophtalmiques ſpiritueuſes :

ce dernier moyen parut me réuffir affez bien, puifque les pupilles commençoient à fe prêter aux mouvemens de dilatation & de reftriction, quoique l'aveuglement fût toujours le même ; cependant ma perfévérance fut couronnée du fuccès, & j'eus la douce fatisfaction de voir qu'il reconnoiffoit les premiers rayons de lumière, & que, tous les jours, fa vue devenoit meilleure ; de manière que le malade s'eft trouvé délivré de la fiévre, & a récupéré la vue, qui depuis dix-huit mois, lui laiffe la faculté de travailler à fon jardin, & d'agir librement. Ce n'eft pas cependant qu'il ne foit obligé de faire continuellement ufage d'une infinité de petits remédes qui foutiennent le bien-être de la vue ; de ce nombre font les purgations douces, le fain-bois au bras, & un cautère perpétuel à la jambe, de temps en temps les maftications de racine de piréthre, les liqueurs ophtalmiques fpiritueufes, & tous les jours le bain des Yeux avec l'eau ophtalmique préparée. D'après cet expofé, il eft jufte de conclure que la goutte fereine parfaite eft curable, lorfqu'elle eft prife fur le fait, lorfqu'on ne laiffe pas à la Nature le temps de s'engourdir, & qu'on lui fournit tous les fecours dont elle a befoin pour vaincre les obftacles, pour fe débarraffer de la fuperfluité de nos humeurs.

S e c t i o n   III.

Du Glaucome, & des causes qui le produisent.

La Nature ne connoît pas de temps marqué pour porter ses coups redoutables; c'est souvent une mère contrariée qui délaisse ses enfans, qui les abandonne à eux-mêmes & aux dangers de la maladie. Telle infirmité qui ne devoit assaillir que la vieillesse, vient souvent surprendre la jeunesse ; on voit, tous les jours, ce jeune homme aux yeux vifs & perçans, au teint clair & rubicond, paroître annoncer à la société une jouissance parfaite de lui-même. Mais hélas ! la maladie survient ; le sang s'enflamme ; la fiévre se déclare; la tête s'embarasse; & il se trouve aux portes de la mort. Heureux quand il est secouru à temps, & que, pour sauver sa vie, on est quelquefois forcé de sacrifier ses yeux : c'est ce qui arrive souvent dans les maladies inflammatoires, où le sang se porte avec véhémence au cerveau, où il forme compression dans les solides, stagnation dans les fluides; de-là vient le défaut d'esprits animaux, le desséchement du fluide nerveux & de suite la goutte sereine, qui finit par le Glaucome incurable aux humains ; cependant il eſt à propos de bien connoître cette maladie pour ne pas faire des remédes inutiles, ſouvent même dangereux.

Les Anciens confondoient ſouvent le Glaucome avec la goutte ſereine : les plus exaĉts en ont fait une maladie de l'humeur vitrée. J'ai quelquefois ouvert les yeux des perſonnes mortes, & affeĉtées du Glaucome : la ſeĉtion tranſverſale faite de l'Œil, j'ai employé la longitudinale pour reconnoître les parties en place ; c'eſt alors que j'ai trouvé que la choroïde avoit perdu de ſa couleur naturelle , que le tiſſu de la rétine étoit comme enveloppé d'une humeur gélatineuſe, qui paroiſſoit faire corps avec la capſule membraneuſe de l'humeur vitrée ; que le cryſtallin qui eſt dans ſa partie antérieure , étoit comme collé avec ſa capſule, à cette même humeur, qui, de même que ce corps lenticulaire, avoit perdu ſa tranſparence. La ſeĉtion faite de la capſule de l'humeur vitrée , j'ai reconnu que cette liqueur étoit un peu plus épaiſſe que dans l'état de ſanté ; mais que ſa capſule y formoit une eſpéce d'opacité qui avoit une teinte de verd de mer azuré ; d'où l'on peut conclure que le Glaucome n'eſt autre choſe que l'obſtruĉtion de la capſule membraneuſe de l'humeur vitrée ,

qui communique les mêmes effets à toutes
les parties internes.

Le Glaucome est donc, d'après les observations générales, l'altération de l'humeur vitrée; pour moi, j'ai toujours reconnu que cette
altération étoit la suite & l'effet de la goutte sereine, & sur-tout de celle qui, insensiblement,
se couvre d'un voile ou gaze qui vient terminer la perte de la vue. Ce n'est pas que je
révoque en doute les différentes maladies dont
cette humeur peut être susceptible, sur-tout
après les lésions, les contusions auxquelles
le globe de l'Œil est sujet; c'est pourquoi il
peut se faire que la rétine & la choroïde ne
deviennent elles-mêmes affectées, qu'après
l'altération de l'humeur vitrée. Mais, dira-t-on,
le crystallin devient opaque, & l'humeur vitrée
qui lui sert de chaton, n'en est pas altérée;
cela est vrai, puisque le crystallin & sa capsule nagent dans une humeur qui empêche
ou diminue les effets de ses adhérences. Le
verd de mer n'est pas toujours la seule couleur constante du Glaucome; j'ai souvent remarqué des teintes brunes, des teintes jaunes
se mêler avec le verd de mer, qui finit presque toujours par une couleur d'un gris-blanc,
qui est alors l'opacité du crystallin. L'humeur
vitrée, après avoir reçu son altération, soit

d'elle-même, soit de la rétine, soit de la choroïde, finit par communiquer la même opacité à la capsule du cryftallin, au cryftallin lui-
même, qui paroît fe deffécher & diminuer
de volume, par l'adhérence qu'il prend avec
l'humeur vitrée.

D'après cet expofé, il eft conftant que le
glaucome eft une maladie incurable & la plus
redoutable du globe de l'Œil, la maladie pour
laquelle on ne doit employer aucun reméde, à moins que l'irritation nerveufe ne
vienne à procurer des douleurs qu'il faudroit
chercher à calmer par les pedi-luves, les mani-
luves, les émolliens & les adouciffans, tant
en bains du corps, que douches des yeux &
topiques légers. Mais, pour ce qui eft de l'extraction du criftallin, l'opération n'eft ni praticable, ni à pratiquer ; parce que, la caufe première toujours fubfiftante, le traitement curatif de la caufe feconde ne peut avoir lieu ;
parce que, la fection de la cornée faite, le criftallin fe trouveroit adhérent ; parce qu'enfin
l'extraction forcée de ce même criftallin pourroit déterminer une maladie de plus, qui feroit une inflammation qui dégénèreroit en
fuppuration, & la fuppuration en fonte entière du globe. Puiffe le ciel nous préferver
d'une maladie auffi funefte, & accorder à ceux

qui en font les victimes, le don de patience qui leur eft fi néceffaire !

SECTION IV.

*De la fuppreffion du Flux hémoroïdal,
& des dangers qui en réfultent
pour la Vue.*

LA Nature a des loix qui ne peuvent s'enfreindre, & des moyens qui ne peuvent fe fupprimer fans accidens, fans caufer un dérangement notable dans l'ordre phyfique. Un fleuve, une rivière, un ruiffeau, ont leur pente naturelle ; vouloir en déranger le cours, vouloir leur former des digues, c'eft troubler l'ordre admirable qui régne ; c'eft répandre la confufion jufques dans fa fource ; alors il fe fait des écarts de droite ou de gauche, qui, en ferpentant, diminuent le volume de l'eau, & en rendent pour un temps le cours plus facile : mais, s'il arrive une féchereffe, un temps contraire, tout fouffre, tout languit, & fouvent le mal qui en réfulte eft pire que le reméde ; or c'eft ce qu'on voit tous les jours, & particulièrement dans les tempéramens fanguins, où la Nature agit d'elle-même, en fe débarraffant de fon fuperflu, par des évacuations périodiques, ainfi que je l'ai obfervé dans le flux menftruel ; mais plus particulièrement encore par une évacuation commune aux deux fexes , & qu'on appelle flux hémorroïdal.

Les vaiffeaux hémorroïdaux font fitués au *rectum* ; ils font internes & externes ; les internes font formés par l'artère méfentérique inférieure , & les externes, par les rameaux de l'artère hypogaftrique. Lorfque le fang eft trop abondant , il fe porte dans les vaiffeaux hémorroïdaux qu'il gonfle , qu'il dilate , & qui produit ce flux fanguin , qui eft plus ou moins confidérable , fuivant les befoins de la Nature , qui fe trouve foulagée par cette évacuation , qui de même eft plus ou moins périodique. Les tempéramens fanguins font les plus fujets aux hémorroïdes , parce que le fang en eft plus chaud , plus fluide , & qu'il fe porte plus facilement à l'extérieur ; mais , fi le befoin de la Nature arrive , & que , par quelques caufes que ce foit , les vaiffeaux ne foient pas difpofés à l'évacuation , alors la répercuffion de ce fluide furabondant fe porte au cerveau , & détermine ces fluxions violentes , ces ophtalmies rébelles , auxquelles il faut porter un prompt fecours.

L'ophtalmie fanguine eft toujours redoutable , parce qu'elle eft accompagnée de dou-

leurs & de tenfions profondes ; ce qui annonce
le gonflement des carotides & de leurs ramifications ; alors la fituation des yeux eft fi
effrayante par la furabondance de fang dont
ils regorgent, que les premières queftions
qu'un Praticien intelligent doit faire à fon malade ; font, de favoir s'il ne s'eft pas donné des
coups ; s'il n'eft pas fujet aux hémorroïdes :
dans le premier cas, il faut faire ouvrir la
veine au bras, il faut en faire tirer trois pa-
lettes, ce qu'on répétera deux fois dans les
vingt-quatre heures, fi le befoin le requiert :
dans le fecond, il faut faire appliquer promptement les fangfues au fiége, au nombre de
cinq à fix, laiffer faigner la plaie affez de temps
pour obtenir une dérivation heureufe ; mais,
fi le fuccès ne répond pas à l'attente, on
réitérera cette même faignée locale dans les
vingt-quatre heures, ou trente-fix heures au
plus.

Le traitement curatif de ces fortes d'ophtalmies, eft à peu-près le même que celui des
autres inflammations, c'eft-à-dire, un régime
doux, des boiffons rafraîchiffantes, telles qu'une
eau d'orge perlé, dont on édulcorera chaque
taffe avec le miel, des lavemens qu'on rendra purgatifs avec le miel de nénuphar ; favoir, trois à quatre cuilletées à bouche de ce

composé, pour un reméde ordinaire ; ce qu'on réitérera, si le besoin l'exige : du reste les pédiluves, les maniluves, les masticatoires, les poudres céphaliques, le bain des yeux avec l'eau de mauve ou de laitue, les topiques légers avec la pulpe de pomme cuite, ou les feuilles de laitue amorties dans l'eau bouillante : lorsque les douleurs paroîtront se calmer, on doit faire usage de la pommade ophtalmique, afin de diviser les globules du sang qui pourroient être épaissis, & en faciliter la libre circulation. Enfin l'inflammation dissipée, on doit employer successivement les résolutifs, les astringens ; & de suite, les toniques & les ophtalmiques spiritueux, ayant l'attention de bassiner, tous les matins, le front, les tempes & les yeux avec l'eau ophtalmique préparée, & même la continuer le plus long-temps que faire se pourra.

SECTION V.

De l'Électricité, & de ses effets sur l'organe de la Vue.

L'ÉMULATION a des attraits bien capables de captiver l'ambition de l'homme ; c'est elle qui fait fermenter dans son cœur le désir de

chercher

chercher à moiſſonner des lauriers; c'eſt elle qui a été de tout temps la pierre d'aimant, au moyen de laquelle on s'eſt fraié la route des découvertes; c'eſt à l'aide de l'émulation que les hommes ſont devenus des Phyſiciens éclairés, des Navigateurs parfaits, des Voyageurs inſtruits, des Pacificateurs adroits; c'eſt par le moyen de l'émulation que les Arts ſe ſont perfectionnés, que l'Induſtrie s'eſt multipliée, que le Commerce s'eſt augmenté, & que les Manufactures ſe ſont formées; c'eſt enfin à l'émulation, duſſai-je paſſer pour un répétiteur ennuyeux, que nous devons ces connoiſſances phyſiques, ces perfetions morales; que nous ſommes redevables des reſſources de la Médecine, des progrès de la Chirurgie, des ſuccès de l'électricité, dont on connoiſſoit à la vérité les effets, mais dont on redoutoit l'application.

L'électricité, d'après les principes reçus, eſt un feu élémentaire qui agit du plus au moins, ſuivant le degré de ſéchereſſe ou d'humidité qui remplit l'atmoſphère. Les phénomènes de l'électricité ont long-temps exercé le génie de ceux qui ſe ſont livrés à la recherche des cauſes de l'attraction & de la répulſion. L'attraction ſe fait d'après l'expérience, par l'approche des corps non électriſés, d'où il arrive que les effets de l'électricité les repouſſe, parce

qu'il exifte alors entre les deux corps électrifés
une atmofphère de rayons divergens. On diftingue les effets de l'électricité en agent de
Phyfique expérimentale ou médicale : le premier nous a menés à des connoiffances auffi
étendues que furprenantes; il faudroit un traité
entier pour fournir les preuves de fes productions & de fes effets; mais le fecond eft encore plus intéreffant, puifqu'il regarde la vie,
& la confervation de la fanté ; ce qui fait
qu'on ne peut trop en apprécier les moyens ex-
traordinaires qu'on veut bien lui attribuer,
& qu'on rapporte fouvent aux maladies du
corps, & même à celles des yeux. C'eft donc
fur cette dernière partie qu'il m'eft permis de
faire mes obfervations & mes objections.
Puiffent mes lecteurs, juges en cette partie,
fe dépouiller de tout efprit de parti.

Si l'on confidère les opérations de la Nature,
on reconnoît qu'elles font douces & lentes à
fe manifefter, au lieu que celles de l'électricité
font fubtiles & promptes ; ce qui prouve qu'il
n'y a aucune analogie entre les effets de l'une,
& ceux de l'autre : mais, dira-t-on, il eft poffible de modérer les chocs de la machine électrique, & de porter les impreffions au degré
convenable ; cela peut être, & cela eft même
poffible ; mais comment avoir des preuves affez

caractériftiques pour nous faire connoître le genre & le dégré d'obftructions qu'on a à combattre ; pourquoi, & de quelle manière le nerf optique eft-il obftrué ou oblitéré ; comment & à quel point peut-on rendre l'élafticité aux fibres., & les mouvemens aux parties defféchées; je veux bien que tout cela foit , puifqu'on en a des preuves ; mais ce qui me paroît furprenant, c'eft d'annoncer qu'on peut forcer la Nature dans fes retranchemens, en rendant de nul effet, je ne dirai pas cette cataracte commençante , cette goutte fereine naiffante , mais même l'état d'oblitération le plus décidé.

Les effets de l'électricité dans la goutte fereine , quelques mitigés qu'ils foient , font toujours d'établir à la longue une chaleur trop vive dans les nerfs , dans les mufcles , d'en diminuer même les efprits animaux ; de porter le fang à la tête, de dilater les vaiffeaux de la dure-mère, de la pie-mère, & par conféquent, de nuire aux évacuations des humeurs dont le cerveau eft rempli: fi cela eft , comment s'oppofer aux cataractes naiffantes, puifqu'elles ont pour caufe première l'épaiffiffement des humeurs , ou l'acrimonie de ces mêmes humeurs; ce qui eft également relatif aux différentes gouttes fereines commençantes ? Ne vaut-il pas

beaucoup mieux fe fervir d'un fluide électrique, qui agit localement & avec plus de douceur,
plus fûrement, qui eft fecondé par des remédes
internes , & dont on n'a pas à redouter ces
chocs, ces fecouffes continuelles d'où proviennent ces vertiges, ces infomnies, ces affections
nerveufes, qui font le tourment de ceux qui
en ont été les victimes & les fpectateurs? C'eft
d'après toutes ces raifons réunies, que je me
fuis déterminé à prefcrire l'ufage des liqueurs
ophtalmiques électriques fpiritueufes, tant en
afpiration nazale, qu'en évaporation oculaire ;
c'eft, dis-je, d'après les fuccès que j'en ai ob-
tenus, que je me fuis fait un devoir d'en rendre
publics les moyens & le compofé liquoreux.
C'eft à ceux qui viendront après moi, à perfectionner ce que j'ai cherché à fimplifier. Heureux, fi j'ai pu faire quelque chofe de méritant
aux yeux de mes femblables, & leur être de
quelque utilité

SECTION VI.

Des Yeux artificiels , & des précautions
à prendre pour en faire ufage.

La vie eft un mouvement perpétuel , qui,
d'événement en événement , nous conduit à
notre fin dernière : c'eft alors que , de cette
trame ourdie , on voit le dernier fil ; c'eft
alors qu'on fe reproche de n'avoir pas fait
ce qu'on auroit du , & qu'on regrette de ne
pouvoir faire ce qu'on défireroit. Mais tel eft
le fort des humains , que rien ne peut faire
changer ; des humains, qui ne connoiffent que
l'inconftance des plaifirs , que la jouiffance du
moment. Mais, hélas ! le printemps , l'été,
l'automne , tout eft paffé ; l'hyver s'avance,
& la mort arrive , en ne laiffant de traces après
nous que le fouvenir , peut-être, de nos égare-
mens. Oui, tout eft dit; tout ce qui eft maté-
riel finit avec nous ; rien ne peut nous reproduire , & tout rentre dans le néant d'où il a
été tiré ; il n'en eft pas de notre fin dernière,
comme des accidens du corps, que l'art & l'induftrie peuvent réparer, en fubftituant un bras,
une jambe , un Œil d'émail, dont le coloris

imite si bien la Nature , qu'on a peine à reconnoître lequel des deux est le naturel.

Les yeux artificiels sont faits d'émail, & représentent la convexité du globe naturel : on voit que la cornée transparente est artistement préparée, ainsi que les fibres de l'iris, qui imitent les nuances & les couleurs de l'Œil subsistant. L'Artiste, après en avoir travaillé plusieurs, les met sécher à un feu de sable , & montre aux sujets la manière de les placer & de les ôter ; il s'agit, pour cela , de prendre le globe artificiel avec le pouce & l'index de la main droite ; ensuite, avec les doigts de la gauche , relever la paupière supérieure, & porter le globe du côté du petit angle, le faire entrer , de manière qu'il se trouve maintenu par les deux paupières : le soir, avant que de se coucher , on doit ôter ce même globe à l'aide d'une grosse tête d'épingle, ou d'une curette proportionnée , qu'on insinue sous la partie moyenne & inférieure de cet Œil. Lorsque l'extraction en est faite , on le laisse passer la nuit dans un verre d'eau , afin de lui conserver son brillant & la fraîcheur de son émail.

On se sert du globe artificiel , lorsque l'Œil naturel se trouve diminué de volume , ou atrophié dans l'orbite, soit par l'effet d'un coup, soit après une ophtalmie qui a dégénéré en suppuration ; soit enfin après les suites malheureuses d'une opération de cataracte ; mais on ne doit tenter l'insertion du globe artificiel, que quand l'œil naturel est bien cicatrisé, & qu'il ne reste aucun ulcère ou fungus qui puisse rappeller une nouvelle ophtalmie ; c'est ce qui fait que les malades doivent avoir la plus scrupuleuse attention, de changer de globe toutes les fois que l'émail vient à s'user par le frottement des paupières, ou par le mouvement de ce même globe. Cette attention est d'autant plus nécessaire, qu'il se forme souvent des petits dépôts qui entrent en suppuration, & qui présentent, pour l'insertion de l'Œil artificiel, de nouveaux obstacles ; ce qu'on éprouve encore, quand ce globe est trop protubérant, ou trop enfoncé.

Lorsque, faute de précautions & de soins, il arrive quelques petits dépôts ou fungus, on doit cesser, pendant quelques jours, l'insertion de l'Œil artificiel, pour recourir aux lumières des Praticiens expérimentés. Si c'est une excroissance, ou toute autre tumeur, on peut l'emporter avec les ciseaux courbes, & cicatriser la plaie avec l'eau végéto-minérale préparée avec l'extrait de goulard ; si, au contraire, l'inflammation provient de la lésion du globe, il faut également en cesser l'insertion jusqu'à ce que l'Œil foit totalement débaraffé de l'ophtalmie, pour la cure de laquelle on peut, à l'aide d'une petite éponge, baffiner l'intérieur de l'Œil avec une infufion dégourdie de fleurs de mauve, & fucceffivement de fleurs de fureau. On peut même fe fervir de la petite féringue d'Anel, & des mêmes infufions, pour déterger la plaie; ce qu'on répétera quatre à cinq fois le jour, jufqu'à parfaite réfolution, ayant foin de recouvrir la partie externe de l'orbite, avec un petit bandeau oblong de taffetas noir, ou autre, afin d'empêcher l'entrée des corps étrangers, ou l'impreffion d'un air trop actif.

Tel eft le fruit de mes obfervations, pour lefquelles j'ai cherché à mettre le plus de jufteffe & de précifion qu'il m'a été poffible. Puiffe le Lecteur en tirer parti, & croire que je ne défire & ne veux que le bien de mes femblables, étant bien perfuadé de la vérité de cet axiome : *Lux à luce pendet.* C'eft donc aux obfervateurs à en apprécier le mérite, & en faire valoir les effets. Il eft une infinité d'autres maladies des globes, auxquelles on a donné différentes dénominations, dont je n'ai pas rendu compte, parce que les détails en feroient devenus fuperflus, parce qu'il fera facile d'allier les moyens curatifs avec les divers traitemens que j'ai indiqués. Il eft donc inutile de fatiguer le Lecteur par une fuite de faits qui ont rapport à ces différens genres de maladie, & qui prouvent la vérité de cet axiome : *Eft modus in rebus*. Mais, dans tous les cas, mon intention eft de prévenir le Public que je profiterai de toutes les réflexions judicieufes qu'on pourra me faire, foit pour ajouter des notes à ce que j'ai pu omettre, foit pour lui préfenter une fuite de nouvelles obfervations.

FIN du premier Volume.

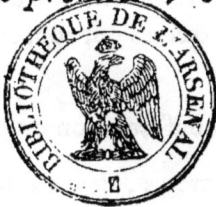

TABLE

DES CHAPITRES

ET SECTIONS,

Contenus dans ce premier Volume.

CHAP. V. De l'accroiſſement des Enfans & de la perfection des globes des Yeux. 130

Fin de la Table des Chap. & des Sections.

M. D C C. L X X X V I.

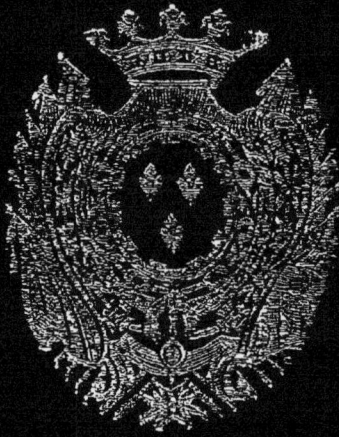